El fin del Alzheimer

El fin del Alzheimer

El primer programa para prevenir
y revertir el deterioro cognitivo

Dr. Dale E. Bredesen

Traducción:
Ariadna Molinari Tato

Grijalbovital

El fin del Alzheimer
El primer programa para prevenir y revertir el deterioro cognitivo

Título original: *The End of Alzheimer*
The First Program to Prevent and Reverse Cognitive Decline

Primera edición: mayo, 2018
Primera reimpresión: septiembre, 2018

D. R. © 2017, Dale E. Bredesen

D. R. © 2018, derechos de edición mundiales en lengua castellana:
Penguin Random House Grupo Editorial, S. A. de C. V.
Blvd. Miguel de Cervantes Saavedra núm. 301, 1er piso,
colonia Granada, delegación Miguel Hidalgo, C. P. 11520,
Ciudad de México

www.megustaleer.mx

D. R. © 2018, Ariadna Molinari Tato, por la traducción
D. R. © Joe LeMonnier, por las ilustraciones

ISBN: 978-607-316-488-7

Impreso en México – *Printed in Mexico*

El papel utilizado para la impresión de este libro ha sido fabricado a partir de madera procedente
de bosques y plantaciones gestionadas con los más altos estándares ambientales, garantizando
una explotación de los recursos sostenible con el medio ambiente y beneficiosa para las personas.

Penguin
Random House
Grupo Editorial

El doctor Dale Bredesen es un neurocientífico y neurólogo de clase mundial que, por medio de investigaciones innovadoras y precisas, ha descubierto un enfoque seguro y efectivo para prevenir y tratar el Alzheimer que revolucionará la forma en que concebimos dicha enfermedad.

—Dr. Jeffrey Bland, fundador del Institute for Functional Medicine, The Cleveland Clinic

❧

El doctor Bredesen nos infunde mucha esperanza para enfrentar un problema clínico que hasta el momento era intratable: el Alzheimer. Los estudios preliminares de Bredesen sugieren que este enfoque puede frenar y, en muchos casos, revertir el Alzheimer temprano.

—Dr. Leroy Hood, merecedor de la Medalla Nacional de Ciencias, otorgada en 2011 por el presidente Barack Obama, y fundador de The Institute for Systems Biology

❧

Todos los ciudadanos y profesionales de la salud interesados en el cerebro y su bienestar deben leer esta obra esencial. Les dará muchas de las bases para una auténtica revolución en medicina neurológica.

—Dr. Michael Merzenich, ganador del Premio Kavli de neurociencias, 2016

❧

Una lectura obligada para cualquiera que se pregunte qué puede hacer para enfrentar esta temible enfermedad, ya sea por sí mismo, por un ser amado o un paciente.

—Dr. Nathan Price, profesor y director asociado de The Institute for Systems Biology

❧

Después de pasar varios años implementando muchas de las sugerencias del doctor Bredesen en mi práctica clínica, les aseguro que seguir sus consejos puede impedir que nosotros o un ser querido sufra esta maldición prevenible y reversible.

—Dr. Steven Gundry, director clínico del International Heart and Lung Institute y autor del éxito de ventas *La paradoja vegetal*

❧

El fin del Alzheimer ofrece un nuevo comienzo médico. El doctor Bredesen traduce el conocimiento científico en sabiduría que permite sanar a los nuestros… y concebir el fin del Alzheimer.

—Dr. Patrick Hanaway, fundador, director médico y director de investigaciones del Center for Functional Medicine, En Cleveland Clinic

❖

El fin del Alzheimer es un libro fenomenal. Las investigaciones del doctor Dale Bredesen son el trabajo más emocionante que he visto en años y aborda algunos de los problemas de salud más importantes de nuestra era. Su libro nos permite entender este padecimiento complejo y devastador, pero también es un mapa para prevenirlo de entrada. Es una lectura obligada. Al enfrentar la que puede ser la enfermedad más terrible de nuestros tiempos, el doctor Dale Bradesen está cambiando la forma en que concebimos todas las enfermedades crónicas. Su libro es una obra maestra.

—Rangan Chatterjee, autor de *The 4 Pillar Plan*

❖

Este libro está dedicado a mi esposa, la doctora Aida Lasheen Bredesen, una médica excelente y atenta que me introdujo al mundo de la medicina funcional e integrativa, y quien me ha enseñado más que nadie sobre este campo esencial. Y a nuestras dos amadas hijas, Tara y Tess.

Índice

CUARTA PARTE
Maximicemos el éxito

Primera parte

La solución
al Alzheimer

Capítulo 1

Desmantelar la demencia

No se cambian las cosas combatiendo la realidad
existente. Para cambiar algo, construye un nuevo modelo
que vuelva obsoleto el modelo anterior.

R. Buckminster Fuller

Es imposible escapar de la gris marea de noticias sobre el Alzheimer: que es incurable y casi del todo intratable, que no hay forma confiable de prevenirlo y que lleva décadas derrotando a los mejores neurocientíficos del mundo. A pesar de que las agencias gubernamentales, las farmacéuticas y los genios de la biotecnología gasten miles de millones de dólares inventando y probando medicamentos para tratar el Alzheimer, 99.6% de lo que hemos inventado tiene fallos abismales y ni siquiera llega a la fase de pruebas. Y si acaso crees que hay esperanza en ese 0.4% restante de descubrimientos que ha llegado al mercado —ya que, a fin de cuentas, sólo hace falta un medicamento para el Alzheimer que sea efectivo, ¿cierto?—, espera a mirarlo de cerca. En las brutales palabras realistas de la Asociación para el Alzheimer: "Desde 2003 no se aprueba un medicamento para tratar el Alzheimer que sea de verdad novedoso, y los medicamentos aprobados para su tratamiento no son efectivos para frenar ni detener el curso de la enfermedad". Aunque los cuatro medicamentos disponibles para el Alzheimer "puedan aliviar levemente síntomas como la pérdida de memoria y la confusión", sólo lo hacen "por tiempo limitado".

Tal vez estés intentando recordar el último texto que leíste sobre la aprobación de la FDA de algún medicamento nuevo para el Alzheimer. No te preocupes si no lo logras: de los 244 medicamentos experimentales que se probaron entre 2000 y 2010, sólo uno —la memantina— fue aprobado en 2003. Como explicaré a continuación, sus beneficios son, en el mejor de los casos, modestos.

Como ya dije, gris. Con razón la gente tiene pánico de que se le diagnostique Alzheimer. Un hombre, cuya esposa estaba en medio de la larga despedida cognitiva del Alzheimer, agitó la cabeza, desconsolado, y me dijo: "Nos dicen con frecuencia que se están desarrollando medicamentos para frenar el deterioro, pero ¿quién querría eso? Lo último que cualquier persona querría sería vivir con esto a diario".

El Alzheimer se ha vuelto parte del espíritu de nuestros tiempos. En los periódicos, los blogs y los podcasts; en la radio, la televisión y el cine —tanto documental como de ficción—, leemos y escuchamos historia tras historia sobre el Alzheimer. Le tememos más que a casi cualquier otra enfermedad, y hay dos buenas razones para hacerlo.

En primer lugar, es la única —la única— de las diez causas de muerte más comunes para la que no existe un tratamiento efectivo. Y cuando digo "efectivo", lo hago con expectativas muy bajas. Si tuviéramos un medicamento o algún otro invento que mejorara, aunque fuera un poco, la vida de las personas con Alzheimer, por no hablar de curar la enfermedad, yo sería el primero en alabarlo a todo pulmón. Lo mismo haría cualquiera con un familiar enfermo de Alzheimer, cualquiera en riesgo de desarrollar Alzheimer y cualquiera que haya desarrollado ya la enfermedad. Pero no existe tal cosa. Ni siquiera hay un tratamiento para impedir que la gente con deterioro cognitivo subjetivo o leve (dos afecciones que suelen anteceder al Alzheimer) termine desarrollando esta enfermedad.

Por increíble que parezca, a pesar del extenso progreso que han experimentado otras áreas de la medicina en los últimos 20 años —pensemos en el VIH/sida o en la fibrosis quística o en las enfermedades cardiovasculares—, mientras escribo esto no sólo no se ha encontrado una cura para el Alzheimer, sino que ni siquiera hay estrategias para prevenir de forma efectiva su desarrollo ni para frenar su avance. Sabemos que los críticos de cine disfrutan burlarse de los especiales televisivos y las películas sentimentaloides sobre niños angelicales, o madres y padres santificados que lucharon con valentía contra el cáncer y, con ayuda de un nuevo tratamiento milagroso, recuperaron la salud antes de los créditos del final. Historias cursis, sin duda. Pero quienes trabajamos en el campo del Alzheimer aceptaríamos la cursilería con los brazos abiertos si fuera remotamente posible esbozar un final feliz para esta enfermedad.

La segunda razón por la que el Alzheimer inspira tanto temor es porque no sólo es *letal*. Muchas enfermedades son letales. Incluso se dice en broma que la vida en sí misma es letal. El Alzheimer es peor que eso. Durante años o hasta décadas antes de abrirle la puerta a la Parca, el Alzheimer priva a sus víctimas de su humanidad y aterroriza a sus familias. Los recuerdos, el intelecto y la capacidad de llevar vidas íntegras e independientes se esfuman en una espiral descendente e imparable que lleva a un abismo mental en donde las personas dejan de ser capaces de reconocer a sus seres queridos, su pasado, el mundo y a sí mismas.

La protagonista de la película *Siempre Alice* (2014), una profesora de lingüística, tiene una mutación genética descubierta en 1995 que provoca que el Alzheimer se desarrolle durante la mediana edad. Probablemente has leído sobre los grandes avances que han hecho los biólogos que estudian el cáncer al descubrir los genes asociados a los tumores y crear medicamentos basados en ellos. ¿Qué hay del Alzheimer? Pues ese descubrimiento de 1995 no ha derivado en el desarrollo de un solo medicamento para tratar la enfermedad.

Hay otra razón por la cual destaca esta terrible enfermedad. Las últimas cinco décadas han estado caracterizadas por grandes triunfos en biología molecular y neurociencias. Los biólogos han descifrado los complejísimos senderos que derivan en cáncer y han encontrado formas de bloquear muchos de ellos. Hemos cartografiado los procesos químicos y eléctricos que ocurren en el cerebro cuando pensamos y sentimos, lo cual ha permitido desarrollar medicamentos efectivos, aunque imperfectos, para la depresión, la esquizofrenia, la ansiedad y el trastorno bipolar. Sin duda falta mucho por aprender y mucho espacio para mejorar los componentes de nuestra farmacopea. Pero en casi cualquier otra enfermedad hay la convicción de que las investigaciones van por buen camino, que se entienden los fundamentos y que, aunque la naturaleza siga lanzándonos curvas, también nos ha revelado las reglas fundamentales del juego. Pero no con el Alzheimer.

En el caso de esta enfermedad, es como si la naturaleza nos hubiera dado una lista de reglas escrita con tinta invisible y editada por criaturas malignas que reescriben capítulos completos a nuestras espaldas. Me refiero a que evidencias, al parecer sólidas, provenientes de trabajo en roedores de laboratorio sugerían que el Alzheimer era causado por la acumulación en el cerebro de unas placas pegajosas e interruptoras de las sinapsis hechas de un fragmento de proteína llamado beta-amiloide.* Esos estudios indicaban que el amiloide se forma en el cerebro según una serie de pasos, y que intervenir en esos pasos o destruir las placas de amiloide sería una forma eficiente de tratar y hasta prevenir el Alzheimer. Desde los años ochenta, la mayoría de los neurobiólogos han trabajado a partir de esta idea dogmática, llamada hipótesis amiloide. Esta hipótesis les ha merecido a sus desarrolladores premios multimillonarios, incontables galardones y prestigiosos puestos académicos. Además, ha determinado en gran medida qué investigaciones sobre Alzheimer se publican en las principales revistas especializadas y cuáles reciben financiamiento de los Institutos Nacionales de Salud de Estados Unidos, la principal fuente de financiamiento para investigaciones biomédicas en el país (una pista: se da preferencia a los trabajos que siguen la línea amiloide).

Sin embargo, la realidad es ésta: cuando las farmacéuticas han probado componentes basados en cualquier fragmento de la hipótesis amiloide, los resultados han sido frustrantes y desconcertantes. En ensayos clínicos, los cerebros humanos no responden a estos componentes como se supone que deberían. Una cosa sería que los componentes no hicieran aquello para lo que están diseñados, pero ése no es el caso. En muchas ocasiones los componentes (por lo regular anticuerpos que se adhieren al amiloide con la intención de expulsarlo) cumplieron su función de eliminar las placas de amiloide. Si el componente estaba diseñado para bloquear la enzima necesaria para producir amiloide, cumplía con su función de maravilla. Los componentes experimentales seguían las reglas al pie de la letra, *pero los pacientes no mejoraban o, en algunos casos, incluso empeoraban.* Lo que sigue surgiendo a partir de estos ensayos clínicos (que suele costar más de 50 millones de dólares cada uno) es justo lo contrario de lo que predecían las investigaciones de laboratorio basadas en la hipótesis amiloide y probadas en ratones. Se suponía que atacar el amiloide nos daría la llave dorada para curar el Alzheimer, pero no fue así.

Es como si las naves espaciales explotaran en la plataforma de despegue una y otra vez.

Hay algo muy errado en todo esto.

Tan catastrófica es la afiliación ciega a la hipótesis amiloide como la suposición médica dominante de que el Alzheimer es *una sola* enfer-

---

* Para simplificar, de ahora en adelante me referiré a la beta-amiloide como amiloide.

medad. Por ese motivo, se suele tratar con donepezilo y/o memantina. Sé que dije que hasta el momento no existe ningún tratamiento para el Alzheimer, así que permítanme explicarme.

El donepezilo es lo que se conoce como inhibidor de colinesterasa,* y es un fármaco que impide que una enzima en particular (la colinesterasa) destruya la acetilcolina, una especie de sustancia química cerebral llamada neurotransmisor. Los neurotransmisores transmiten señales de una neurona a otra, lo cual nos permite pensar, recordar, sentir y movernos, y son esenciales para la memoria y el funcionamiento cerebral en general. El razonamiento es simple: con el Alzheimer disminuye la cantidad de acetilcolina. Por lo tanto, si se bloquea la enzima (colinesterasa) que descompone la acetilcolina, habrá más acetilcolina para las sinapsis neuronales. Entonces, aunque el Alzheimer esté acabando con el cerebro, las sinapsis pueden seguir funcionando durante algún tiempo.

Hasta cierto punto, el razonamiento es válido, pero tiene aristas importantes. En primer lugar, bloquear la descomposición de la acetilcolina no aborda la causa ni la progresión del Alzheimer. Esto significa que la enfermedad sigue avanzando. En segundo lugar, el cerebro suele responder a la inhibición de colinesterasa como se esperaría: produciendo más colinesterasa. Eso limita la eficacia del medicamento (y puede causar graves problemas si se suspende de golpe). En tercer lugar, como cualquier otro fármaco, los inhibidores de colinesterasa tienen efectos secundarios que incluyen diarrea, náusea y vómito, cefaleas, dolor articular, mareo, pérdida de apetito y bradicardia (disminución del ritmo cardiaco).

En el caso de la memantina, ésta también influye en sustancias químicas y moléculas cerebrales que poco tienen que ver con la fisiopatología fundamental del Alzheimer; sin embargo, como el donepezilo, puede disminuir (o hasta retrasar) los síntomas de la enfermedad por un tiempo. Suele usarse en fases avanzadas de la enfermedad, pero también se combina en ocasiones con un inhibidor de colinesterasa. La memantina inhibe la transmisión de señales cerebrales de una neurona a otra por medio de un neurotransmisor llamado glutamato. Inhibir dicha transmisión disminuye lo que se conoce como efecto excitotóxico del glutamato, que es el efecto tóxico asociado con la activación neuronal. Por desgracia, la memantina también es capaz de inhibir

---

* Otros inhibidores de colinesterasa que se recetan para el Alzheimer son rivastigmina, galantamina y huperzina A.

la neurotransmisión esencial para la formación de recuerdos, de modo que puede empezar a afectar la función cognitiva.

Lo más importante es que ni los inhibidores de colinesterasa ni la memantina atacan las causas subyacentes del Alzheimer ni previenen el avance de la enfermedad, y definitivamente no la curan.

Por si eso fuera poco, hay otro gran problema de raíz. El Alzheimer no es una sola enfermedad. Los síntomas harían parecer que lo es, pero, como explico en el capítulo 6, hay tres principales subtipos de Alzheimer. Nuestras investigaciones sobre los diferentes perfiles bioquímicos de la gente con Alzheimer han evidenciado que estos tres subtipos distinguibles están motivados por procesos bioquímicos distintos. Cada uno requiere tratamientos distintos, y tratarlos del mismo modo es tan ingenuo como tratar cualquier infección con el mismo antibiótico.

De por sí es malo que el Alzheimer haya derrotado durante tres décadas a los mejores neurocientíficos y médicos del mundo. (No estoy contando los más de 70 años entre el descubrimiento de la enfermedad y el surgimiento de la hipótesis amiloide ni mucho menos las investigaciones en torno al Alzheimer realizadas durante esas décadas.) Cualquiera con dos dedos de frente puede ver que estamos usando el enfoque equivocado; la idea particular de identificar la *causa* de la producción de amiloide, eliminarla y luego eliminar el amiloide ni siquiera ha sido demostrada.

Si estás en riesgo de desarrollar Alzheimer por tu carga genética, si ya la desarrollaste o alguno de tus seres amados la tiene, estás en todo tu derecho de estar furioso.

No es ninguna sorpresa que temamos la omnipotencia del Alzheimer y que su resistencia a cualquier tratamiento nos haga sentir desamparados.

Hasta ahora.

Lo diré lo más claro posible: *es posible prevenir el Alzheimer y, en muchos casos, es posible revertir el deterioro cognitivo asociado a esta enfermedad.* Eso es lo que mis colegas y yo hemos demostrado en estudios dictaminados por especialistas y publicados en revistas especializadas de prestigio. Estos estudios describen, por primera vez, los resultados notables que hemos logrado con nuestros pacientes. Sí, sé que es una contradicción a la sabiduría convencional afirmar que el deterioro cognitivo puede revertirse, que hay cientos de pacientes que lo han logrado y que todos podemos dar ciertos pasos para prevenir el deterioro cognitivo que los expertos siempre han creído que es inevitable e irreversible.

Son afirmaciones atrevidas, dignas del escepticismo de cualquiera. En lo personal, espero que ejerzas ese escepticismo mientras lees sobre las tres décadas de investigaciones realizadas en mi laboratorio, las cuales culminaron con las primeras reversiones de deterioro cognitivo en etapas iniciales de Alzheimer y sus precursores: deterioro cognitivo leve y deterioro cognitivo subjetivo. Espero también que ejerzas ese escepticismo cuando leas las historias de estos pacientes que escalaron el abismo del deterioro cognitivo. Y cuando leas sobre los programas terapéuticos personalizados que desarrollamos para permitirles prevenir el deterioro cognitivo y, en caso de que ya exhibieran síntomas del mismo, frenar en seco el declive mental y restablecer su capacidad para recordar, para pensar y para volver a llevar una vida cognitiva saludable.

Si los resultados superan tu escepticismo, entonces te pido que mantengas la mente abierta y contemples la posibilidad de cambiar tu vida, no sólo si ya entraste a la espiral cognitiva descendente, sino incluso si no lo has hecho. Sobra decir que a la gente a la que más ayudará este libro a cambiar su vida es aquella cuya memoria y cognición están sufriendo (por no mencionar a sus familiares y cuidadores). Al seguir el protocolo aquí descrito, quienes padezcan deterioro cognitivo que aún no sea Alzheimer, así como quienes ya están en las garras de tan temible enfermedad, podrán no sólo frenarla, sino también revertir el deterioro cognitivo actual con el paso del tiempo. Para los afectados, la progresión a demencia grave ha sido inevitable hasta el momento, y no hay ningún especialista que haya sido capaz de dar buenas noticias. Pero el protocolo anti-Alzheimer que desarrollamos mis colegas y yo manda ese gris dogma al basurero de la historia.

Hay un segundo grupo muy específico para el cual este libro marcará la diferencia entre el futuro devastador que se les ha dicho que les espera y un futuro saludable y alegre. Me refiero a las personas que tienen la variante genética (alelo) ApoE4 (ApoE significa alipoproteína E; una alipoproteína es una proteína que traslada lípidos; es decir, grasas). El alelo ApoE4 es el mayor factor de riesgo de Alzheimer identificado hasta el momento.* Tener un ApoE4 (es decir, heredado de uno de los padres) aumenta el riesgo de desarrollar Alzheimer en 30%, mientras

---

* Otros genes, llamados presenilina-1 (PS1) y presenilina-2 (PS2) también incrementan el riesgo de Alzheimer y casi siempre provocan que los síntomas aparezcan antes de los 60 e incluso a partir de los 30 años. Pero estos genes sólo se han observado en unos cuantos cientos de familias extendidas y representan menos de 5% de los casos.

que llevar dos copias (heredar las copias de ambos progenitores) lo incrementa por encima de 50% (de 50 a 90%, dependiendo del estudio que se consulte). Eso se compara con un riesgo de apenas 9% en la gente que no tiene ninguna copia de dicho alelo.

La gran mayoría de los portadores del alelo ApoE4 no sabe que tiene una bomba de tiempo en el ADN, y por lo regular sólo lo descubren después de que surgen los primeros síntomas de Alzheimer y eso los obliga a realizarse pruebas genéticas. Sin duda es comprensible que, mientras no haya estrategias de prevención o tratamiento del Alzheimer, la mayoría de la gente no quiera saber si es portadora del alelo. De hecho, cuando en 2007 se hizo la secuencia genética del doctor James Watson, receptor del Premio Nobel por ser uno de los descubridores de la doble hélice del ADN, él dijo que no deseaba saber si era portador del ApoE4; por lo tanto, ¿para qué exponerte a una noticia así de devastadora si no hay nada que puedas hacer al respecto? No obstante, ahora que existe un programa que puede reducir el riesgo de desarrollar Alzheimer, incluso entre quienes tienen el alelo ApoE4, es posible disminuir considerablemente la prevalencia de demencia si más gente se realiza pruebas genéticas para determinar su estatus de ApoE4 e inicia un programa preventivo mucho antes de que aparezca cualquier síntoma. Tengo la firme esperanza de que eso sea precisamente lo que ocurra, y de que en especial los portadores del ApoE4 aprendan de este libro que su situación no es desesperanzadora: ustedes también pueden emprender pasos para prevenir el Alzheimer o revertir el deterioro cognitivo.

Quizá hay otro sector menos obvio al cual creo que este libro también puede cambiarle la vida: cualquier persona de más de cuarenta años. La principal inquietud de las personas conforme envejecemos (y sí, cuando hablamos de la vejez cerebral el declive comienza alrededor de los 40) es la pérdida de las capacidades cognitivas, pues son esas capacidades —la capacidad de leer la carta de un ser amado y entenderla; de ver una película o leer un libro y seguir la trama; de observar a la gente a nuestro alrededor y comprenderla; de percibir los eventos que nos rodean y conservar la noción de nuestro lugar en el mundo; de realizar las funciones básicas de la vida cotidiana para no ser una carga que otros deban alimentar, vestir, mover y bañar; de recordar los episodios importantes de nuestra vida y la gente a la que hemos querido— las que nos definen como humanos. Cuando se esfuman, también desaparece nuestra identidad como seres humanos con una vida significativa. A quienes han tenido la fortuna de evitar siquiera un guiño de esas pérdidas, aun si están conscientes de que pueden esperarles en el futuro, les dedico el siguiente mensaje: respiren profundo y sepan que el deterioro cognitivo —al menos para la mayoría de nosotros, y sobre todo en sus primeras manifestaciones— es tratable. A pesar de lo que te hayan dicho, no está todo perdido. Por el contrario. Por primera vez es posible hablar de esperanza y de Alzheimer en la misma oración.

Esto lo explica un hallazgo fundamental: la "enfermedad" de Alzheimer no es resultado de un mal funcionamiento cerebral, como el cáncer es resultado de la proliferación descontrolada de células o las cardiopatías son resultado del bloqueo de vasos sanguíneos provocado por placa ateroesclerótica. El Alzheimer surge a partir de un programa intrínseco y saludable de reducción de la extensa red sináptica del cerebro. Sin embargo, es un programa que se ha salido de control, como le ocurrió a Mickey Mouse cuando intentó que las escobas mágicas cargaran baldes de agua en su lugar en el segmento "El aprendiz de hechicero", del clásico filme de animación *Fantasía* (1940), lo cual provocó a la larga que las escobas se volvieran locas. En el caso del Alzheimer, un proceso normal de mantenimiento cerebral simplemente se desboca.

Este libro no es un volumen científico —aunque incluyo la evidencia científica que avala mis conclusiones—, sino más bien un manual práctico, fácil de usar y descriptivo para prevenir y revertir el deterioro cognitivo del Alzheimer temprano o sus precursores —el deterioro cognitivo leve y el subjetivo—, y para mantener esa mejoría. También es una guía que les permitirá a los 75 millones de estadounidenses que tienen el alelo ApoE4 escaparse del destino escrito en sus genes. El protocolo para lograrlo derivó en 2014* en la primera publicación científica de un estudio que reportara la reversión de deterioro cognitivo en nueve de diez pacientes con Alzheimer o uno de sus precursores gracias a un protocolo sofisticado y personalizado, basado en décadas de investigaciones sobre la neurobiología del Alzheimer. El protocolo, denominado ReDECO† —por reversión del deterioro cognitivo, no sólo ha logrado la reversión del deterioro cognitivo en casos de Alzheimer y

---

* Otros tres artículos, publicados en 2015 y 2016, han confirmado ese primer estudio.

† En un inicio, el método se llamaba Mend, por mejoría metabólica de la neurodegeneración. Sin embargo, ahora Mend está desactualizado y ha sido remplazado por un protocolo más avanzado: ReDECO.

pre-Alzheimer que nadie creía posible, sino que también les ha permitido a los pacientes mantener dicha mejoría. La primera paciente tratada con el que ahora es el protocolo ReDECO lleva hasta el momento cinco años en el tratamiento, y a los 73 años conserva su salud cognitiva, viaja por el mundo y trabaja tiempo completo. Nuestro siguiente trabajo extenso, con cientos de pacientes, demuestra que su caso dista mucho de ser único.

Tras la publicación del estudio de 2014, recibimos varios miles de correos electrónicos, llamadas telefónicas y visitas de médicos y otros especialistas de la salud, potenciales pacientes y familiares de enfermos de todo Estados Unidos, Reino Unido, Australia, Asia, Europa y Sudamérica que querían aprender más sobre el exitoso protocolo. La revista médica que lo publicó se llama *Aging*, y sus editores nos contactaron para informarnos que, de las decenas de miles de artículos que han publicado a lo largo de los años, el nuestro estaba entre los dos más consultados —en el percentil 99.99° del sistema métrico que mide el impacto y el interés—. Aunque en aquel primer artículo no incluimos una descripción detallada paso a paso del protocolo (las revistas científicas tienen limitaciones de espacio para cada artículo), en este libro sí lo encontrarás. También hago un recuento de cómo desarrollé ReDECO y explico su fundamento científico. En los apéndices encontrarás listas de alimentos, complementos y otros componentes de ReDECO, así como nombres de médicos y otros especialistas de la salud que están familiarizados con el protocolo y pueden ayudarte a implementarlo en tu vida o en la de algún ser querido.

No hay nada más importante que hacer una diferencia en la vida de los pacientes, y eso es lo que me ha inspirado en este largo viaje para encontrar la forma de prevenir y revertir el Alzheimer. Si suficientes personas adoptan el protocolo ReDECO, no sólo se ayudarán a sí mismas. Dado que el Alzheimer afecta aproximadamente a uno de cada nueve estadounidenses de 65 años en adelante, o 5.2 millones de personas hasta la fecha, el envejecimiento de los *baby boomers* amenaza con provocar un tsunami de casos de Alzheimer capaz de llevar a la bancarrota a Medicare y Medicaid, y de desbordar las instalaciones médicas del país a largo plazo, por no mencionar el costo que tendrá en decenas de millones de familias cuyos seres queridos serán devorados por esta implacable enfermedad. A nivel mundial se estima que para 2050, 160 millones de personas habrán desarrollado Alzheimer. Eso hace que la necesidad de prevenirlo y tratarlo sea más urgente que nunca. Los cientos de pacientes que he visto combatir y superar el deterioro cognitivo —a pesar del dogma médico que dictaba que su recuperación era imposible— me ha convencido de que la prevención y el tratamiento del Alzheimer no es un castillo en el aire.

Sabemos cómo hacerlo. Hoy. Ahora mismo.

A eso me refiero cuando digo que si suficiente gente adopta el protocolo ReDECO, las consecuencias se expandirían por toda la nación y el mundo, pues se ahorrarían miles de millones de dólares en tratamientos médicos, se prevendría la bancarrota del sistema de salud y disminuiría la carga emocional de la demencia a nivel mundial, lo que incrementaría la longevidad en general. Todo esto es posible.

Este libro contiene las primeras buenas noticias en relación con el Alzheimer. Es una crónica de alegría, de la bendición que implica recuperar la vida. Uno de los pacientes sobre los que leerás dijo que volvió a permitirse pensar en el futuro cuando hablaba con sus nietos. Otra dijo que su memoria estaba en mejor condición que treinta años atrás. La esposa de un músico contó que su marido ha vuelto a tocar la guitarra; la hija de otra paciente contó que su madre, quien desaparecía poco a poco cada vez que la hija volvía a casa de la universidad, volvió a ser parte de la familia. Lo que leerás aquí es el comienzo de un mundo nuevo, el comienzo del fin del Alzheimer.

Esto es lo que te espera a continuación:

Los capítulos 2 a 6 relatan la odisea científica que derivó en ReDECO. En ellos se describen los descubrimientos que conforman las bases científicas del protocolo de tratamiento; es decir, cómo se ve el Alzheimer "al descubierto", de dónde proviene y por qué es tan común. Se trata de los hallazgos que sustentan el primer protocolo efectivo para prevenir el deterioro cognitivo, identificar los factores metabólicos y de otra índole que incrementan el riesgo, y revertir el deterioro cognitivo ya existente. También son los hallazgos que desafían el dogma central del Alzheimer y que demuestran que esta devastadora enfermedad es resultado de un proceso cerebral normal que se ha salido de control. Esto implica que el cerebro sufre alguna lesión, infección u otro tipo de ataque (ya explicaré más adelante los distintos tipos), y reacciona defendiéndose de la agresión. El mecanismo de defensa incluye la producción del amiloide asociado al Alzheimer. ¡Sí, leíste bien!: el amiloide que ha sido satanizado durante décadas, ese mismo amiloide que todo el mundo ha intentado eliminar, es parte de un proceso *protector*. Con razón el intento de eliminarlo no ha ayudado mucho a los pacientes con Alzheimer.

Por lo tanto, contrario al dogma actual, lo que se conoce como enfermedad de Alzheimer es en realidad una respuesta protectora a tres distintos procesos específicos: inflamación, niveles infraóptimos de nutrientes y otras moléculas que favorecen las sinapsis, y la exposición a sustancias tóxicas. Ahondaré en cada uno en el capítulo 6, pero por el momento quiero resaltar un mensaje sencillo: saber que el Alzheimer puede manifestarse en tres subtipos distintos (y, por lo regular, en combinaciones de dichos subtipos) tiene implicaciones serias en la forma en la que lo evaluamos, prevenimos y tratamos. Este hallazgo también implica que podemos tratar mejor las formas más sutiles de pérdida cognitiva —los deterioros cognitivos leve y subjetivo— antes de que progresen y se desarrolle Alzheimer.

En el capítulo 7 te hablaré sobre los exámenes médicos que identifican qué está causando el deterioro cognitivo en tu caso o poniéndote en riesgo de desarrollarlo y causándote Alzheimer a ti mismo. Estos análisis son necesarios porque los múltiples factores que contribuyen al deterioro cognitivo de una persona suelen ser distintos de los que contribuyen al de otra. Por lo tanto, los exámenes te darán un perfil de riesgo personalizado y te harán saber qué factores debes atacar para optimizar la mejoría. Te explicaré el razonamiento detrás de cada prueba y cómo el parámetro fisiológico que evalúa contribuye al funcionamiento cerebral y al Alzheimer. El capítulo 7 resume los exámenes de laboratorio implicados en esta "cognoscopia" y explica los principios rectores de cada uno.

Los capítulos 8 y 9 explican qué hacer a partir de los resultados de las pruebas. En ellos discuto las bases que se deben abordar para revertir el deterioro cognitivo y disminuir el riesgo de mayor deterioro en el futuro: inflamación/infección, resistencia a la insulina, agotamiento de hormonas y nutrientes de respaldo, exposición a toxinas y remplazo y protección de conexiones cerebrales (sinapsis) perdidas o disfuncionales. No es un enfoque "unitalla". Tu propia versión de ReDECO se personaliza con base en los resultados de laboratorio, y será distinta de la de otros porque está optimizada para tu propia fisiología. Claro que el hecho de que ReDECO funcione —que prevenga y revierta el deterioro cognitivo— lo hace único y novedoso, pero también lo es su capacidad de personalización.

En los capítulos 10 a 12 explico las claves para lograr los mejores resultados y mantener las mejorías. Estos capítulos ofrecen alternativas no sólo para ayudarte a revertir el deterioro cognitivo, sino también para abordar las dudas y críticas que ha recibido este enfoque.

Desde el advenimiento de la medicina "moderna" en el siglo XIX, los médicos han sido entrenados para diagnosticar enfermedades —por ejemplo, hipertensión o fallo cardiaco congestivo o artritis— y recetar tratamientos estandarizados "unitalla", como antihipertensivos para tratar la hipertensión. Esta tendencia está cambiando poco a poco, como se observa en tratamientos de cáncer precisos en los que el perfil genético del paciente determina el medicamento que se receta. La tendencia hacia la medicina personalizada podría acercarnos más a un aspecto central de medicinas orientales —como la medicina tradicional china (MTC) y la ayurvédica—: aunque los antiguos practicantes de estas tradiciones curativas no eran conscientes de los detalles moleculares de las enfermedades particulares, eran expertos en tratar a la persona como un ente completo, en lugar de enfocarse en "una sola enfermedad" como la hipertensión.

La nueva medicina —la medicina del siglo XXI— combina lo mejor de la medicina occidental y de los enfoques orientales tradicionales. Combina lo que sabemos de mecanismos moleculares con el acercamiento a la persona completa. Esto nos permite ir más allá de la mera pregunta de *cuál* es el problema para preguntarnos *por qué* existe el problema. Preguntarnos *por qué* marca toda la diferencia, incluso —como ya verás— en la prevención y el tratamiento del Alzheimer.

Lo que mis colegas de laboratorio y yo hemos encontrado en nuestras investigaciones se reduce a esto: nadie debería morir de Alzheimer. Permíteme repetirlo: *nadie debería morir de Alzheimer*. Para lograrlo, necesitaremos que entre todos —médicos y pacientes— mejoremos nuestras prácticas para alcanzar los estándares de la medicina del siglo XXI y que adoptemos una postura proactiva frente a nuestra propia salud cognitiva y general.

Se supone que los libros de medicina deben carecer de pasión y presentar los "hechos" de forma objetiva, además de ser dictaminados por colegas y aprobados por expertos. Por ello, te suplico que me perdones por no poder dejar de lado mi apasionamiento. La historia nos ha demostrado en repetidas ocasiones que los hechos que la comunidad médica y científica acepta, reconoce y propaga como verdades en última instancia pueden ser incorrectos. (Los recién nacidos no sienten dolor. Las úlceras son provocadas por estrés. El remplazo hormonal en mujeres posmenopáusicas previene cardiopatías. Etcétera, etcétera.) El campo de las enfermedades neurodegenerativas no es inmune a esta revolución de sus propias afirmaciones dogmáticas. Dependiendo de a qué especialista le preguntes y en qué momento, el Alzheimer es provocado por radicales libres, metales adheridos, proteínas que no se desdoblaron bien, diabetes cerebral, proteínas tau, el efecto detergente o… la lista es interminable. Simplemente no hay consenso entre nosotros. Además, ninguna de las hipótesis actuales explica todos los datos publicados en más de 50 000 artículos científicos. ¿Sorprende, entonces, que el Alzheimer esté en camino de cobrar la vida de 45 millones de los 325 millones de estadounidenses que viven en la actualidad?

Por eso me apasiona tanto esta causa, esta enfermedad, el proceso neurodegenerativo subyacente, los múltiples acercamientos simplistas al problema, la naturaleza política y financiera de las decisiones que se toman en torno a ella, y los millones de víctimas que cobra. Como médicos, nos inquieta que el involucramiento emocional influya en nuestras decisiones médicas y nuble nuestra objetividad. Y es una preocupación sensata. Sin embargo, cualquiera que dé seguimiento al campo de estudio del Alzheimer, que vea la desesperación y el desasosiego, puede concluir racionalmente que la *falta* de pasión influye demasiado en nuestras decisiones diarias. ¿Acaso como sociedad nos hemos vuelto insensibles a la tragedia de la demencia? ¿Hemos renunciado a intentarlo todo hasta sus últimas consecuencias? ¿Hemos decidido que el mismo tipo de genio científico que desarrolló el *bypass* cardiaco, los antibióticos, la plasmaféresis, las prótesis, los trasplantes de órganos y las implicaciones de las células madre es totalmente impotente frente al Alzheimer? Como médicos y cuidadores de la salud, ¿nos hemos vuelto prisioneros del dogma médico que se centra por completo en la farmacología "unitalla" para tratar el Alzheimer, sin importar cuántas veces fracase?

Espero que no. Y también espero que, si la necesidad es la madre de la invención, entonces la pasión sea el padre.

Capítulo 2

El paciente cero

Todos conocemos a algún sobreviviente de cáncer, pero
nadie conoce a un solo sobreviviente de Alzheimer.

Quiero que conozcas a Kristin.

Kristin tenía tendencias suicidas. Varios años antes observó con desolación cómo la mente de su madre se iba esfumando, lo que la obligó a internarla en un asilo cuando la señora dejó de reconocer a sus familiares y de ser capaz de cuidarse a sí misma. Kristin sufrió junto con su madre, quien a los 62 años comenzó a experimentar el declive del Alzheimer, el cual duró 18 años. Al final, Kristin sufrió sola, pues su madre dejó de existir.

Cuando Kristin llegó a los 65 años empezó a experimentar sus propios problemas cognitivos. Se perdía al conducir por la autopista y era incapaz de reconocer dónde debía salirse, incluso en rutas familiares. Ya no podía analizar información esencial para su trabajo ni organizar y preparar informes en tiempo y forma. Al perder la capacidad de recordar los números, debía ponerlos por escrito, así fueran de cuatro cifras, y ya no digamos los números telefónicos. Tenía dificultades para recordar lo que acababa de leer y, al llegar al final de la página, debía empezar desde el principio. A regañadientes, Kristin se preparó para renunciar. Cometía errores cada vez con más frecuencia; confundía los nombres de sus mascotas y olvidaba dónde estaban los interruptores de luz en su propia casa, a pesar de llevar años encendiéndolos y apagándolos.

Como muchas personas, Kristin intentó ignorar los síntomas. Pero éstos no hicieron más que empeorar. Después de dos años de deterioro cognitivo continuo consultó a su médico, quien le dijo que estaba desarrollando demencia, igual que su madre, y que no había nada que hacer. El médico escribió "problemas de memoria" en el historial clínico y, debido a eso, Kristin no pudo obtener seguro de cuidados paliativos de larga duración. Se sometió a un escaneo de retina, el cual reveló la acumulación de amiloide asociado con el Alzheimer. Kristin pensó en lo horroroso que había sido presenciar el declive de su madre y se imaginó viviendo con demencia progresiva, sin cuidados paliativos y sin tratamiento. Entonces decidió suicidarse.

Llamó a Barbara, su mejor amiga, y le explicó la situación: "Vi a mi madre irse esfumando poco a poco, y me reúso a permitir que eso me pase a mí también". Barbara se horrorizó al escuchar el dilema de Kristin. Pero, a diferencia de otras ocasiones en las que gente conocida había sido víctima de la demencia, en esta ocasión Barbara tuvo una idea. Le contó a Kristin de una investigación novedosa sobre la que había oído, y le sugirió que, en lugar de ponerle fin a su vida, viajara varios miles de kilómetros hasta el Buck Institute for Research on Aging, al norte de San Francisco, para darle una oportunidad. Así fue como Kristin llegó a mi oficina.

Conversamos durante horas. No podía ofrecerle una garantía ni ejemplos de pacientes que hubieran usado el protocolo. Sólo tenía diagramas, hipótesis y datos tomados de ratones transgénicos. En realidad, Barbara se había adelantado al enviarla al instituto. Y por si eso fuera poco, el protocolo que yo había desarrollado había sido rechazado para su primer ensayo clínico. El comité de evaluación sintió que era "demasiado complicado" y señaló que dichas pruebas están diseñadas para probar un solo fármaco o una sola intervención, y no un programa entero (ay, si tan sólo las enfermedades fueran así de simples). Por lo tanto, lo único que pude hacer fue revisar con ella las distintas partes del protocolo y recomendarle que se las mostrara a su médico de cabecera y le pidiera si podía colaborar con ella en esto. Eso hizo Kristin, y así fue como nació lo que ahora es el protocolo ReDECO.

Tres meses después Kristin me llamó a casa un sábado para decirme que no podía creer cuánto habían cambiado sus capacidades mentales. Había podido volver a trabajar de tiempo completo, a conducir sin perderse y a recordar números telefónicos sin dificultad. Se sentía mejor que en muchos años. Cuando colgué el teléfono se me vinieron a la mente décadas de investigaciones, incontables horas con mis colegas frente a la pizarra del laboratorio, discusiones conmigo mismo sobre cada detalle de la teoría y el enfoque terapéutico. Nada de eso había sido en vano; en conjunto, señalaba en la dirección correcta. Claro que Kristin era una sola persona —como se diría en ciencia: "n de 1"—, y necesitábamos observar resultados similares en miles y hasta millones de pacientes. Recordé lo que el médico le dijo a su paciente: "Eres una anécdota; no eres estadísticamente relevante". A eso, la paciente contestó: "Bueno, mi familia *me considera* relevante. Además, he vuelto a estar sana, así que las estadísticas me dan igual". Y así es. Cualquier cambio fundamental necesita empezar en algún lugar, cualquier enfoque exitoso debe empezar con un paciente cero, y Kristin fue mi paciente cero.

Antes de iniciar el protocolo, Kristin le confesó a alguien de su familia: "¿Sabes que tengo Alzheimer?" A lo que esta persona respondió: "Por supuesto. Es obvio. Pero nunca había querido decirte nada para no hacerte sentir mal". Ahora Kristin tiene 73 años y lleva cinco años en el protocolo ReDECO. Sigue trabajando de tiempo completo, viaja por el mundo y sigue sin presentar síntomas. Además, cuatro veces ha abandonado el programa por periodos breves y por múltiples razones —una breve enfermedad viral, la falta de algunos complementos, viajes—, y las cuatro veces su cognición se ha deteriorado. Pero al retomar el protocolo su cognición ha vuelto a la normalidad.

En 1989, cuando mis colegas y yo empezamos la investigación que derivaría en ReDECO, el dogma del Alzheimer estaba ya bastante arraigado. Según la teoría que ha prevalecido desde los años ochenta, esta enfermedad es causada por placas de una materia pegajosa conocida como amiloide, una proteína que se acumula entre las neuronas. Dado que en esos espacios es donde ocurre la sinapsis que permite la comunicación entre neuronas, el daño causado por las placas de amiloide tiene consecuencias devastadoras, pues las sinapsis dejan de funcionar. Estas placas de amiloide las observó el neuropatólogo Aloysius Alzheimer (1864-1915) en la autopsia del cerebro del primer paciente a quien le diagnosticó demencia presenil, como describió la enfermedad en 1906. (La otra peculiaridad fue una profusión de marañas de hebras alargadas hechas de unas proteínas llamadas tau, pero la importancia de estos ovillos neurofibrilares ha sido opacada desde hace mucho por la atención prestada a las placas de amiloide.) La prominencia de la hipótesis amiloide ha provocado una especie de mentalidad de rebaño. Muchos componentes experimentales desarrollados para tratar el Alzheimer funcionaban de la misma manera: asiendo las placas de amiloide (o, en algunos casos, el amiloide antes de que se acumulara en placas) e intentando eliminarlas.

Científicos que trabajan en centros médicos, universidades y empresas farmacéuticas y de biotecnología han descubierto cientos de esos componentes eliminadores de amiloide. Muchos de ellos, incluso, han tenido resultados prometedores en animales de laboratorio, por lo que grandes farmacéuticas como Eli Lilly y Biogen han gastado miles de millones de dólares para probarlas en pacientes. No necesito hacer cuentas para decirte cuántos de los más de 200 medicamentos experimentales que resultaron ser seguros y efectivos en dichas pruebas —donde "efectivo" significa que frenaron el deterioro o, en el mejor de los casos, revirtieron el Alzheimer— han sido aprobados por la FDA de Estados Unidos. La respuesta es *cero*. Por lo tanto, la Asociación para el Alzheimer afirma que ningún medicamento "puede curar el Alzheimer ni frenar su progresión".

Claro que estos fracasos han generado dudas acerca del dogma central de la investigación sobre el Alzheimer, el cual se conoce como hipótesis de la cascada amiloide. Ésta sugiere que el amiloide desempeña un papel central en el desarrollo del Alzheimer, que es como decir que agrupaciones de células desempeñan un papel central en el cáncer; esto significa que no nos dice por qué el amiloide está ahí, cuál es su funcionamiento normal y cómo se puede prevenir la enfermedad. Pero, sobre todo, no nos dice *qué es en realidad* la enfermedad de Alzheimer.

Por lo tanto, no fue ninguna sorpresa que, aunque los resultados preliminares en Kristin y un puñado de pacientes participantes en el protocolo ReDECO derivaron en una estampida de solicitudes de información por parte de médicos, pacientes y familiares de enfermos, también hubo mucho escepticismo al respecto. Y es que es difícil sobreponerse al vetusto dogma de que nada puede prevenir, frenar ni revertir el Alzheimer, al menos no hasta que encontremos el primer medicamento milagroso, el cual no se parecerá en nada al protocolo ReDECO. Pero el número de pacientes tratados con éxito con ReDECO supera los 200, y cada vez más profesionales médicos lo están implementando con éxito entre sus propios pacientes. Desde 2016 he entrenado a 450 médicos, neuropsicólogos, enfermeros, *coaches* de salud y nutriólogos de siete países distintos y de todo Estados Unidos para que conozcan el protocolo.

Lo más prometedor es que cada vez más neurocientíficos y médicos empiezan a reconocer que el Alzheimer no es lo que creíamos. En lugar de ser provocado por la acumulación de aquellas placas pegajosas de amiloide (o de marañas fibrosas que ahorcan las neuronas), la enfermedad que conocemos como Alzheimer es resultado de una *reacción protectora* del cerebro.

Vale la pena repetirlo: *La enfermedad de Alzheimer no es producto de una falla en el funcionamiento cerebral.* No es como el cáncer, en donde una mutación genética —heredada o adquirida en el transcurso de la vida— convierte a una célula y toda su progenie en proliferadoras descontroladas que toman posesión de un órgano. No es como la artritis reumatoide y otras enfermedades autoinmunes, en las cuales el sistema inmune se revela contra las células del cuerpo y las ataca. En esas y muchas otras enfermedades, algo está peligrosamente fuera de control, y algún sistema del cuerpo no funciona como debería.

El Alzheimer es distinto. Como explicaré a detalle en el capítulo 4, uno de los hallazgos clave que ha salido de mi laboratorio es que el Alzheimer surge cuando el cerebro *reacciona como debe* a ciertas amenazas. ¿Por qué el cerebro evolucionaría para funcionar así? Porque en la mayoría de los casos dicha reacción a las amenazas del exterior logra su cometido, y el cerebro vence a la amenaza y sigue funcionando igual que siempre. El problema surge cuando aquellas amenazas son crónicas, múltiples, incesantes e intensas. En este caso las defensas del cerebro también se vuelven crónicas, múltiples, incesantes e intensas, tanto que los mecanismos de protección cruzan la línea y empiezan a causar daño. Específicamente, el Alzheimer es lo que ocurre cuando el cerebro intenta protegerse a sí mismo de tres amenazas metabólicas y tóxicas:

- Inflamación (provocada por infecciones, alimentación u otras causas)
- Disminución o deficiencia de nutrientes de apoyo, hormonas y otras moléculas esenciales para el funcionamiento cerebral
- Sustancias tóxicas como metales y biotoxinas (venenos producidos por microorganismos como el moho)

En el capítulo 6 explicaré a detalle cómo descubrimos que estos tres tipos de amenazas —entre las cuales hay docenas de factores— desencadenan la respuesta protectora del cerebro, incluyendo lo que estos tres tipos de amenaza hacen y por qué la respuesta amiloide que desatan es tan tóxica para las sinapsis cerebrales. Sin embargo, por el momento diré que, una vez que reconocemos que la enfermedad de Alzheimer es lo que ocurre cuando el cerebro tiene dificultades para defenderse contra la inflamación, para funcionar a pesar de la falta de componentes benéficos o para combatir el influjo de sustancias tóxicas, la forma ideal de prevenir y tratar la enfermedad se vuelve evidente: identificar cuál de los múltiples factores potenciales pertenecientes a esos tres tipos de amenaza está causando la agresiva reacción en el cerebro del paciente, eliminar los factores específicos y ayudar al cerebro a combatir a los atacantes restantes.

Esto significa que, para revertir el deterioro cognitivo en el caso de deterioro cognitivo subjetivo o leve, o en el caso de Alzheimer (y, potencialmente, en otras formas de demencia, como la enfermedad de cuerpos de Lewy), es indispensable eliminar los factores —de preferencia todos los que entran dentro de las tres categorías— que provocan que el cerebro se defienda a través de la respuesta amiloide protectora. Después de eliminar los tres tipos de amenazas, el siguiente paso es eliminar el amiloide mismo. Una vez que se eliminan los detonantes para la producción de amiloide y el amiloide producido, hay que reconstruir las sinapsis destruidas por la enfermedad.

Si todo lo anterior te ha hecho sospechar que no existe un régimen "unitalla" para tratar el deterioro cognitivo subjetivo, el deterioro cognitivo leve y el Alzheimer, ¡estás en lo correcto! Sin embargo, dado que todos somos vulnerables a cada uno de los detonantes y no tenemos forma de saber cuál (o cuáles) está atacando nuestro cerebro, es importante disminuir la posible injerencia de la inflamación, de la carencia de componentes de apoyo y de exposición a sustancias neurotóxicas. Si ya padeces alguna de las tres enfermedades recién mencionadas, es crucial determinar cuál de los tipos reconocibles —inflamación, carencia de moléculas esenciales para el cerebro o presencia de componentes tóxicos— te está afectando, pues cada uno tiene su propio tratamiento óptimo, y, de hecho, el perfil de cada individuo determina su tratamiento óptimo personalizado.

Por esta razón, la prevención y reversión efectivas del deterioro cognitivo en pacientes con Alzheimer involucran el novedoso campo de la programática, lo que significa que desarrollar tratamientos óptimos para enfermedades crónicas como el Alzheimer implica identificar los múltiples factores que contribuyen en cada caso y luego armar el mejor programa posible para atacar dichos factores. El motivo para incorporar la programática al tratamiento del Alzheimer es simple: los múltiples factores que contribuyen al deterioro cognitivo hacen que el uso de un único medicamento —lo que se conoce como monoterapia— sea, en el mejor de los casos, marginalmente útil y, por lo regular, ineficiente.

Permíteme subrayar que la salud cerebral se ve dañada en gran medida por estos tres tipos de afectaciones y por la capacidad personal de atacarlos en un inicio o expulsarlos si ya han tomado posesión del cerebro. Por fortuna, hay formas relativamente sencillas de identificar, medir y tratar cada una de las tres afectaciones para optimizar el funcionamiento cerebral.

El cuerpo humano es un sistema muy complejo. En lugar de concebir el cerebro como un órgano distinto del resto del cuerpo, debemos reconocer que nuestras células y sistemas fisiológicos funcionan como un conjunto. Lo que hace que un sistema prospere o falle suele hacer que otros sistemas, al parecer no relacionados, prosperen o fallen también. Si prevenimos y, en todo caso, corregimos desequilibrios en nuestra bioquímica básica, podemos prevenir y aliviar las disfunciones antes de que la enfermedad se desarrolle. Atacar un síntoma que surge después del desarrollo de una enfermedad, como suele hacer la mayoría de los métodos convencionales, es muy distinto a atacar la causa de raíz de una enfermedad a nivel celular. Dicho de otro modo, queremos atacar la raíz del deterioro cognitivo y resolver cualquier desequilibrio antes de que se vuelva irreversible.

Debo advertirte una cosa: tratar tu organismo como un sistema completo es, sin duda, mucho más complejo que tratar un síntoma o un problema aislado. Hay muchos factores potenciales o anormalidades que contribuyen al deterioro cognitivo y al riesgo de desarrollarlo. En un inicio, nosotros identificamos 36, y desde entonces hemos identificado algunos más, aunque no son cientos ni mucho menos miles. La prevención efectiva y la reversión temprana requieren conocer el estatus de cada factor: si has estado expuesto a toxinas específicas de moho llamadas micotoxinas, por ejemplo, o si la concentración de moléculas inflamatorias en sangre es demasiado alta. El protocolo ReDECO ofrece una forma de evaluar dichos factores y, con base en eso, armar un plan de tratamiento personalizado.

TERMINOLOGÍA

Demencia: es un deterioro cognitivo global en el que se pierden muchas capacidades mentales. La pérdida de memoria suele ser uno de los primeros síntomas, entre los cuales se suele incluir la dificultad para leer, escribir, hablar, mantener una conversación, razonar, calcular, organizar y planear. La demencia tiene muchas causas, incluyendo demencia vascular, demencia frontotemporal, demencia de cuerpos de Lewy, entre otras, pero el Alzheimer es el tipo de demencia más común. Se ha demostrado que ReDECO ayuda con el Alzheimer y el pre-Alzheimer (deterioros cognitivos leve o subjetivo, descritos a continuación), pero aún no sabemos si también puede ayudar con otras causas de demencia, como la de cuerpos de Lewy.

Demencia vascular: es un tipo de demencia causado por la disminución de flujo sanguíneo al cerebro, y se caracteriza por múltiples embolias pequeñas. En años recientes se ha observado que el Alzheimer y la demencia vascular se superponen de cierto modo.

Demencia frontotemporal: este tipo de demencia es mucho menos común que el Alzheimer, y suele estar caracterizada por cambios de comportamiento, problemas de memoria y dificultades para hablar.

Demencia de cuerpos de Lewy: ésta es una causa bastante común de demencia (la exhibe uno de cada cinco pacientes con Alzheimer), y se caracteriza por alucinaciones visuales, delirios, incremento de las horas de sueño y agitación de las extremidades durante el sueño (también conocida como trastorno de conducta del sueño REM), entre otras características.

Enfermedad de Alzheimer: esta forma de demencia se caracteriza por la acumulación de placas de amiloide y ovillos neurofibrilares. Como se explica en el texto, hay cada vez más evidencia que indica que ninguna de las dos es la causa del Alzheimer, como se ha creído durante mucho tiempo, sino que el Alzheimer suele diagnosticarse buscando la presencia de placas y marañas. Ninguna de las dos se puede observar directamente en el cerebro de una persona viva, pero gracias a algunas herramientas de escaneo cerebral como la PET (tomografía por emisión de positrones), así como al análisis de líquido cefalorraquídeo, se puede identificar su presencia. El Alzheimer suele diagnosticarse a partir de los síntomas del paciente, los cuales incluyen pérdida de memoria y afectaciones cognitivas graves que no dejan de exacerbarse y que provocan que el paciente pierda la capacidad de ducharse, comer o vestirse sin ayuda, y de cuidarse a sí mismo. Con los tratamientos estandarizados actuales, el Alzheimer es una enfermedad invariablemente letal.

Deterioro cognitivo subjetivo: es un tipo de deterioro cognitivo que el individuo percibe, pero que, en pruebas neuropsicológicas estandarizadas, entra dentro del rango normal. Un individuo muy inteligente puede reconocer que está perdiendo la memoria y recibir resultados de pruebas que lo clasifiquen dentro de un rango "normal", aunque ese rango "normal" en realidad represente la disminución de la capacidad cognitiva previa. Aun en esa etapa temprana, las tomografías y el líquido cefalorraquídeo exhibirán anormalidades, e incluso una resonancia magnética puede mostrar cierto encogimiento de algunas regiones cerebrales. Este tipo de deterioro suele durar una década o algo así antes de progresar a deterioro cognitivo leve.

Deterioro cognitivo leve: suele ser el paso siguiente al deterioro cognitivo subjetivo. Las pruebas neuropsicológicas demuestran que la memoria y las capacidades para organizar, hablar, calcular, planear, etcétera, son anormales, aunque la persona siga siendo capaz de realizar actividades "cotidianas" como vestirse, comer y ducharse. El deterioro cognitivo leve no necesariamente progresa hasta convertirse en Alzheimer, pero en muchos casos, sobre todo en los de personas que han perdido la memoria, el Alzheimer se presenta algunos años después.

Capítulo 3

¿Qué se siente resurgir de la demencia?

> Las guerras terminarían si los muertos
> pudieran volver a la vida.
>
> STANLEY BALDWIN

Todos aprendemos en la infancia que si te enfermas, te sientes mal. Eso te impide ir a la escuela y te obliga a ir al médico: te sientes fatal. Sentirse fatal y estar enfermo van de la mano, ¿cierto? Ése es el problema con el Alzheimer: pasas mucho, mucho tiempo sin sentirte fatal, de modo que cuando tienes síntomas lo suficientemente notorios como para ir al médico, la enfermedad está bastante avanzada y es difícil —si no es que imposible— de tratar. En el caso del Alzheimer, el proceso causante subyacente suele entrar en marcha entre quince y veinte años antes de que se realice el diagnóstico.

Por si eso fuera poco, cuando desarrollamos síntomas como la pérdida de memoria, tendemos a buscar pretextos para convencernos de que no tenemos nada grave. Hablamos de que tenemos las palabras "en la punta de la lengua" o de tener "momentos seniles". Decimos que "nos acordaremos en un minuto", que tenemos un "calambre mental" o estamos tomando una "pausa intelectual". Para ser francos, muchos de los que padecen esos lapsus momentáneos no sufren de Alzheimer temprano y, por lo tanto, no tienen de qué preocuparse. Sin embargo, otros sí tienen razones para inquietarse.

Si pudieras resurgir del Alzheimer, ¿cómo describirías la sensación de hundirte en la demencia? Siendo más optimistas, ¿cómo se sentiría recuperar las capacidades perdidas? Gracias a las muchas personas que han vuelto a la normalidad con ayuda del protocolo ReDECO, por fin podemos contestar estas y otras preguntas. Eso no significa que todas las personas experimenten los mismos primeros síntomas ni que la recuperación de todos los pacientes siga la misma trayectoria. No obstante, cada experiencia individual puede enseñarnos muchas cosas.

Eleanor, por ejemplo, tenía apenas 40 años cuando empezó a caer por el agujero negro del Alzheimer. Su padre estaba en la última fase del Alzheimer cuando ella empezó a notar en sí misma los mismos síntomas que él desarrolló años atrás:

1. **Ceguera facial.** La dificultad para reconocer y recordar rostros, también conocida como prosopagnosia, fue el primer cambio que Eleanor notó, el cual pareció volverse repentino y notorio para cuando cumplió 40 años. "No la vinculé con demencia temprana —me contó—, sino con la fatiga o con alguna especie de discapacidad de aprendizaje (aunque no recuerdo haber tenido este problema cuando era más joven). Mi papá también la padeció."

2. **Disminución de la claridad mental (en especial hacia el final del día).** "Empecé a experimentar una 'fatiga' mental creciente, sobre todo después de las tres o cuatro de la tarde. Al principio pensé que era mero cansancio. Ayudar a mis hijos con la tarea me resultaba mentalmente agotador. Era muy similar a la sensación que tenía cuando, en mis años universitarios, pasaba días enteros estudiando para un examen. Sólo que ahora me pasaba a las tres de la tarde, sin que antes hubiera realizado algún esfuerzo mental. Además, leer se fue haciendo más difícil, sobre todo hacia el final del día, y con frecuencia se me dificultaba recordar lo que había leído, incluso al cambiar de página. También empecé a sentirme 'confundida' en juntas de trabajo, sin tener mucho qué agregar a las discusiones, sobre todo en reuniones que ocurrían en la tarde. Me di cuenta de que empecé a quedarme callada en conversaciones grupales, sobre todo de temas más complejos o controversiales, lo cual era raro en mí. Con frecuencia sentía que no tenía nada que agregar (no me venían ideas a la mente) o que mi comentario no sería relevante porque no había podido seguir la argumentación completa. A veces, cuando sí intervenía en juntas o conversaciones, formulaba el comentario en mi cabeza (por difícil que fuera) y lo repetía una y otra vez antes de hablar, sólo para asegurarme de decirlo bien y de no olvidar lo que iba a decir. Nada de esto me pasaba antes."

3. **Disminución del interés en la lectura, incapacidad para seguir o participar en conversaciones complejas, e incapacidad para comprender películas con tramas complejas.** Las conversaciones "se volvieron agotadoras para mí", me compartió Eleanor. "No sabía por qué. Tenía dificultades para seguir conversaciones que no fueran de mi área, y sólo quería cerrar los ojos y salir de ahí."

4. **Disminución de la capacidad para recordar lo que se ha leído u oído.** "Se volvió agotador intentar recordar cosas, ya fuera la lista del supermercado o el tipo de sushi que mis hijos querían ordenar." Eleanor me contó que un año antes de iniciar el protocolo ReDECO los materiales que necesitaba leer para un curso le resultaban "densos e imposibles de recordar. También tenía dificultades para recordar otras cosas que había leído, como novelas o revistas. Leer (algo que antes solía ansiar) había dejado de ser un placer".

5. **Reducción del vocabulario.** Eleanor experimentó dificultades para encontrar las palabras exactas, así que empezó a usar un vocabulario más simple. "Podía decir *agresivo*, pero había dejado de usar palabras como *pugnaz* o *truculento*. Decía algo así como 'pensar en algo una y otra vez', en lugar de decir que estaba *obstinado*. Diría que alguien era muy *social* porque no podía decir *gregario*. En ese sentido, también debía buscar las palabras mientras hablaba y hacer pausas para encontrar la palabra exacta. Por lo regular encontraba una palabra 'decente', o terminaba dándole la vuelta a las cosas. Por ejemplo, decía algo así como 'hacer algo paso por paso como se debe' porque no podía acceder a la palabra *sistemático* o *enfoque sistemático*. Esto me resultaba muy desconcertante y requería un esfuerzo mental sustancial, pero no era tan evidente como para que otras personas lo notaran. Después de cinco o seis meses en el protocolo, cuando hablaba con la gente me daba cuenta de que usaba con más naturalidad palabras que no había enunciado en años, como las que acabo de decir, y me sorprendía porque hasta había olvidado que existían."

6. **Mezclar palabras.** "No era inusual confundir los nombres de mis hijos de vez en vez. Pero, poco antes de agendar una cita con la clínica, lo que me empezó a pasar es que usaba palabras completamente equivocadas. Por ejemplo, mientras llevaba a mis hijos a la escuela, le dije al encargado de la caseta de peaje: '¡Conferencia telefónica!' en lugar de decir: 'Transporte compartido' para obte-

ner un descuento. En otra ocasión llamé a mi perro en el jardín y le grité '¡Chili!' (que era lo que estaba preparando para cenar) en lugar de Juno (su nombre)."

7. **Disminución de la velocidad de procesamiento.** Kristin notó que pensaba más despacio, que se sentía "confundida", en especial en juntas de trabajo, y que tecleaba más lento, como si las señales del cerebro a los dedos viajaran a través de melaza.

8. **Aumento de la ansiedad al conducir y seguir una ruta.** Las múltiples cosas que los conductores necesitan ver y procesar, desde la posición y el movimiento de otros vehículos hasta el significado de las señales de tránsito y el movimiento de los peatones, le causaban tanto estrés a Eleanor que sentía que ya no podía operar el vehículo.

9. **Dificultad para recordar pendientes y citas; sensación abrumadora ante las obligaciones.** Eleanor empezó a faltar a citas y se sentía "muy ansiosa y estresada por no ser capaz de llevar registro de todo lo que pasaba en la vida", comentó. "Usaba el calendario de Google y tenía recordatorios por todas partes, pero aun así se me olvidaban cosas. Cuando era más joven confiaba mucho en mi memoria. Nunca faltaba a una cita y memorizaba números telefónicos la primera vez que los marcaba."

10. **Alteraciones del sueño.** "Me despertaba con facilidad, y cuando eso me pasaba, tenía muchas dificultades para conciliar el sueño de nuevo; a veces tardaba horas en lograrlo. Y despertaba muchas, muchas veces por noche."

11. **La cafeína deja de resultar un estimulante mental.**

12. **Dificultad para hablar en un idioma extranjero.** Esto incluía chino y ruso, idiomas que alguna vez Kristin dominó.

Por lo regular pasan muchos años, y hasta una o dos décadas, antes de que síntomas como éstos se vuelvan lo suficientemente graves para calificar como Alzheimer, lo cual se demostró en el caso de Eleanor.

Nueve años después de la aparición de esos síntomas, cuando tenía 49 años, Eleanor dio positivo en el factor de riesgo hereditario de Alzheimer: el gen ApoE4. Se realizó pruebas neuropsicológicas, las cuales expusieron anormalidades congruentes con sus síntomas. Dicho de otro modo, los lapsus de Eleanor no habían sido meros "lapsus seniles". El cerebro empezaba a fallarle. Además de los síntomas discretos que describió, ¿qué sintió Eleanor durante este terrible periodo? Dado que recuperó la capacidad de pensar, recordar y funcionar, Eleanor está en una posición inusual. Es como una exploradora que se aventuró a una tierra escalofriante de la que muy pocos han salido vivos, y que logró regresar para contarnos cómo fue su experiencia. Así es como ella me la describió:

> Quiero expresar lo que se sentía estar en la "niebla" del deterioro cognitivo temprano; es un tema del que tengo una perspectiva inusual porque pude salir de él. Se me ocurrió la analogía de lo que sientes cuando traes audífonos puestos e intentas conversar con la persona que tienes a tu lado. Los sonidos se amortiguan, y te sientes distanciada de los demás. De igual forma, antes de regresar, sentía que tenía una gasa delgada en el cerebro que me impedía conectarme de verdad con los demás y ser capaz de involucrarme con facilidad en conversaciones e intercambios cotidianos. A veces requería un esfuerzo enorme formular una respuesta en juntas de trabajo, y otro más expresarla (sin olvidar lo que quería decir). Era como si la "gasa" fuera una barrera que debía perforar para darle salida a mis pensamientos. Las conversaciones, en especial de temas sofisticados, dejaron de ser tan sencillas como lo eran en mi juventud.

Eleanor comenzó el protocolo ReDECO a principios de 2015, y al cabo de seis meses notó mejorías cognitivas sustanciales. Después de nueve meses se sometió a pruebas neuropsicológicas, las cuales confirmaron dichas mejorías: la sensación de haber vuelto a la normalidad no era producto de su imaginación ni consecuencia del efecto placebo. Era real y era medible de forma objetiva. Un mes antes de esas pruebas, en octubre de 2015, Eleanor describió así la sensación de volver a la normalidad:

> Siento como si hubiera experimentado un despertar. En agosto noté algunas mejorías, pero para septiembre ya era claro que la "niebla" se había disipado, y pude identificar algunos cambios en mi funcionamiento cognitivo. Siento que recuperé mi vida, y escribo para agradecerle y para compartirle lo que he experimentado y aprendido, por si acaso puede ser de ayuda para su investigación.
>
> Ver estos cambios en mí misma me ha permitido entender mejor lo que le pasó a mi papá y lo que me estaba pasando a mí. Le he atribuido muchas cosas al "cansancio" y a la "vejez", pero ahora veo que ésos no eran los motivos.

1. **Ceguera facial.** Puedo reconocer mucho mejor a las personas y recordar haberlas conocido. Esto lo noté en septiembre, cuando asistí al día de padres de familia en la escuela de mis hijos. Por lo regular ese día me pone muy ansiosa porque no recuerdo a quién conozco, a quién ya me presentaron y quién es quién si no traen una etiqueta con su nombre. Este año reconocí a todo tipo de gente, recordé sus nombres y los de sus hijos, e incluso algunos cuantos detalles sobre ellos. Sobre todo, tuve la confianza de saludarlos por su nombre porque *me lo sabía.*

2. **"Fatiga de las 4:00 p. m."** ¡Se esfumó! Ahora sé cómo vivió mi padre este mismo cambio al acercarse a los cincuenta. Fue haciendo más cortos sus días laborales en el hospital en el que trabajaba, y después de las 3 p. m. se perdía en la televisión todos los días en la casa. Pensábamos que estaba exhausto por el trabajo. Ahora sé que es demencia temprana. Es imposible entenderlo hasta que no lo vives.

3. y 4. **Comprensión de lectura y retención.** ¡Ha mejorado! Ahora, cuando leo algo o alguien me dice algo, lo recuerdo en gran medida, lo cual es un gran cambio para mí. Ahora puedo seguir conversaciones que no son de mi área y participar en ellas.

5. y 6. **Vocabulario y búsqueda de palabras.** He observado que ahora uso más palabras para describir las cosas. No me había dado cuenta de lo limitado que se había vuelto mi vocabulario ni de lo poco sofisticada que era mi habla, pero así era. Ahora lo veo y estoy volviendo a usar palabras "domingueras". Todavía me cuesta trabajo recordar las palabras, pero menos que antes, y ahora sí las encuentro.

7. **Claridad y velocidad de pensamiento.** Me siento mucho más lista cuando ayudo a mis hijos con sus ensayos y sus tareas. Hace poco escribí un texto… cosa que no había hecho en años… y lo hice rápido y concentrada como cuando era joven. Y he recuperado mi velocidad de tecleo.

8. **Conducir.** Estoy dejando de sentir tanta ansiedad al volante.

9. **Citas y pendientes.** Recuerdo mejor las citas, y ya no me estreso tanto de olvidar las cosas. No es perfecto, pero sin duda he mejorado. Me esfuerzo mucho menos para recordar algo. Ya no tengo que pedirles a mis hijos que me dejen mensajes escritos cuando quieren que haga algo por ellos.

10. **Sueño.** Sí noté una mejoría en el sueño cuando empecé a tomar la melatonina y el magnesio en las noches, al comienzo del

protocolo. Descubrí que la primera parte del sueño era más profunda y duraba entre tres y cuatro horas (más que antes), y que algunas noches los periodos de insomnio ya no eran tan largos ni tan frecuentes. Ya no me siento "cansada todo el tiempo", y cuando duermo bien, me siento de maravilla.

11. **Cafeína.** Cuando bebo café me siento alerta, algo que hace muchos años que no sentía.

12. **Lenguas extranjeras.** Curiosamente, el chino y el ruso que no había hablado en años empezaron a reaparecer, así que llegó un punto en el que decidí anotar todas las palabras que iba recordando.

Una de las cosas que más me llama la atención es que no podía haberle contado a nadie sobre estos problemas el año pasado. No era capaz de describirlo. Funcionaba por fuera. Simplemente creía que las cosas eran "confusas", pero no podía identificar problemas precisos. Los cambios son tan graduales que no los notas, y la fatiga mental es tan poderosa que te hace pensar que estás cansada o exhausta. Ahora que estoy mejorando, veo las deficiencias como son. Siento que es un "despertar", y espero que dure. No sé cómo agradecerle lo suficiente. Su protocolo ha cambiado mi vida para siempre.

Nadie se pondría por voluntad propia en la situación que Eleanor tuvo que soportar; sin embargo, lo hacemos a diario al comer una dieta estadounidense promedio y llevar una vida moderna promedio. En el siguiente capítulo te explicaré cómo nuestro estilo de vida nos pone en riesgo de padecer deterioro cognitivo.

Capítulo 4

El camino que conduce
al Alzheimer: una guía

Paciente: Doctor, me duele cuando hago "esto".
Doctor: Pues entonces no lo haga.

¿Por qué alguien querría provocarse Alzheimer? Para ser sinceros, nadie querría hacerlo, pero mirar la multiplicidad de factores que pueden contribuir al desarrollo y la progresión del Alzheimer nos ayuda a entender cómo prevenir el proceso de entrada o revertirlo cuando los síntomas aparecen. Y esa lista de factores nos permite evaluar cuántos de ellos están presentes en nuestra vida diaria.

De acuerdo, ¿por dónde empezamos? Bueno, si eres como yo, con frecuencia trabajas hasta tarde y se te antoja un tentempié nocturno, de preferencia algo dulce que haga que tus niveles de insulina se disparen justo antes de irte a la cama y se mantengan elevados mientras duermes. Tal vez te vas a dormir después de la media noche y duermes mal porque tienes apnea del sueño (que suele ser resultado del aumento de peso). No obstante, te levantas muy temprano después de haber dormido pocas horas. Tan pronto apoyas los pies en el suelo, empiezas a sentir el estrés del día que se avecina. Engulles el típico desayuno norteamericano —una dona, un vaso grande de jugo de naranja, un chorro de leche baja en grasa para acompañar el café—, con lo cual consumes una buena dosis de lácteos que promueven la inflamación, das otro paso hacia la resistencia a la insulina con el azúcar y te perforas el recubrimiento intestinal con el gluten. Para evitar el reflujo gástrico, te tomas un inhibidor de la bomba de protones, aunque reducir el ácido estomacal afectará tu capacidad de absorber nutrientes esenciales como el zinc, el magnesio y la vitamina B_{12}; luego te tomarás tu estatina, que es una excelente forma de reducir tus niveles de colesterol por debajo de 150 e incrementar así el riesgo de atrofia cerebral. Ah, y todo esto lo hacemos menos de 12 horas después de aquel refrigerio de media noche, lo que significa que el cuerpo nunca logra inducir la autofagia y eliminar el amiloide acumulado y los restos de varias proteínas dañadas.

Salir corriendo por la puerta mantiene elevados los niveles de estrés, con lo cual producimos el cortisol que daña las neuronas del hipocampo. A continuación nos subimos al auto, no sin antes asegurarnos de no hacer ni medio minuto de ejercicio antes de ir a trabajar, ni exponernos al sol, con lo cual mantenemos nuestros niveles de vitamina D en niveles poco óptimos. Dado que estamos estresados e irritables por la falta de sueño, tenemos interacciones personales tensas y desagradables, en lugar de interacciones sociales positivas que nos harían felices. Cuando los niveles de azúcar en la sangre se desploman a media mañana, vamos directo a la alacena de la oficina, donde algún colega considerado dejó una caja de *muffins* de chocolate para compartir. ¿Y el almuerzo? No hay tiempo más que para un sándwich de la cafetería o el deli: pan blanco, embutido de pavo lleno de sal y hormonas y antibióticos y factores de estrés... ¡Yumi! Como alternativa, ¿qué tal atún saturado de mercurio? No, esa ensalada no se nos antoja lo suficiente. Acompañamos el sándwich con un refresco de dieta para alterar el estado del microbioma. Y de postre, un *brownie*, con el cual obtenemos nuestra dosis diaria de grasas trans que anulan nuestras grasas omega-3 saludables.

Para ese momento, hemos logrado la labor titánica de orientar nuestro barco fisiológico hacia el rumbo del Alzheimer. Pero si queremos llegar aún más rápido, ¿por qué no sumarle un cigarrillo que reduce el transporte de oxígeno a los tejidos —incluyendo los del cerebro— y llena nuestro torrente sanguíneo de cientos de sustancias tóxicas? No hay que lavarse los dientes ni usar hilo dental, pues ¿a quién le importa que la mala higiene dental promueva la inflamación sistémica y destruya las barreras que impiden que bacterias como P. gingivalis lleguen al cerebro?

El sopor posprandial nos guía directo a la máquina expendedora de dulces —¡nos merecemos un premio por lo mucho que hemos trabajado en el día!— y luego sacamos la botella de Frappuccino que teníamos guardada en el refrigerador. Nuestro único "ejercicio" del día de hoy (y de todos los días) ha sido correr por azúcar y grasas, pues ¿quién tiene tiempo para levantarse y caminar con frecuencia? Por último, es hora de subirse al auto para regresar a casa, mientras le gritamos al idiota que se frena de golpe frente a nosotros y aumentamos nuestra presión arterial, lo que hace que la barrera hematoencefálica se vuelva tan porosa como el colador que planeamos usar para la cena de pasta repleta de gluten. Pensándolo bien, mejor pasemos por comida rápida. Empezaremos por papas a la francesa grandes, una excelente fuente de productos finales de glicación avanzada (AGE) que inducen Alzheimer, grasas trans, insulina almidonosa, acrilamida neurotóxica y aceites oxidados por el exceso de calor con poca vitamina E. Casi podemos imaginar a cada pequeña papa, con sus guantecitos de box y el ceño fruncido, diciendo: "¡Le voy a partir el hocico a ese tal hipocampo!" Añadamos la hamburguesa, hecha de res que no es de pastoreo, alimentada con maíz, alta en grasas omega-6 inflamatorias y baja en omega-3 antiinflamatorias, embarrada de cátsup hecho con jarabe de maíz alto en fructosa y servida entre dos panes atiborrados de gluten, ideal para agujerear el recubrimiento intestinal y la barrera hematoencefálica.

¡De vuelta a casa! No prestemos atención al olor a humedad y moho. Tirémonos frente a nuestra pantalla para disfrutar horas de entretenimiento en Netflix o cualquier otro servicio que no ofrezca estímulo mental o físico alguno. (Jugar tenis o soccer en Wii es para los niños.) La cereza en el pastel de este día inductor de Alzheimer puede ser una relajante margarita (o tres), acompañada de pastel de queso con amaretto. Después, finjamos que tenemos mucho trabajo antes de quedarnos dormidos con las luces prendidas y rodeados de aparatos electrónicos encendidos. Enjuague y repita.

Imagino que ya te diste cuenta de que el estilo de vida inductor de Alzheimer es aterradoramente parecido a la vida que muchos de nosotros llevamos. No obstante, no entres en pánico aún; así como pasan muchos años para que los problemas cognitivos leves como los de Eleanor se conviertan en Alzheimer, también los ataques metabólicos y cerebrales causados por la dieta y el estilo de vida típicos de la modernidad tardan años en causar estragos.

Ésa es la buena noticia.

La mala es que entre más tiempo pases llevando el estilo de vida aquí descrito, más probable es que estés dañando tus capacidades mentales y que ya estés expuesto a una o más de las tres neuroamenazas (inflamación, falta de moléculas neuroprotectoras o exposición a sustancias tóxicas) a las que el cerebro reacciona con lo que ahora conocemos como Alzheimer, incluyendo la producción de placas pegajosas de amiloide que destruyen las sinapsis cerebrales.

Por eso ReDECO ataca esta traicionera tríada. Si puedes eliminar esas amenazas cambiando la forma en que vives, entonces el cerebro no necesitará producir el amiloide asociado con el Alzheimer. Piénsalo como la estrategia para impedir que los terroristas aborden el avión; si los agentes de seguridad del aeropuerto se encargan de ellos, entonces los pasajeros no necesitarán enfrentarse a los terroristas en el pasillo de aquel 747. Hay que mantener a los neuroterroristas lo más lejos posible del cerebro.

Hay una cantidad tremenda de cosas que puedes hacer para lograrlo solo. Sin embargo, algunas partes del protocolo, como identificar cuál de los neuroterroristas está atacando tu cerebro (sin que tú lo sepas), es preferible realizarlas con acompañamiento de un médico o un *coach* de salud que te guíe sobre qué estudios de laboratorios realizarte, cómo optimizar tu programa y cómo medir tus resultados.

Como ya señalé al principio, el deterioro cognitivo es causado en gran medida por tres amenazas cerebrales fundamentales: la inflamación; la carencia de nutrientes que alimenten el cerebro, hormonas y otras moléculas que favorecen la cognición, y la exposición a sustancias tóxicas. Lo que conocemos como Alzheimer es una reacción protectora del cerebro frente a estas tres amenazas. Dos de ellas, la inflamación y la carencia de moléculas que favorecen la cognición, están íntimamente ligadas al metabolismo. El metabolismo, a su vez, es una función determinada por nuestra alimentación, nivel de actividad, genética, exposición al estrés y manejo del mismo. Dado que la dieta, la actividad y el estrés también afectan la salud cardiovascular y otros aspectos del bienestar, la salud cerebral está muy relacionada con la salud general. Por eso no es ninguna sorpresa que muchos de los trastornos que incrementan el riesgo de Alzheimer —desde prediabetes a obesidad, falta de vitamina D y estilo de vida sedentario— sean resultado de cuánto y cómo comemos y nos ejercitamos.

La buena noticia es que aunque haya decenas y decenas de factores causantes de inflamación, carencia de moléculas promotoras de la función cerebral y susceptibilidad a compuestos tóxicos que contribuyen al deterioro cognitivo, es posible identificarlos y atacarlos todos. Y entre más pronto lo hagamos, mejor. Éstas son las claves para abordar cada neuroamenaza:

1. Prevenir y reducir la inflamación

La inflamación es la reacción del cuerpo a ataques, ya sean de agentes infecciosos como *Borrelia* (enfermedad de Lyme) o no infecciosos como proteínas dañadas por azúcares o grasas trans.

Estamos expuestos de forma constante a potenciales invasores: desde virus y bacterias, hasta hongos y parásitos. Una de las estrategias corporales para combatir dichos patógenos es activar el sistema inmune. Cuando el sistema inmune inunda la zona —por decirlo de algún modo— con glóbulos blancos que rodean y devoran a los patógenos, hay un proceso inflamatorio en curso. Sin embargo, aunque este proceso inflamatorio es indispensable para combatir las amenazas agudas (la irritación en torno a una herida es inflamación, y tus glóbulos blancos están combatiendo una potencial infección), si la amenaza es crónica y la respuesta inflamatoria está activada de manera continua, empiezan los problemas.

El cuerpo también responde a la invasión de patógenos produciendo amiloide, aquella sustancia que forma en el cerebro las placas características del Alzheimer.[1, 2] Además, si miramos al interior del cerebro de una persona que falleció de Alzheimer, encontramos patógenos como bacterias bucales, moho de la nariz, virus como herpes labial, *Borrelia* (el organismo causante de la enfermedad de Lyme) por picadura de pulga, entre otros. Cada vez más evidencias científicas apuntan hacia la conclusión de que, después de que el cerebro se ve invadido de patógenos, produce amiloide, un potente aniquilador de patógenos que con el tiempo se desborda y aniquila también las sinapsis y neuronas que se supone que debía proteger.

Por lo tanto, para prevenir y revertir el deterioro cognitivo debes abordar las posibles infecciones, optimizar la capacidad de tu sistema inmune para destruir los patógenos y disminuir la inflamación crónica que es consecuencia de los años que lleva tu cuerpo luchando contra esos microorganismos.

La inflamación también puede presentarse sin necesidad de que haya una infección. Por ejemplo, se desencadena cuando comemos grasas trans, que son las grasas artificiales que alguna vez fueron ubicuas en los productos horneados y la comida rápida (aunque ahora estén siendo eliminadas de forma gradual), o azúcar. El cuerpo también ejecuta una respuesta inflamatoria cuando hay daño intestinal, el cual suele ser causado por el consumo de gluten, lácteos o cereales, lo cual provoca "permeabilidad intestinal". (En el siguiente cuadro encontrarás una lista de alimentos con alto contenido de gluten, los cuales debes evitar tanto como sea posible.) La permeabilidad intestinal implica que el tracto gastrointestinal desarrolla agujeros microscópicos que permiten que diminutos fragmentos de comida o bacterias lleguen al torrente sanguíneo. Eso también provoca inflamación, pues el sistema inmune reconoce dichos fragmentos de comida, los considera invasores externos y los ataca.

ALIMENTOS QUE CONTIENEN GLUTEN

(información tomada del sitio web del doctor David Perlmutter, http://www.drperlmutter.com/eat/foods-that-contain-gluten/)

* Trigo
* Germen de trigo
* Centeno
* Cebada
* Bulgur
* Cuscús
* Farina
* Harina de Graham
* Pan ázimo (kamut matza)
* Sémola
* Espelta
* Triticale

Los siguientes alimentos suelen contener gluten

* Malta/saborizante de malta
* Sopas
* Caldos y consomés
* Carnes frías y fiambre
* Papas a la francesa (se les suele espolvorear harina antes de congelarlas)
* Quesos procesados (por ejemplo, Velveeta)
* Mayonesa
* Cátsup
* Vinagre de mata
* Salsa de soya y salsas teriyaki
* Aderezos de ensalada
* Surimi
* Imitación de tocino y de otros tipos de carne
* Sustituto de huevo
* Tabule
* Salchichas
* Crema no láctea para bebidas

---

* Verduras fritas/tempura
* Gravy
* Adobos
* Frijoles enlatados
* Cereales
* Leche con chocolate industrializada
* Alimentos empanizados
* Rellenos de fruta para tartas
* Helado
* Cerveza de raíz
* Barras energéticas
* Mezcla de nueces y frutos secos
* Jarabes
* Seitán
* Pasto de trigo (*wheatgrass*)
* Bebidas calientes instantáneas
* Cafés y tés saborizados
* Quesos azules
* Vodka
* Cocteles alcohólicos industrializados
* Albóndigas, pastel de carne
* Obleas para la comunión
* Hamburguesas de verduras
* Nueces tostadas
* Cerveza
* Avena (salvo que tenga certificación libre de gluten)
* Salvado de avena (salvo que tenga certificación libre de gluten)

La inflamación crónica puede ocurrir cuando nos exponemos de forma continua a microbios peligrosos (como cuando las bacterias de la boca se filtran al torrente sanguíneo, por lo regular a causa de gingivitis) o con frecuencia ingerimos alimentos que provocan inflamación, como el azúcar. Por eso ReDECO tiene el objetivo de frenar la inflamación crónica al eliminar tanto las infecciones persistentes como los alimentos que inducen inflamación.

Cuando la inflamación es causada por toxicidad asociada al exceso de azúcar, suele ir acompañada de resistencia a la insulina, que es algo que padece la mayoría de los estadounidenses, así como más de mil millones de personas en todo el mundo. La evolución humana ha hecho que sólo podamos manejar cantidades pequeñas de azúcar (alrededor de 15 gramos al día, que es menos de la mitad de lo que contiene un refresco de 350 ml). El azúcar es como el fuego: es una fuente de energía, pero también es peligrosa. Si tienes una chimenea en casa, la cantidad de leña y el tamaño de la fogata necesaria para calentar la casa dependerá del tamaño de la propiedad: menos leña, menor fogata si la casa es pequeña; más leña, fogata más grande si la casa es de mayor tamaño. Ahora, imagínate que encoges la casa en 90%, que es esencialmente lo que hacemos cuando nos movemos menos y llevamos la típica vida sedentaria moderna; en esas circunstancias, necesitamos menos energía. Eso multiplica por diez la efectividad de la chimenea; y si le sigues echando leña al fuego, tu casa se calentará en exceso y el fuego correrá el riesgo de escaparse de la chimenea. Y cualquiera haría hasta lo imposible para impedir que su casa ardiera en llamas. Éste es el estrés que la mayoría de nosotros padece. Nuestro cuerpo reconoce el potencial venenoso del azúcar y, al instante, activa múltiples mecanismos para disminuir su concentración en la sangre y los tejidos. Por un lado, almacenamos la energía adicional como grasa, la cual genera sustancias que dañan el cerebro llamadas adipocinas.

No obstante, el torrente sanguíneo sigue repleto de azúcar; específicamente, glucosa. Las moléculas de glucosa se adhieren a varias proteínas e inhiben su función de forma tan gregaria como lo hace un pulpo adherido a un pertiguista. Las células responden al flujo de glucosa incrementando la producción de insulina, y ésta, para disminuir los niveles de glucosa en la sangre, la introduce a las células, entre otras estrategias. Sin embargo, como el cuerpo tiene que lidiar de forma crónica con niveles elevados de insulina, termina por apagar la respuesta, y entonces el organismo se vuelve resistente a los efectos de la insulina.

Además, la insulina está íntimamente relacionada con el Alzheimer a través de varios mecanismos. Por ejemplo, después de que las moléculas de insulina hacen su trabajo y disminuyen los niveles de glucosa, el cuerpo necesita degradar la insulina para impedir que se desplomen los niveles de glucosa en la sangre. Para ello, usa una enzima llamada enzima degradadora de insulina. Y ¿sabes qué otra cosa degrada esa enzima? El amiloide, que es el fragmento de proteína que forma las pegajosas placas destructoras de sinapsis en personas con Alzheimer. Sin embargo, la enzima no puede hacer ambas cosas a la vez. Si está degradando insulina, no puede degradar amiloide, como un bombero no puede apagar un incendio al norte de la ciudad si está combatiendo una explosión en el sur. De ese modo, los niveles constantemente elevados de insulina incrementan el riesgo de Alzheimer al impedir que la enzima degrade el amiloide.

Por ende, una parte crítica del protocolo ReDECO incluye disminuir la resistencia a la insulina, restablecer la sensibilidad del organismo a la insulina y disminuir los niveles de glucosa, con lo cual se puede restablecer un metabolismo óptimo.

2. Optimizar las hormonas, los factores tróficos y los nutrientes

Cuando disminuimos las infecciones crónicas y la resistencia a la insulina, y, por ende, eliminamos la inflamación, nos deshacemos de amenazas que promueven la acumulación de amiloide que provoca daño cerebral. Pero también es crucial darle un empujón al cerebro. Entre más fortalezcas tus sinapsis, más difícil les resultará a las placas de amiloide desarrollarse y destruirlas.

Esto quedó claro como el agua en un estudio presentado durante el congreso anual de la Sociedad de Neurociencias realizado a finales de 2016. Un grupo de científicos analizó el cerebro de personas que tenían más de 90 años al momento de fallecer y que habían conservado una excelente memoria hasta ese entonces. Algunos de ellos estaban llenos de placas de amiloide. De algún modo, todo parecía indicar que el cerebro de aquellos nonagenarios había sido inmune al efecto destructor de sinapsis del amiloide. ¿Cómo era posible? Se siguen haciendo estudios de seguimiento, pero existen dos hipótesis centrales. Una es que la gente que se educó y se mantuvo intelectualmente activa a lo largo de su vida puede haber tenido un excedente de sinapsis que compensara la pérdida de algunas a consecuencia de la acumulación de amiloide. Por otro lado, es posible que haya mecanismos bioquímicos que combatan el amiloide, que lo desintoxiquen para impedir que destruya las sinapsis o que fortalezcan las sinapsis lo suficiente como para hacerlas resistentes al ataque del amiloide.

Soy defensor de hacer todo lo posible para mejorar las reservas cognitivas, pero también estoy a favor de aprovechar los mecanismos bioquímicos que hacen que las sinapsis sean lo más resistentes posibles a los ataques del amiloide. Para funcionar lo mejor posible, el cerebro necesita moléculas que ayuden a las neuronas y las sinapsis, incluyendo ciertas hormonas, factores tróficos y nutrientes. ReDECO ofrece estrategias para aumentar sus niveles. Entre los componentes que fortalecen las sinapsis están: el factor neurotrófico derivado del cerebro (BDNF, por sus siglas en inglés), el cual se puede incrementar haciendo ejercicio; hormonas como el estradiol y la testosterona, las cuales se pueden optimizar con terapias de remplazo recetadas por un médico o con complementos alimenticios, y nutrientes como la vitamina D y el folato. Curiosamente, cuando al cerebro le faltan componentes como el BDNF que favorecen las sinapsis y la formación de neuronas, responde produciendo amiloide (¡qué sorpresa!). Empieza a ser claro que la lista de factores que contribuyen a la producción de amiloide y al deterioro cognitivo —dicho de otro modo, al Alzheimer— va en aumento, desde los múltiples procesos que inducen inflamación y resistencia a la insulina, hasta la pérdida de neuronas, disminución de vitamina D, falta de BDNF (y otros factores tróficos asociados) y carencia de otros nutrientes y factores esenciales para las funciones cerebrales. Necesitamos medirlos y abordarlos si queremos maximizar nuestras probabilidades de revertir el deterioro cognitivo.

3. Eliminar las toxinas

Si te pica una serpiente y te inyecta veneno, querrás tomar un antídoto que se adhiera al veneno y lo inactive. El amiloide realiza justo esa función cuando entran al cerebro metales tóxicos como el cobre y el mercurio, o biotoxinas como las micotoxinas producidas por los mohos y hongos. Al adherirse a dichas toxinas, el amiloide impide que dañen a las neuronas. De nueva cuenta, dado que es crucial prevenir la formación de placas de amiloide, ReDECO ofrece una forma efectiva de disminuir la inducción tóxica de amiloide a partir de la identificación de la sustancia tóxica a la que se está expuesto, la eliminación de la fuente y una desintoxicación que incluye, entre otras cosas, alimentos desintoxicantes como verduras crucíferas, hidratación con agua natural, eliminación por sauna de una clase particular de toxinas y aumento de moléculas esenciales como el glutatión. De ese modo, el cerebro se queda sin razones para producir amiloide.

Después de hacer todo lo posible para eliminar estas tres neuroamenazas —inflamación, falta de sustancias de apoyo sináptico y exposición tóxica—, es crucial restablecer las sinapsis perdidas y proteger las sinapsis nuevas y las restantes. Las investigaciones realizadas en múltiples grupos han identificado componentes que favorecen la formación de sinapsis, como explicaré a detalle más adelante.

Quizá hayas notado que el programa que acabo de resumir no se parece en nada a la receta médica de un fármaco. Hay diversos factores que contribuyen al desarrollo de enfermedades crónicas complejas como el Alzheimer, razón por la cual su tratamiento óptimo implica abordar todos esos factores a través de un programa personalizado, y no una mera pastilla. ReDECO no sólo es un protocolo más integral que tomar una pastilla, sino que también es más efectivo. No es una bala de plata dirigida a una sola anormalidad, sino una ráfaga de municiones de plata dirigida a todos los factores que contribuyen al deterioro cognitivo.

Segunda parte

Deconstruyamos el Alzheimer

Capítulo 5

Callejón sin salida:
de la cama a la banca y de regreso

Es un acertijo envuelto en un misterio dentro de un
enigma, pero quizá haya una llave.
Sir Winston Churchill, al hablar sobre Rusia en 1939

En mi opinión, no hay nada más fascinante que los retruécanos del cerebro humano, y el viaje que nos ha llevado desde ver desintegrarse neuronas que crecían en una caja de Petri hasta presenciar con absoluta alegría cómo personas sin esperanza volvieron a prosperar, a trabajar y a abrazar a sus seres queridos ha sido una odisea continua y permanentemente reveladora, digna de Sherlock Holmes. Sin embargo, sé que no a cualquiera le resulta atractiva la muerte de una célula microscópica, así que quizá te pesen un poco los párpados durante la lectura de este capítulo lleno de descripciones de investigaciones científicas. Mi esposa, una excelente médica familiar muy poco interesada en la investigación científica básica, a veces tiene dificultades para conciliar el sueño, así que en esas ocasiones le cuento sobre los resultados de investigaciones científicas recientes que a mí me parecen fascinantes. En cuestión de minutos, se queda profundamente dormida, y yo termino hablando solo...

En este capítulo describiré los fundamentos científicos del Alzheimer, así como el modelo que mis colegas y yo hemos desarrollado durante tres décadas de investigaciones sobre los mecanismos básicos de la neurodegeneración, y el razonamiento biológico de ReDECO. Los distintos fragmentos y partes de estos hallazgos están contenidos en nuestros más de 200 artículos científicos. Al igual que mi esposa, tal vez desees saltarte al siguiente capítulo e ir directo a la valoración clínica y el tratamiento (capítulos 7 al 11). Pero si te quedas por la ciencia, tal vez encuentres algo de tu interés… ¿Quién sabe?

Hacia el final de mi primer año como estudiante en el California Institute of Technology me topé un libro apasionante llamado *The Machinery of the Brain*, escrito por el físico e ingeniero Dean Wooldridge.* Apenas unos meses antes me había ido a surfear a Hawái con mis amigos del club de surf Greenback. Pero ya había cambiado el rugido azul de la zona de surf Kewalo Basin y el paraje Incinerators (predilecto por los tiburones) por el epicentro de la ciencia, Caltech, donde algunas de las mentes más brillantes del mundo exploran los misterios de los agujeros negros y la materia oscura, de la genética molecular y la psicofisiología del cerebro dividido, en proceso de tener 32 premios Nobel y, por supuesto, de servir de escenario para el exitoso programa de televisión *The Big Bang Theory*. Wooldridge y Caltech me abrieron los ojos: a insectos con comportamientos programados, pero sin capacidad de razonamiento; a la fisiología de la terapia de electroshock; al peculiar fenómeno de la capacidad de pensamiento independiente de los dos lados del cerebro, como si fueran dos seres en una misma cabeza. ¡Era fascinante! Y eso me enganchó al estudio del cerebro… de por vida.

En los años setenta, el biólogo Seymour Benzer, uno de mis profesores favoritos, utilizó *Drosophila* —pequeñas mosquitas de la fruta que sobrevuelan los plátanos demasiado maduros en nuestra cocina— para identificar los genes que influyen en el comportamiento. ¡Fue increíble! Logró identificar un gen de *Drosophila* requerido para el aprendizaje y la memoria (el primero de ese tipo descubierto). Las moscas mutantes que carecían de ese gen recibían el apodo de *zopencas*, que es un ejemplo del hábito de los biólogos moleculares de conferir nombres memorables a los genes y las mutaciones que descubren. Benzer descubrió otro gen que hace que las moscas de la fruta duerman todo el día y estén despiertas toda la noche, uno que hace que los machos sean buenos para procrear (llamado *savoir-faire*, o "saber hacer" en francés), uno que los hacía inútiles para cortejar a las damas, otro que producía moscas homosexuales y uno que hacía que el cerebro se degenerara igual que el cerebro de los pacientes con Alzheimer. Además de ser capaz de identificar un gen implicado en cada caso, Benzer también identificó la proteína

* Wooldridge es mejor conocido como la W de la firma pionera de tecnología aeroespacial y tecnológica TRW.

producida por cada gen* y, tras años de trabajo intenso, rastreó qué hacía cada proteína y en qué parte del cerebro lo hacía. Eso le permitió descifrar los mecanismos moleculares que subyacen al aprendizaje y la memoria, los ritmos diurnos (los ritmos de la vida diaria determinados por nuestro reloj interno), el comportamiento sexual y muchas otras funciones del cerebro de las moscas.

En ese entonces —principios de los años setenta— yo estaba trabajando en un laboratorio de química en donde aprendía sobre geometría molecular, mecánica cuántica y transferencia de energía. Aunque puedan parecer temas complejos, me llevaron a la siguiente pregunta: ¿es posible entender la naturaleza fundamental de enfermedades cerebrales como Alzheimer, Parkinson y Lou Gehrig —así como Benzer reveló el fundamento genético de los comportamientos al diseccionar el funcionamiento cerebral de las *Drosophila*—, de modo que pongamos en práctica esos principios fundamentales de la química para diseñar los primeros tratamientos efectivos?

En ese entonces me di cuenta de algo: necesitaba salir del laboratorio y estudiar medicina para aprender sobre las enfermedades del cerebro humano. Necesitaba entender a profundidad qué les hacen estas enfermedades —desde Alzheimer y Parkinson, hasta la enfermedad de Lou Gehrig y muchas otras— a quienes las padecen, qué cambios neuropatológicos ocurren en el cerebro y cómo progresa cada enfermedad para tener noción de los mecanismos fundamentales que motivan estas aterradoras afecciones. Si quería tener esperanza alguna de contribuir al descubrimiento de tratamientos efectivos, debía aprender más sobre esas enfermedades.

Era la época del doctor Marcus Welby, y las facultades de medicina se enfocaban en enseñar cuidados primarios. El país estaba enamorado de la idea de los médicos familiares, así que quienes querían usar su título de médico para realizar investigaciones biomédicas y, al mismo tiempo, tratar pacientes éramos considerados candidatos de segunda clase. Uno de los entrevistadores, que era docente de una universidad bastante progresista, me dijo que desperdiciaría mi vida si me convertía en médico en lugar de científico. Cuando argumenté que combinar el conocimiento de la ciencia básica con la sensibilidad hacia las necesidades de los

---

* Los genes están hechos de cuatro sustancias químicas denominadas A, T, C y G, que en distintas combinaciones codifican las estructuras de las proteínas. Por lo tanto, al descubrir los genes y sus códigos, Benzer pudo descifrar qué proteína producía cada uno.

pacientes podía ser una ventaja para un médico, él lanzó los brazos al aire y contestó: "De acuerdo. Simplemente creí que querrías hacer algo útil para el mundo". A mis ingenuos 21 años, me afectó escuchar que volverme médico no me permitiría "hacer algo útil". Irónicamente, nueve años después, tras haber terminado la carrera de medicina y haber hecho una residencia de medicina interna en Duke, así como una especialidad en neurología en la Universidad de California, San Francisco, recibí la crítica opuesta de ser "un médico que quería hacer investigación básica".

Una de las primeras razones por las cuales decidí estudiar la especialidad de neurología en la Universidad de California en San Francisco fue por un joven profesor llamado Stanley Prusiner. Stan estudiaba una serie de enfermedades poco comunes, llamadas encefalopatías espongiformes transmisibles,* las cuales, como su nombre lo indica, se pueden transmitir de un cerebro a otro, como ocurre con la enfermedad de las vacas locas. En 1997, Stan ganó el Premio Nobel de Medicina por su descubrimiento de los priones, término que acuñó para describir a los agentes causantes de estas enfermedades, los cuales son más pequeños que los virus y sólo consisten de proteína sin material genético.

Después de concluir una estancia posdoctoral en enfermedades neurodegenerativas en el laboratorio de Prusiner, establecí mi propio laboratorio en la UCLA en 1989. Quería abordar dos cuestiones relacionadas que me habían motivado desde un inicio. En primer lugar, ¿por qué las neuronas se degeneran en enfermedades como el Alzheimer? En segundo lugar, ¿la neurodegeneración subyacente está mediada por señales fisiológicas evolutivamente relacionadas, o meramente por procesos patológicos no fisiológicos? Dicho de otro modo, ¿el Alzheimer es un mero accidente, como tirarse ácido en la mano o ser atacado por un rayo cósmico? ¿O es algo mucho más interesante, mucho más fundamental, algo que refleja un cambio en el estado del funcionamiento del cerebro? En palabras del gran físico Richard Feynman: "La naturaleza sólo usa las hebras más largas para tejer sus patrones, de modo que cada pequeña parte del tejido revela la organización de todo el tapiz". Ésta es una gran noticia para los físicos que estudian los quarks, pero ¿las hebras del Alzheimer revelarían verdades fundamentales sobre el cerebro? Y, sobre todo, ¿revelarían el sendero para revertir el proceso degenerativo?

---

* El nombre de estas enfermedades refleja el hecho de que son transmisibles de un cerebro a otro, y que agujerean tanto el cerebro que lo hacen parecer una esponja.

La razón por la cual es tan esencial distinguir entre estas dos posibilidades —si el proceso neurodegenerativo es accidental o programado (es decir, si es resultado de un proceso fisiológico normal del cerebro que ha sido desencadenado en exceso)— es que los tratamientos serían del todo distintos en cada caso. Si la neurodegeneración es parecida a tirar ácido en el cerebro, sería indispensable neutralizar el ácido y luego pensar en usar células troncales para repoblar las áreas del cerebro donde se perdieron neuronas originales. Si, en cambio, la neurodegeneración tiene que ver con la activación de una programación cerebral intrínseca —la cual también se usa en procesos normales y saludables—, entonces habría que utilizar un enfoque muy distinto que nos permitiera entender dicha programación intrínseca a detalle para determinar en qué momento se descarriló, revertirla y reintegrar al cerebro a su estado anterior de salud.

El suicidio celular es indoloro, pero conlleva muchos cambios

Cuando establecí mi laboratorio, en 1989, no había una forma directa de distinguir entre estas dos posibilidades por el simple hecho de que no había un modelo sencillo de enfermedad neurodegenerativa en caja de Petri. Es decir, a diferencia de cuando se extraen células cancerosas de un paciente para reproducirlas en una caja de Petri y estudiar su comportamiento y vulnerabilidades en el laboratorio, es imposible abrirle el cerebro a una persona viva y sacarle unas neuronas. Además, no había forma de medir los efectos del Alzheimer en un ambiente controlado en ese entonces. Por lo tanto, para ver qué es exactamente lo que hace que se destruyan las sinapsis y las neuronas en trastornos neurodegenerativos como el Alzheimer, necesitábamos encontrar la forma de reproducir neuronas en una caja de Petri para reproducir los pasos que derivan en la devastación causada por el Alzheimer. Dicho cultivo de neuronas tendría que ser genéticamente manipulable, lo que implicaba que podríamos alterar los genes de las neuronas y ver cómo cambiaban su comportamiento y el curso de la enfermedad en el laboratorio. Este modelo *in vitro** tendría que imitar la enfermedad de la forma más cercana

---

* *In vitro* significa "en vidrio" y se refiere al lugar donde crecen las células o se realiza el experimento: una caja de Petri o tubo de ensayo. Es lo opuesto a *in vivo*, que significa dentro de un organismo vivo, como una rata.

posible. Es evidente que las neuronas *in vitro* no pueden sufrir ni perderse en su propia casa ni desconocer a un ser querido al que conocen desde hace décadas. Sin embargo, en teoría pueden experimentar el mismo tipo de degeneración que las neuronas en el cerebro de alguien que está viviendo la decadencia provocada por el Alzheimer, así como los oncólogos han podido reproducir células malignas *in vitro* para estudiar su progresión y, sobre todo, su reacción a potenciales medicamentos contra el cáncer. Lo que nosotros no teníamos era un modelo *in vitro* de neurodegeneración. De hecho, a principios de los noventa había mucho escepticismo entre los neurólogos respecto a que dicho modelo fuera relevante. Según la sabiduría convencional, cualquier proceso que ocurriera en unas cuantas horas o días en una caja de Petri no podía tener mucha relación con los procesos que tardaban años en pacientes con enfermedades neurodegenerativas. Por fortuna, la sabiduría convencional resultó estar equivocada, y lo que descubrimos con el sencillo modelo que desarrollamos en el laboratorio fue lo que, en última instancia, nos permitió generar el primer protocolo efectivo para revertir el deterioro cognitivo.

En 1994, mis colegas y yo comenzamos a reproducir neuronas de roedor y neuronas humanas en cajas de Petri. (Las neuronas provenían de neuroblastomas o gliomas; dichas células cancerígenas se reproducen y proliferan casi sin parar, y por tanto son fuentes celulares sumamente útiles para la investigación científica. En fechas más recientes han sido remplazadas por las células troncales, las cuales no estaban disponibles en 1994.) Por medio de un procedimiento llamado transfección, insertamos genes ligados al Alzheimer y a otras enfermedades neurodegenerativas en las células, y luego las observamos. En un inicio las células parecieron no inmutarse ni mostrar diferencia alguna de las células a las que no se les habían transferido genes causantes de enfermedades. Pero de pronto empezaron a suicidarse. Es decir, al afectar a las células control retirándoles algunos nutrientes o agregando componentes ligeramente tóxicos a la caja de Petri, éstas básicamente los combatían y se mantenían firmes. Sin embargo, cuando les dificultamos la vida a las células que contenían genes de una y otra enfermedad neurodegenerativa, todas morían, al parecer sin siquiera intentar luchar por su vida. Era como si un batallón entero se rindiera después de que el enemigo disparara unas cuantas balas. Curiosamente, ocurría en todas las alteraciones genéticas, ya fuera de genes asociados con la enfermedad de Lou Gehrig, Huntington o Alzheimer.

No obstante, al mirar de cerca, nos dimos cuenta de que las células con Alzheimer y genes de otras enfermedades no habían muerto de forma convencional. No. En vez de eso activaron un mecanismo celular suicida que implica una serie de pasos bioquímicos que aniquilan a la célula desde adentro. Era como un Jonestown celular. Para corregir la analogía anterior, nuestro batallón no sólo se rindió frente al ataque, sino que usó sus propias armas contra sí mismo. La primera vez que ocurrió me pareció sorprendente y emocionante. Estábamos presenciando por primera vez los efectos de una enfermedad neurodegenerativa fuera de un cerebro humano. Esto abría toda clase de posibilidades para preguntarnos qué clase de terapias podían prevenir o revertir el proceso.

El suicidio celular es un proceso normal cuando ocurre en el lugar correcto y en el momento preciso. Por ejemplo, en el tiempo que te toma contar hasta dos, un millón de glóbulos blancos dentro de tu cuerpo se han suicidado. Y son remplazados por otro millón de glóbulos blancos nuevos. Este tipo de muerte celular programada es esencial para muchas de las funciones del cuerpo, y no podríamos mantenernos vivos sin ella. Sin el suicidio celular tendríamos dedos palmeados (pues no perderíamos el tejido entre los dedos), un cerebro que se sale del cráneo y múltiples cánceres (porque las células que se volvieran malignas sobrevivirían en lugar de suicidarse, como sí hacen muchas de ellas en la realidad), entre muchos otros problemas. Por lo tanto, el suicidio celular es crucial para la vida.

Por otro lado, el exceso de suicidio celular en lugares y momentos erróneos provoca defectos de nacimiento y daños en los órganos, además de enfermedades neurodegenerativas como el Alzheimer, como lo demostró este experimento de 1994. El descubrimiento de que los genes asociados al Alzheimer provocan que las células se vuelvan suicidas nos dio justo lo que estábamos buscando: un modelo sencillo para estudiar el Alzheimer en una caja de Petri. Ahora podíamos inquirir qué clase de mecanismos fundamentales motivan el proceso y probar tratamientos potenciales. Claro que cualquier cosa que encontráramos tendría que ser confirmada primero en animales de laboratorio modificados con genes humanos de Alzheimer) y, posteriormente, en pacientes. Sin embargo, mientras que descubrir una sola pieza del rompecabezas del Alzheimer en esos animales de laboratorio toma como seis meses, en el cultivo celular podíamos hacerlo en cuestión de días. Este marco temporal nos daba la maravillosa oportunidad de reducir la miríada de potenciales mecanismos implicados en el Alzheimer con rapidez, así como examinar miles de componentes químicos e identificar aquellos que bloqueaban los mecanismos causantes de la enfermedad.

Nuestra primera eureka

Dentro del cráneo tenemos una computadora superpoderosa. Se estima que contiene 100 mil millones de neuronas, cada una de las cuales establece, en promedio, casi 10 mil conexiones. Eso implica cerca de mil billones —es decir 1 000 000 000 000 000— de conexiones o sinapsis dentro del maravilloso cerebro. Cada pensamiento, cada sentimiento, cada recuerdo, cada decisión, cada movimiento ejecutado a la perfección, cada creación, cada fraude jamás perpetrado, cada acto de compasión, cada acto de terrorismo, cada pecado y cada acto de bondad humana se origina en esas conexiones, que es la forma en la que las neuronas se comunican entre sí. Todos los pensamientos humanos existentes —la decisión de Poncio Pilato de enviar a Jesús al Calvario, el descubrimiento de Julio César de que hasta Bruto lo había traicionado, la elección del café que compraste ayer en el Starbucks y la preferencia por el candidato por el que votaste en las elecciones pasadas— son resultado de las señales que viajan de una neurona a otra a través de la sinapsis, por medio de un circuito particular, y que siguen adelante hasta que hablas o te mueves o das alguna señal externa de la actividad que está ocurriendo en tu cerebro.

Las neuronas necesitan una forma de absorber la información que está fuera de ellas, en el espacio que ocupa el cerebro. Para ello, hacen uso de lo que se conoce como receptores, que son moléculas de proteínas que están en las profundidades de la célula y se trasladan hacia la superficie, como una cámara de seguridad que se traslada de la fábrica al hogar en donde será instalada. Los receptores perciben lo que está ocurriendo en el medio exterior a la célula (y también en el interior), que es una caldera de información molecular. Hay receptores para detectar hormona tiroidea, para vitamina D, para estradiol, para factor de crecimiento nervioso, para dopamina (el neurotransmisor asociado con la expectativa de recompensa), etcétera. Los receptores perciben las moléculas del exterior (o del interior, dependiendo del receptor), lo toman como lo haría la plataforma de carga de una panadería al recibir los camiones llenos de harina y azúcar, e instruyen a las células a responder en consecuencia e iniciar una serie de reacciones bioquímicas al interior de la misma.* Cada receptor hace esto miles de millones de veces al día; si no lo hiciera, seríamos plastas inertes. Por lo tanto, cuando encontramos un receptor en el preencéfalo basal, un área del cerebro que se ve especialmente afectada por el Alzheimer, y no teníamos idea de lo que hacía ahí, nos picó la curiosidad.

Teníamos la hipótesis de que quizá estaba implicado de alguna forma en la degeneración celular. Basamos esta idea en su secuencia de aminoácidos (los aminoácidos son los ladrillos de las proteínas, algo así como las perlas individuales de un collar), pero esa noción era paradójica porque lo poco que sabíamos sobre su función era que se adhería a ligandos llamados neurotrofinas, las cuales promueven la salud de las neuronas, y no su muerte. Un brillante estudiante de licenciatura de la UCLA, llamado Shahrooz Rabizadeh, estaba trabajando en mi laboratorio en ese momento, y decidió colocar el ADN de este gen —llamado p75NTR, un receptor común de neurotrofina— en las células neurales, lo que provocaba que las células produjeran el receptor, y luego añadió la neurotrofina y cuantificó la muerte celular resultante. En diciembre de 1992, llevó los resultados a mi oficina y me dijo que el experimento había fallado; la combinación receptor-ligando al parecer había disminuido las cifras totales de muerte celular en lugar de incrementarlas.

Ahora bien, los experimentos que suelen ser más reveladores e interesantes —como cuando una sustancia invisible o una célula insignificante puede mover la Tierra— no son los que tienen el éxito esperado ni los que fracasan brutalmente: son aquellos qué producen resultados que son lo opuesto a lo esperado. En la dialéctica hegeliana de tesis → antítesis → síntesis, un resultado así de inesperado y opuesto provee la antítesis necesaria para la síntesis de nuevo conocimiento. Y así fue con los resultados de Shahrooz. Cuando la neurotrofina se adhería al receptor, no activaba al receptor para inducir muerte cerebral, lo que significaba que nuestra hipótesis estaba errada. Pero, curiosamente, el receptor mismo sin el ligando —el estado en el que se supone que los receptores están inactivos— sí inducía el suicidio cerebral. Las células que se suponía que debían estar bien —células con un receptor "inactivo" sin el ligando— se estaban suicidando a diestra y siniestra. De hecho, incluso antes de la muerte cerebral, las conexiones sinápticas se perdían.

---

* El proceso de reacción a la información que está afuera de la célula para iniciar las reacciones bioquímicas al interior de la misma se conoce como transducción de señales.

¡Pero esperen! El ligando que se adhería a p75NTR inactivaría por completo el mecanismo suicida; en esencia, el ligando convencería a la célula de bajarse de la barda. Habíamos encontrado un tipo de receptor completamente nuevo, el cual estaba activo e inducía muerte celular cuando se suponía que debía estar inactivo —como otros receptores a la espera del ligando—, y, a la inversa, impedía la muerte celular cuando el ligando se le adhería. Es como encontrar un nuevo tipo de cerradura que, al sacarle la llave (el ligando), incendia por completo la casa. Lo que esto implicaba era que, una vez que la célula producía este receptor, la célula se volvía dependiente del ligando, como una adicta. La llave debe permanecer dentro de la cerradura, o de otro modo… *kaput*. Las consecuencias de producir este tipo de receptor eran, para la neurona, cuestión de vida o muerte. Una vez que la neurona produce este receptor, depende de la neurotrofina para sobrevivir; esto significa que la llave de neurotrofina debe permanecer en la cerradura receptor, o de lo contrario la neurona muere. Por ende, los nombramos canales dependientes y publicamos nuestros resultados en *Science*, una de las revistas científicas más importantes del mundo.[1]

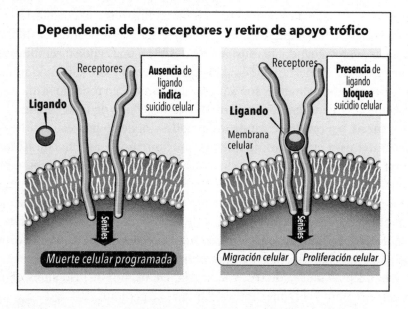

Dependencia de los receptores y retiro de apoyo trófico

Receptores — **Ausencia** de ligando **indica** suicidio celular

Ligando

Muerte celular programada

Señales

Receptores — **Presencia** de ligando **bloquea** suicidio celular

Ligando

Membrana celular

Señales

Migración celular — Proliferación celular

Figura 1. Los canales dependientes inducen muerte celular cuando no están ligados a sus ligandos específicos, pero esto se inactiva cuando el ligando se adhiere al canal dependiente.

Era temporada de vacaciones, y yo pasaba hora tras hora al volante sin poder dejar de pensar en esos nuevos receptores, que diferían de todo lo que me habían enseñado sobre activación de receptores. Me di cuenta de que el perfil conductual de dichos receptores sugería que podían estar implicados en el desarrollo del embrión, en el desarrollo y la diseminación de cánceres, y en enfermedades neurodegenerativas. Y precisamente ése resultó ser el caso, lo cual nos brindó una nueva visión sobre el Alzheimer. ¿Era posible que las neuronas que perdían las personas con Alzheimer murieran por culpa de canales dependientes que habían perdido sus ligandos?

La solidez de cualquier teoría nueva radica en la exactitud de sus predicciones, la belleza de su simplicidad y la importancia que tiene en términos de profundidad y amplitud de su aplicación. La teoría de los canales dependientes predice de forma precisa las alteraciones moleculares en las células cancerígenas metastásicas, ofrece un nuevo método para tratar la complicación más grave del cáncer —es decir, que se extiende a todo el cuerpo— y, como verás, nos dio la primera pista sobre cómo tratar de forma eficaz la enfermedad de Alzheimer. Su simplicidad nos ha permitido interpretar una serie compleja de observaciones en desarrollo, invasiones tumorales, metástasis, envejecimiento y neurodegeneración, y su potencial de aplicación es sustancialmente amplio y abarcador.

Se han identificado veintiún canales dependientes, se han llevado a cabo siete congresos internacionales, se han publicado más de cien artículos al respecto y se ha descubierto que estos receptores controlan la dependencia de toda clase de distintas moléculas, desde factores tróficos hasta hormonas que se anclan a moléculas que mantienen las células en su lugar. Hacen mucho más que controlar la expansión del cáncer. También controlan partes del desarrollo embrionario, la combinación de señales con sus objetivos en el sistema nervioso, y el encogimiento de células que ocurre sin el apoyo adecuado. Pero nosotros queríamos saber si estos receptores tenían algo que ver con el Alzheimer mismo. De ser así, ¿cómo encajan todas las piezas —de los más de 50 mil artículos científicos sobre Alzheimer publicados— en el rompecabezas?*

No pude evitar recordar algo que leí cuando era estudiante universitario. En 1928, Paul Dirac, quien ganaría el Premio Nobel de Física, se

---

* Los canales dependientes también intervienen en la metástasis tumoral, en la cual las células se desprenden del tumor primario y se dispersan a otras partes del cuerpo.

preguntaba si habría algo parecido a un "agujero" de electrón; es decir, algo que fuera lo opuesto a un electrón. La partícula que él predijo —el antielectrón, o positrón— fue descubierta apenas unos cuantos años después, en 1932, y con ello se demostró la existencia de la antimateria. Los canales dependientes que descubrimos en las neuronas les enviaban mensajes suicidas a las neuronas siempre que estaban desconectados de moléculas de neurotrofina. Por lo tanto, las neurotrofinas eran las moléculas capaces de conservar la vida y prevenir la muerte celular. Recordar aquel texto me hizo preguntarme si habría algo así como una antitrofina. En teoría, sería una molécula que impidiera que las neurotrofinas se adhirieran a los canales dependientes, quizá porque la antitrofina misma ha usurpado su lugar en el receptor. (Si volvemos a la analogía de la panadería, los camiones de azúcar y harina no pueden llegar a la plataforma de carga si el camión de carbón de los hornos está estacionado ahí.) Si hay una antitrofina que impide la llegada de la neurotrofina, el receptor seguiría enviando la señal suicida como si la neurotrofina no existiera. Para nuestra sorpresa, descubrimos que eso es justo lo que ocurre en el caso del Alzheimer.

Qué es en realidad la enfermedad de Alzheimer

El doctor Aloysius Alzheimer observó que el cerebro de un paciente con la enfermedad que ahora lleva su nombre presenta placas y marañas. Como ya expliqué en el capítulo 1, las placas, que parecen los picudos abrojos de un liquidámbar, están compuestas en gran medida del péptido beta-amiloide (Aβ). La función normal del beta-amiloide aún tiene perplejos a los neurólogos, pero de algún modo es tóxico para las neuronas, sobre todo en pequeñas agrupaciones de beta-amiloide llamadas oligómeros. Resulta que el beta-amiloide tiene precisamente las características que uno buscaría en una antitrofina: se adhiere a múltiples receptores en las neuronas y bloquea las señales tróficas que se requieren para impedir que los canales dependientes les ordenen a las neuronas que se suiciden.

En ocasiones ese bloqueo trófico es saludable. Como ya mencioné, en algunas circunstancias se espera que las células se suiciden, como cuando están dañadas y son incapaces de cumplir con su función y necesitan abrir camino para su remplazo. Sin embargo, el exceso de bloque

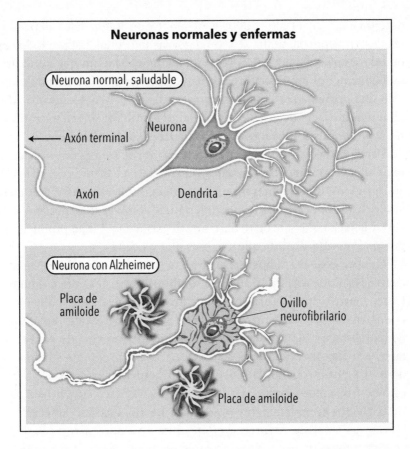

Figura 2. Los cerebros de enfermos de Alzheimer contienen placas de amiloide y ovillos neurofibrilares.

trófico permite que demasiados canales dependientes manden señales suicidas a las neuronas.

Empezaba a tomar forma la noción de *qué* es en realidad la enfermedad de Alzheimer. Una molécula, beta-amiloide, que actúa como antitrofina se acumula en grandes concentraciones en el cerebro y desencadena que los canales dependientes disminuyan las conexiones (las sinapsis esenciales para la memoria que se pierden con el Alzheimer), lo que, en última instancia, mata las neuronas. Pero ¿qué provoca aquel excedente de beta-amiloide?

Para entender eso es necesario observar de dónde proviene el beta-amiloide; es decir, la molécula de la que está hecho. Dicha molécula, como es de esperarse, se denomina proteína precursora de amiloide (PPA, o APP en inglés). La PPA misma resultó ser un canal dependiente, según descubrimos en el año 2000, y, al igual que los canales dependientes descritos previamente, se asoma por las neuronas,* sobre todo cerca de las sinapsis. La PPA es un receptor de buen tamaño que consiste de 695 de aquellos aminoácidos que parecen cuentas. (El beta-amiloide es sólo una pequeña parte de la PPA que consiste de 40 o 42 aminoácidos.) La función exacta de la PPA como canal dependiente ofrece mayores pistas sobre la causa subyacente de la enfermedad de Alzheimer.

Después de que las neuronas producen la PPA, ésta es fraccionada por unas tijeras moleculares llamadas proteasas. Las tijeras cortan los 695 aminoácidos de la PPA en tres puntos o en un punto particular. Los distintos cortes producen fragmentos diferentes, como es de esperarse, como cortar la pasta que sale de tu máquina de pasta *aquí* y *aquí* produce pasta de una longitud distinta que si cortas *allá* y *acullá*.

En el caso de la PPA fragmentarla en tres lugares específicos† produce cuatro péptidos: sAPPβ (o PPA beta soluble), Jcasp, C31 y beta-amiloide. Estos cuatro péptidos están implicados en procesos que subyacen en el desarrollo del Alzheimer: pérdida de sinapsis cerebrales, una especie de marchitación de la parte de la neurona que se extiende para conectarse con las otras neuronas y la activación del programa suicida de la neurona. Por otro lado, la PPA se puede fragmentar en un solo lugar. Si esto ocurre, sólo se producen dos péptidos: sAPPα y αCTF. Esta pareja tiene efectos completamente opuestos a los del cuarteto anterior: conservan las sinapsis, favorecen el crecimiento de los alargados deditos con los que las neuronas se conectan y bloquean el programa suicida de la neurona. En pocas palabras, son péptidos anti-Alzheimer. Supongo que ya sabes por dónde va la cosa: para disminuir el riesgo de Alzheimer hay que minimizar la producción del cuarteto promotor de Alzheimer y maximizar la producción del dueto protector contra el Alzheimer. Claro que no es una cuestión de voluntad, pero sí se puede hacer adoptando el protocolo ReDECO.

Voy a repetirlo porque ésta es la base del protocolo ReDECO. Dependiendo de cómo se fragmente la PPA, los fragmentos resultantes favorecerán los procesos asociados con la formación y el mantenimiento de la memoria (y de las sinapsis), o los destruirán. Como ya te imaginarás, *cualquier persona con Alzheimer* está del lado malo de esta balanza crucial, pues la PPA se fragmenta de tal forma que se produce el cuarteto de

---

* Y, en menor medida, a otras células.

† Se conocen como sitio beta (β), sitio gama (γ) y sitio caspasa.

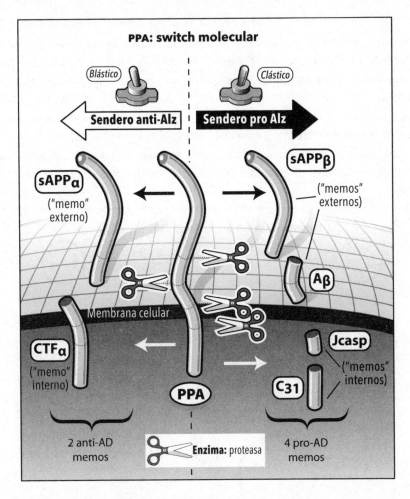

Figura 3. La PPA se puede fragmentar en un lugar, lo que produce dos fragmentos anti-Alzheimer, o en tres lugares diferentes, lo que produce cuatro fragmentos pro Alzheimer.

la muerte cognitiva. Y también la gente que está en riesgo de desarrollar Alzheimer está del lado malo, pues en su cerebro también la PPA con frecuencia se fragmenta en tres puntos para formar el cuarteto devastador, en lugar de hacerlo en uno para formar el dueto defensor de la cognición. La cosa es que, en esos cerebros, el cuarteto devastador no ha estado ahí el tiempo suficiente como para causar los estragos necesarios para que la pérdida de memoria y el deterioro cognitivo se vuelvan evidentes. Pero que no quede duda de que, si no se atiende, con el tiempo harán pedazos la cognición.

Caer en el lado malo de una balanza fisiológica crucial no sólo es algo que ocurre en el cerebro. También es la base de muchas otras enfermedades, como la osteoporosis, que es una pérdida de la densidad ósea que es devastadora para las personas de la tercera edad (y que es más común en mujeres). En el caso de la osteoporosis, hay un desequilibrio entre la formación de hueso realizada por los osteoblastos y la reabsorción de huesos realizada por células llamadas osteoclastos. Es como tener dos grupos de contratistas trabajando en la renovación de tu hogar, uno que destruye y otro que construye. Puedes imaginar lo

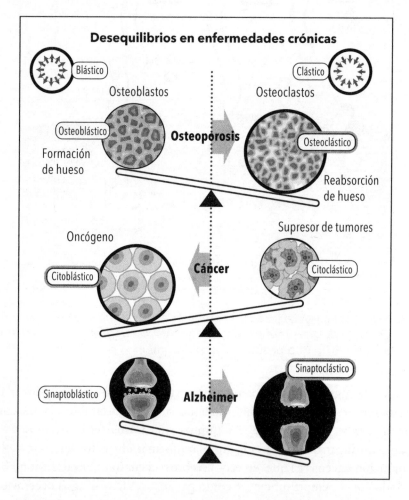

Figura 4. Desequilibrios entre las señales blásticas (producción) y las clásticas (reabsorción) que subyacen en enfermedades crónicas como osteoporosis, cáncer y Alzheimer.

que ocurriría si el primer equipo siempre llegara a tiempo e hiciera un excelente trabajo con el mazo, pero el segundo contratista perdiera el tiempo dando vueltas a la cuadra mientras busca dónde estacionarse. Cada vez tendrías menos casa. Y eso es lo que ocurre en el caso de la osteoporosis: la actividad osteoblástica es superada por la osteoclástica (la reabsorción ósea). Al perder hueso puedes padecer osteoporosis y sufrir fracturas que pongan en riesgo tu vida.

Descubrimos que algo muy similar ocurre en la enfermedad de Alzheimer. Sin embargo, en lugar de que la destrucción de hueso supere la formación de hueso, la destrucción de sinapsis (causada por el cuarteto de la muerte) supera el mantenimiento y la formación de sinapsis (que es trabajo del dueto defensor de la cognición). Dicho de otro modo, las señales sinaptoclásticas superan las señales sinaptoblásticas. Supimos entonces qué debíamos averiguar después: ¿qué determina la proporción de cuarteto destructor a dueto constructor en un cerebro específico?

Vacas locas y vampiros

Resulta que la forma en la que se fragmenta la PPA —en tres lugares para producir el cuarteto causante de Alzheimer, o en un sitio para producir el dueto favorecedor de las neuronas— está determinada por la molécula que se adhiere a ella, entre otros factores. Si la PPA se adhiere a una molécula llamada netrina-1 (del sánscrito *netr*, que significa "quien guía"), se fragmenta en un solo lugar y produce el dueto anti-Alzheimer sAPPα y αCTF, el cual, como ya mencioné, promueve el crecimiento de axones, así como la salud sináptica y neuronal en general, además de prevenir el suicidio celular.[2]

Por el contrario, si en vez de eso se adhiere a beta-amiloide, la PPA se fragmenta en tres sitios y produce el cuarteto de moléculas causantes de Alzheimer. Dicho cuarteto incluye, como recordarás, beta-amiloide. Así es: cuando el beta-amiloide proveniente de otra PPA se adhiere a una PPA, provoca que esa PPA produzca más beta-amiloide.

Te preguntarás de dónde salió el beta-amiloide en primer lugar. Es como la pregunta del huevo y la gallina: necesitamos beta-amiloide para que la PPA se fragmente de tal forma que produzca beta-amiloide. Pero no olvides que la PPA es un canal dependiente, de modo que al eliminar el soporte trófico, como la netrina-1, la bola de nieve empieza a rodar cuesta abajo y provoca que la PPA produzca beta-amiloide.

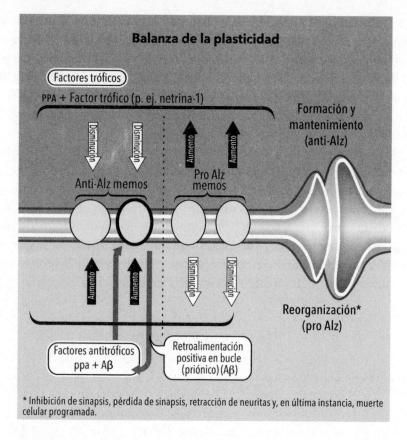

Figura 5. La PPA (proteína precursora de amiloide) puede promover el crecimiento de neuritas y el mantenimiento de sinapsis, con lo que promueve la formación y el mantenimiento de recuerdos, o la retracción de esas proyecciones y la consecuente pérdida de recuerdos. Cuando la netrina-1 se adhiere a la PPA, ocurre un crecimiento excesivo; cuando el péptido Aβ se adhiere a la PPA, ocurre la retracción.

El hallazgo de que el beta-amiloide provoca que la PPA produzca más beta-amiloide implica que el beta-amiloide es priónico. Al igual que los priones en la enfermedad de las vacas locas, el beta-amiloide es capaz de engendrar más de sí mismo sin necesidad de material genético (que es como las células producen el resto de las proteínas). Como si fuera un diminuto vampiro, el beta-amiloide muerde el receptor de la PPA y crea otro diminuto vampiro. En conjunto, la PPA y el beta-amiloide crean lo que se conoce como bucle priónico, el cual se repite una y otra vez en círculo vicioso, y produce cada vez más beta-amiloide destructor de sinapsis y neuronas. Por eso ReDECO está diseñado para restablecer el equilibrio de la PPA: disminuir la tendencia hacia la producción de beta-amiloide (escisión sinaptoclástica) y aumentar la tendencia hacia la producción de los dos péptidos sinaptoblásticos, sAPPα y αCTF.

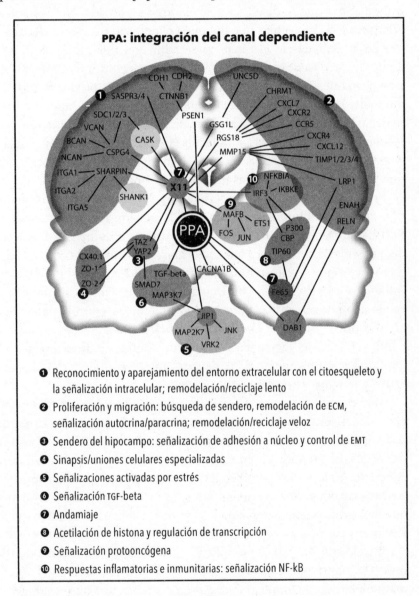

Figura 6. Conectoma de la PPA: se puede ver que hay muchos estímulos implicados en el equilibrio que contribuye al Alzheimer.

Permíteme hacer un resumen rápido. Las neuronas producen canales llamados PPA. Cuando la PPA se adhiere a una molécula llamada netrina-1 que está flotando en el entorno intercelular, envía una señal a la neurona que la mantiene sana y funcional. Cuando la PPA no se adhiere a la netrina-1 y carece de otro apoyo trófico, recurre a una señalización muy distinta que le dice a la neurona que se suicide. No obstante, la adhesión a las moléculas que flotan en el entorno tiene otro efecto, esta vez en la PPA: cuando el canal PPA se adhiere a una molécula de beta-amiloide, se desencadena una cascada de reacciones bioquímicas que provocan que la PPA se fragmente de tal forma que se produzca más beta-amiloide. Las moléculas de beta-amiloide comienzan a superar a las de netrina-1. Eso hace que el canal PPA se adhiera cada vez menos a moléculas de netrina-1 y más a moléculas de beta-amiloide. La PPA deja de enviar señales de vida a la neurona, lo que, en última instancia, causa que la neurona y sus sinapsis mueran de forma programada.

En la siguiente serie de experimentos, buscamos todos los factores que pudieran influir en esto, no sólo la netrina-1 y el beta-amiloide. Resulta que la PPA responde —de forma directa o indirecta— a docenas de moléculas. Lo crucial es que todas han sido vinculadas con el Alzheimer: estrógeno y testosterona, hormona tiroidea e insulina, molécula inflamatoria NF-κB y la "molécula de la longevidad" sirtuina SirT1 (conocida por ser activada por la molécula de resveratrol contenida en el vino tinto), vitamina D… Estas y muchas otras afectan el canal PPA e influyen en si se fragmentará en péptidos causantes de Alzheimer o en péptidos que prevengan el Alzheimer. También influyen el sueño, el estrés y muchos otros parámetros.

Aunque estos factores no parezcan tener relación entre sí, la razón por la cual contribuyen en conjunto al riesgo de Alzheimer es porque hacen palanca en el meollo del sendero del Alzheimer. Como Arquímedes, si les dieran un lugar en el cual pararse para hacer palanca durante suficiente tiempo, estas moléculas y otros factores podrían mover la tierra; es decir, el punto crucial donde la PPA es guiada hacia el sendero que destruye las sinapsis y mata las neuronas, o hacia el sendero que las sustenta y mantiene.

Si todo esto te parece complicado, no te desanimes. ¡Lo es! ¿Qué otra cosa podríamos esperar de los procesos que ocurren en el sistema más sofisticado y complejo conocido: el cerebro humano? Aun así, sigue guardando un gran parecido con la panadería de la que hablamos antes.

La panadería monitorea con detenimiento su capital: ya sean ventas de galletas y otros productos, como intereses obtenidos por sus depósitos bancarios y la renta de su espacio para fiestas ocasionales. Se asegura de tener suficiente capital para pagar sueldos, materiales, servicios, renta y otros costos. ¿Tiene capital suficiente para encender el horno seis o siete veces por semana? ¿Alcanza para dos o tres sueldos? ¿Hay suficientes ahorros para remodelar el viejo horno, instalar un nuevo mostrador, tirar el viejo techo bajo y cambiarlo por algo más elegante? ¿Habría que jubilar al viejo panadero que últimamente confunde grados centígrados con Fahrenheit?

Del mismo modo, tu cerebro evalúa constantemente qué entra y qué sale, si hay recursos para armar ciertas estructuras, así como cuáles hay que remplazar y cuáles hay que desechar. Hay casi mil billones de sinapsis que requieren energía para funcionar. Cuando es hora de formar un nuevo recuerdo o aprender una nueva habilidad, debe remodelar algunas de esas sinapsis o crear nuevas. Eso requiere energía, materia prima y actividad cerebral, entre otros insumos. Cada uno tiene su propio canal dependiente que actúa como un contador especializado en un solo insumo: el receptor de testosterona lleva registro de la frecuencia con la que se activa, el de vitamina D también, y asimismo otros receptores especializados. Cada uno de estos contadores especializados le informa su estado a la PPA, la directora financiera de la empresa. Así descubrimos que la PPA es, en realidad, un canal dependiente maestro que no responde a un solo insumo, sino que integra los insumos de varios. La PPA los suma para determinar si los ingresos son suficientes para mantener la multiplicidad de sinapsis cerebrales. De ser así, hay capacidad para seguir remodelando y hasta expandiendo, y entonces la PPA, en su calidad de directora financiera, envía dos memos: nuestros viejos amigos sAPPα y αCTF, el dueto protector de las sinapsis y las neuronas... ¡y entonces el cerebro está más que listo para el mantenimiento y la expansión de sinapsis! Pero si la directora financiera PPA se entera por los canales dependientes de que no están obteniendo suficientes insumos, envía una serie muy distinta de memos: el cuarteto destructor de sAPPβ, beta-amiloide, Jcasp y C31. Y estas moléculas empiezan la campaña para disminuir las sinapsis en una o más regiones cerebrales.

Cuando somos jóvenes, estos dos procesos —la construcción/el mantenimiento de sinapsis y el desmantelamiento de las mismas— coexisten en un equilibrio dinámico. Cuando aprendemos, se forman y fortalecen las sinapsis. Cuando podemos darnos el lujo de olvidar (¿cuál era la marca de aquel auto que viste anoche antes de llegar a casa?), las sinapsis que alguna vez —por un periodo muy breve, como en el ejemplo del auto— encarnaron aquel recuerdo se rompen en pedazos y se reciclan en sinapsis que codifican recuerdos más importantes. Las actividades de formación y destrucción de sinapsis están en equilibrio; retenemos la información necesaria y desechamos el resto.

No obstante, conforme envejecemos, los insumos necesarios para el crecimiento y mantenimiento de las sinapsis —hormonas, nutrientes y demás— se vuelven escasos. Los receptores lo perciben y se lo informan a la PPA. Entonces la PPA produce el cuarteto de memos: la colosal red cerebral de sinapsis no puede sostenerse. Y empieza una reducción estratégica y bien coordinada.

Puede parecer algo espantoso, pues ¿quién desea la reducción de neuronas y sinapsis? Sin embargo, esta disminución no es inherentemente patológica. Como hemos dicho el doctor Alexei Kurakin —mi colega— y yo, la "enfermedad" de Alzheimer es, en muchos casos, un programa intrínseco de disminución de la extensa y asombrosa red sináptica del cerebro. En pocas palabras, es "buena" para el cerebro, si tenemos una noción amplia de lo que es "bueno", y es que lo que el cerebro hace, instigado por el Alzheimer, cuando disminuye las sinapsis es algo muy sencillo: se retrae para preservar sólo las funciones indispensables para mantener la vida y no gastar energía ni recursos en la formación de recuerdos que no necesita. Si tiene que escoger entre recordar cómo hablar (o respirar, o regular la temperatura corporal) y recordar qué episodio de *Friends* repitieron anoche, el cerebro opta por lo primero. Y, por añadidura, nuestra programación más preciada y repetitiva —nuestras habilidades laborales, nuestros pasatiempos— suele conservarse a expensas de nuevos recuerdos.

Cuando Nala tenía 55 años empezó a tener dificultades para trabajar. Desarrolló una demencia progresiva. Una tomografía cerebral reveló que su cerebro estaba repleto de amiloide, y las pruebas genéticas mostraron que tenía una copia del ApoE4 (la copia del cromosoma que heredó de su otro progenitor era ApoE3). Tanto el amiloide como la presencia del ApoE4 respaldaban el diagnóstico de Alzheimer. Una resonancia magnética mostró que varias regiones cerebrales se habían encogido, como ocurre en esta enfermedad. Su evaluación de la Valoración Cognitiva Montreal fue de apenas 6 de 30, y algunos días incluso era 0. Nala era incapaz de recordar, vestirse, ducharse, peinarse el cabello, ir al baño por sí sola y hacer cualquier otra actividad cotidiana. No obstante, conservaba la capacidad de tocar el piano espléndidamente.

Ésa es la enfermedad que llamamos Alzheimer. Claro que para cualquiera que la padece no es muy reconfortante saber que el cerebro tomó la decisión "deliberada" de preservar las funciones vitales a expensas de las capacidades —recordar, pensar, entender e imaginar— que nos hacen humanos. Pero eso es lo que ocurre. Si tu directora financiera, la PPA, recibe información de los canales dependientes de que no hay suficientes hormonas, vitaminas, nutrientes y otras moléculas indispensables para mantener las sinapsis y formar sinapsis nuevas (para los nuevos recuerdos), entonces la PPA enviará demos para hacer reducciones de sinapsis. Como ocurre en las empresas donde la regla es "el último contratado es el primer despedido", los primeros en esfumarse son los recuerdos más recientes, luego los anteriores, y los más antiguos al final. Por eso es que los pacientes con Alzheimer suelen recordar su infancia de hace 80 años mejor que el desayuno que comieron una hora antes. Las sinapsis que controlan las funciones vitales, como respirar, suelen conservarse. Pero al final, por último y por fortuna, llega la muerte.

El hallazgo de que docenas de moléculas afectan la PPA y eso influye en las probabilidades de que desarrollemos Alzheimer hizo más que sentar las bases para ReDECO. También explica por qué usar un solo fármaco —sea aprobado o experimental— nunca ha servido para frenar, y ya no digamos revertir, el deterioro cognitivo del Alzheimer. La razón es que las farmacéuticas son como techadores que llegan a una casa que ha sido vapuleada con proyectiles del tamaño de pelotas de beisbol. La tormenta dejó docenas de agujeros en el techo que los dueños de la casa quieren que se reparen, pero los techadores se concentraron en un solo agujero. Tal vez hicieron un trabajo maravilloso para tapar el agujero e impermeabilizarlo para impedir que se filtre la lluvia. Pero, por desgracia, no hicieron nada por los otros 35 agujeros, y la casa se está llenando tanto de agua de lluvia que los dueños están empezando a pensar en mudarse a un arca.

Doy el ejemplo de los 36 agujeros porque las investigaciones realizadas en mi laboratorio han identificado 36 factores que contribuyen a que la PPA se incline hacia el Alzheimer o hacia la prevención del mismo. Éstos explican todo lo que implica el riesgo de Alzheimer, al menos hasta donde se ha observado en estudios realizados en poblaciones extensas. Por ende, aunque al final resulte que hay un poco más de 36 factores, es probable que no sean muchos más (sin duda, no serán cientos).

Lo crucial es que el bucle priónico tiene una implicación práctica para cómo entendemos y enfrentamos estos 36 factores. Hay un umbral

Un techo con 36 agujeros

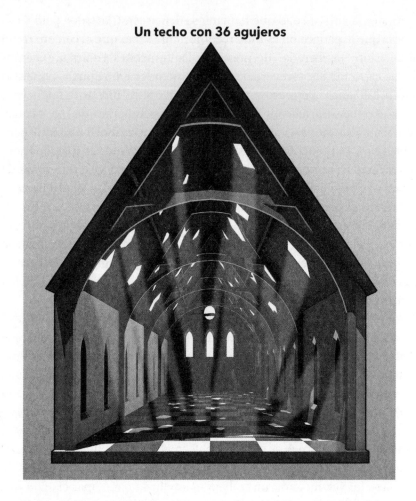

Figura 7. Treinta y seis agujeros en el techo. Hay al menos 36 mecanismos que contribuyen a la fisiopatología del Alzheimer, de modo que atacar uno no incrementa las probabilidades de éxito. Los resultados de los estudios de laboratorio revelan el tamaño que tiene cada uno de los 36 agujeros en cada persona.

que se debe alcanzar para inclinar la balanza de la PPA hacia el camino anti-Alzheimer. Lo que esto significa es que no es indispensable enfrentar la totalidad de los 36 agujeros. Una vez que has parchado suficientes, el resto no son tan graves como para dejar entrar suficiente agua. Si dejamos la analogía del techo para volver al Alzheimer, la presencia de unos cuantos de los factores que impulsan la PPA por el camino del

Alzheimer no es suficiente para ejercer demasiado daño en suficientes neuronas durante suficiente tiempo como para provocar Alzheimer. Por desgracia, no hemos encontrado una forma simple de medir con cuántos de estos 36 agujeros se puede vivir sin que haya riesgo, y dado que el tamaño de cada agujero varía según la persona y depende de su genética y bioquímica, lo mejor es enfrentar la mayor cantidad de factores posibles hasta observar una mejoría. Esto es lo que se hace para tratar las cardiopatías. Cuando se abordan suficientes parámetros fisiopatológicos clave, como disminuir los niveles de triglicéridos en la sangre y alcanzar un peso saludable, se revierten las cardiopatías y se elimina la placa arterial, como lo ha demostrado el doctor Dean Ornish. Incluso si no parchas todos los agujeros cardiovasculares —tal vez sigues teniendo una dieta imperfecta o experimentas estrés ligero—, con frecuencia puedes disminuir la placa arterial siempre y cuando sigas al pie de la letra las otras partes del programa.

El hallazgo de que al menos 36 factores influyen en que el cerebro tome el sendero destructor de sinapsis que deriva en Alzheimer o el sendero preservador de sinapsis que revierte el deterioro cognitivo y mantiene la salud cerebral tiene una implicación evidente: no hay un medicamento que pueda mantener el cerebro en el sendero saludable ni mucho menos guiarlo hacia allá cuando ya tomó el otro camino. ¿Por qué? Pues porque dicho medicamento tendría que hacer todo esto:

- Reducir el clivaje de APPβ
- Reducir el clivaje de γ
- Aumentar el clivaje de α
- Reducir el clivaje de caspasa-6
- Reducir el clivaje de caspasa-3
- Prevenir la oligomerización de beta-amiloide
- Aumentar la neprilisina
- Aumentar la IDE (enzima degradadora de insulina)
- Aumentar la depuración microglial de Aβ
- Aumentar la autofagia
- Aumentar el BDNF (factor neurotrófico derivado del cerebro)
- Aumentar el NGF (factor de crecimiento nervioso)
- Aumentar la netrina-1
- Aumentar la ADNP (proteína neuroprotectora dependiente de actividad)
- Aumentar el VIP (péptido intestinal vasoactivo)

- Reducir la homocisteína
- Aumentar la actividad de PP2A (proteína fosfatasa 2ª)
- Reducir la fosfotau
- Aumentar el índice de fagocitosis
- Aumentar la sensibilidad a la insulina
- Mejorar la sensibilidad a la leptina
- Mejorar el transporte axoplásmico
- Mejorar la función mitocondrial y la biogénesis
- Disminuir el daño oxidativo y optimizar la producción de ROS (especies reactivas al oxígeno)
- Mejorar la neurotransmisión colinérgica
- Aumentar la señalización sinaptoblástica
- Disminuir la señalización sinaptoclástica
- Mejorar la LTP (potenciación de largo plazo)
- Optimizar el estradiol
- Optimizar la progesterona
- Optimizar el rango E2:P (estradiol a progesterona)
- Optimizar la T3 libre
- Optimizar la T4 libre
- Optimizar la TSH (hormona estimulante de la tiroides)
- Optimizar la pregnenolona
- Optimizar la testosterona
- Optimizar el cortisol
- Optimizar la DHEA (dehidroepiandrosterona)
- Optimizar la secreción y señalización de la insulina
- Activar el PPAR-γ (receptor gama activado por el proliferador de peroxisomas)
- Disminuir la inflamación
- Aumentar las resolvinas
- Mejorar la desintoxicación
- Mejorar la vascularización
- Aumentar el cAMP (monofosfato de adenosina cíclico)
- Aumentar el glutatión
- Proveer componentes sinápticos
- Optimizar todos los metales
- Aumentar el GABA (ácido gama-aminobutírico)
- Aumentar la señalización de vitamina D
- Aumentar el SirT1 (regulación de información de tipo unión silente)

- Disminuir NF-κB (factor nuclear potenciador de las cadenas ligeras kappa de las células B activadas)
- Aumentar la longitud de los telómeros
- Disminuir la cicatrización glial
- Mejorar la reparación cerebral mediada por células troncales

Es posible que esta lista tampoco sea exhaustiva. Como puedes ver, es demasiado pedir para un solo medicamento. Combinar fármacos (sean experimentales o aprobados por la FDA) con un programa integral tiene sentido desde un punto de vista mecanístico, y puede permitir que algunos potenciales medicamentos tengan éxito en ensayos clínicos que de otro modo fracasarían. Es decir, un medicamento cualquiera puede enfrentar uno o algunos cuantos elementos de la lista. Pero si se pasan por alto docenas de otros procesos causantes de Alzheimer, la monoterapia no servirá de mucho. Nuestros hallazgos sobre los múltiples factores que afectan el equilibrio de la plasticidad demostraron de forma concluyente que ése no es el camino a seguir. Por otro lado, la combinación de un programa como ReDECO con algún potencial fármaco puede permitirle tener éxito en ensayos clínicos que de otro modo fracasarían.

Farmacodependencia

Al carajo la FDA, yo voy a ser *forever*.
MATTHEW MCCONAUGHEY en *Dallas Buyers Club*

Para el año 2000, nuestras investigaciones empezaban a sugerir que hay un equilibrio crítico implicado en la creación y el almacenamiento de recuerdos. Le denominamos balanza de la plasticidad porque parece mediar procesos críticos implicados en la formación de recuerdos. De un lado de la balanza se sostiene la formación y el mantenimiento de los recuerdos; del otro, se encuentra el olvido causado por la reorganización de sinapsis.

Nuestras investigaciones revelaron que cualquier persona con Alzheimer está en el lado malo de la balanza de la plasticidad: su cerebro desconecta sinapsis más rápido de lo que crea sinapsis nuevas. También reveló que al inclinar la balanza de la plasticidad hacia el lado "bueno", lo cual hicimos genéticamente con un ratón con enfermedad de

"Mauzheimer", la memoria del ratón mejoró en gran medida, como lo demostró su capacidad para recordar en dónde estaban las plataformas sumergidas dentro de una piscina (y hacia dónde necesitaba nadar para salir del agua).[3]

Por lo tanto, buscamos medicamentos potenciales que pudieran inclinar la balanza hacia el lado bueno, el de la memoria. En 2010 encontramos uno llamado tropisetrón.[4] Este medicamento se suele recetar a pacientes con cáncer para que la quimioterapia no les provoque tantas náuseas, pero resulta que la forma en que funciona —en general lo que hace es bloquear los receptores de serotonina en el cerebro, mientras activa simultáneamente receptores colinérgicos esenciales para la memoria, interactúa con la PPA y disminuye la inflamación— alivió parte de la pérdida de memoria en ratones. Cuando comparamos el tropisetrón con los medicamentos de uso común para Alzheimer en nuestro ratón con Mauzheimer, el primero demostró ser superior,[5] por lo que empezamos el proceso de solicitud para realizar un ensayo clínico —estudio en humanos— de tropisetrón.

Me entusiasmaban las posibilidades del tropisetrón, pero entonces caí en cuenta de un problema significativo que podría complicar la prueba. En el ratón con Mouzheimer, el Alzheimer que le causamos genéticamente es sencillo, ya que se debe a una mutación de PPA, lo que la hace distinta a 99% de los casos de Alzheimer en humanos. La patología, en particular las placas de amiloide y la pérdida de sinapsis, está presente, pero la causa de raíz es muy distinta. Eso limitaba la utilidad y hasta la relevancia del modelo estándar de Alzheimer en ratones. Esto se debe a que en la gente, a diferencia de los ratones, hay muchos factores que contribuyen al Alzheimer, razón por la cual les digo a los pacientes que imaginen el techo con 36 agujeros, y que entiendan que es indispensable parchar la mayor cantidad posible para obtener un efecto óptimo. El tropisetrón bloquea cuatro[6] de los 36 factores conocidos hasta el momento. Es muy bueno para un solo medicamento, pero sigue estando lejos de ser óptimo; finalmente, los otros 32 factores pueden seguir contribuyendo al Alzheimer.

Por lo tanto, en 2011 propusimos el primer ensayo integral para Alzheimer. En lugar de una pastilla propusimos combinar el tropisetrón con el antecesor del ReDECO: un programa integral de nutrición, ejercicio, complementos favorecedores de las sinapsis, optimización hormonal, hierbas específicas, optimización del sueño y reducción de estrés. Todo lo anterior estaba dirigido a inclinar la balanza cerebral lejos de la destrucción de sinapsis y hacia la preservación de sinapsis al eliminar los factores contribuyentes (la inflamación, la escasez de factores tróficos, los componentes tóxicos) que desencadenan las defensas excesivas del cerebro (las cuales derivan, a la larga, en Alzheimer).

¿Por qué no probar el medicamento por sí solo? Para ese entonces ya teníamos nociones bastante claras de cuántos "agujeros" habría que parchar — más o menos cuántas moléculas necesitaba el cerebro, cuántos de los procesos cerebrales se necesitaba favorecer o frenar— para tratar el Alzheimer: al menos 36. No obstante, para estar seguros, el ensayo que propusimos en 2011 incluía un grupo tratado sólo con tropisetrón, de modo que pudiéramos comparar los resultados del medicamento con el programa, así como una combinación de los dos.

¿Cómo pasamos de observar células morir bajo un microscopio a ayudar a la gente a revertir su deterioro cognitivo? ¿Cómo pasamos de las olvidadizas mosquitas de la fruta y de los peludos pacientes con Mouzheimer a tratar con humanos que están desesperados por seguir participando de la vida? Bueno, si estás desarrollando un solo medicamento, hay un camino bien estudiado. Primero se realizan estudios preclínicos (en animales). Luego, si éstos demuestran que el medicamento experimental puede funcionar, se le pide aprobación a la FDA para realizar ensayos clínicos en humanos. Se comienza con la Fase 1, que implica probar el medicamento en un entorno seguro con una cantidad pequeña de voluntarios (por lo regular gente saludable, aunque a veces también pacientes). Si el fármaco parece ser seguro, se pasa a la Fase 2, la cual prueba la eficacia en un número pequeño de pacientes voluntarios. Si el medicamento sigue pareciendo seguro y da señales de combatir la enfermedad, se lanza la Fase 3, que suele implicar cientos, si no es que miles, de pacientes. Si eres muy afortunado, la FDA aprueba el medicamento, y éste sale al mercado. Desarrollar un nuevo medicamento toma años, si no es que décadas, y cuesta aproximadamente 2 mil 500 millones de dólares.

Desafortunadamente, lo que estábamos descubriendo sobre el Alzheimer hacía que fuera imposible intentar seguir esas reglas. Para 2011 habíamos descubierto no menos de 36 mecanismos que contribuían al desarrollo de la enfermedad.

Por lo tanto, decidimos probar el medicamento individual, el tropisetrón, solo o en combinación con el programa al que llamamos ReDECO. Lo que más me entusiasmaba del ensayo propuesto era que nos permitiría diseccionar cuánto del efecto era consecuencia del medicamento, cuánto era resultado del programa y si ambos podían trabajar en sinergia para formar una combinación más efectiva que la suma de los efectos de cada uno por separado. Para ello habría que incluir cuatro brazos (grupos de pacientes) en el estudio: uno con placebo, uno con medicamento (tropisetrón), uno con el programa y el placebo, y uno tanto con el programa como con el tropisetrón. Propusimos que el ensayo se realizara en Australia, donde se comercializa el tropisetrón (también está disponible en otros cuarenta y ocho países, pero no en Estados Unidos). Esperamos con ansias la aprobación de los comités de revisión institucional que aprueban los ensayos en humanos.

Por desgracia, lo que recibimos fue el comienzo de una tormenta perfecta de rechazos.

Los comités de revisión institucional nos negaron el permiso para realizar el ensayo. En opinión de los científicos y médicos que conforman los comités, no entendíamos cómo se realizan los ensayos clínicos, ya que sugeríamos un programa en lugar de un solo fármaco. Insistieron en que los ensayos clínicos están diseñados para probar una sola variable, sea un fármaco o procedimiento, mientras que nosotros sugeríamos probar múltiples componentes al mismo tiempo. Claro que nuestro contraargumento fue que ellos no entendían el Alzheimer, pues no es una enfermedad con una sola causa, sino que contribuyen potencialmente varios factores. No tiene sentido tratar el Alzheimer con un solo agente, tanto como no tiene sentido tratar un techo con 36 agujeros con un solo parche. (Irónicamente, algunos de los médicos pertenecientes a los comités mostraron interés en usar el protocolo con sus pacientes, a pesar de negarnos el permiso para realizar el ensayo.)

Y luego nos llovió sobre mojado. Tan pronto los comités nos rechazaron, mis colegas recibieron un mensaje furioso de un filántropo que había apoyado nuestras investigaciones, el cual decía que si fuéramos sus empleados, nos correría por no lograr convencer a los comités de autorizar nuestro ensayo. Pero eso no era todo: habíamos enviado una solicitud a una prominente fundación contra el Alzheimer para pedirle apoyo con este primer ensayo integral. También nos rechazó, con el argumento de que no veía "el motivo para incluir el protocolo, el cual no tiene una relación certera con el medicamento sujeto a estudio". De entre las miles de solicitudes de financiamiento que recibe la fundación, el examinador tuvo en sus manos el único protocolo que podía funcionar —la aguja en el pajar—, pero no pudo verlo. No pudo concebir que el fracaso recurrente de los medicamentos individuales se debe en parte a que es necesario complementarlos con un programa con varios componentes que aborde los múltiples factores subyacentes que contribuyen al Alzheimer. (La fundación terminó dándole el apoyo que solicitamos a otro grupo para que realizara un ensayo monoterapéutico. Como imaginarán, el ensayo fracasó.)

En medio de estas dificultades, no pude evitar pensar en los orígenes de la medicina funcional, cuyos defensores determinan las causas de raíz de las enfermedades y tratan todos los factores que contribuyen a su desarrollo. Doctores como Jeffrey Bland, David Jones, David Perlmutter y Mark Hyman empezaron hace dos décadas a tratar problemas crónicos complejos —como diabetes tipo 2, lupus y obesidad— con un éxito sin precedentes. No obstante, las facultades de medicina no han mostrado interés alguno en inculcar este enfoque a los estudiantes. Como descubrieron los pioneros de la medicina funcional, sabes que estás haciendo algo que cambia el paradigma cuando lo haces bien frente a todos, pero nadie es capaz de verlo.

Después de la tríada de rechazos —de los comités de revisión institucional, la fundación y el filántropo—, me sentí devastado. Cuando tu trabajo de investigación te lleva en la dirección contraria a la de las corporaciones multimillonarias, los gigantes gubernamentales, los especialistas indignados, las fundaciones solipsistas, los burócratas indiscretos, los médicos exhaustos y la mentalidad generalizada, las probabilidades están más que en tu contra. Pero mantuve en mente algo que alguna vez dijo el brillante físico Richard Feynman: "Para que una tecnología tenga éxito, la realidad debe preceder las relaciones públicas, pues no hay forma de engañar a la naturaleza". Los mecanismos subyacentes de las enfermedades son los que determinan los tratamientos que, en última instancia, serán eficaces; no las farmacéuticas ni el gobierno ni los comités de revisión ni los institutos nacionales de salud ni las fundaciones ni los millonarios. Ésos son los grupos que determinan qué tratamientos se *prueban*, pero no cuáles serán efectivos.

Poco después de aquellos tropiezos recibí una llamada de alguien con problemas que pedía mi ayuda. Era la paciente cero.

Los caminos convencionales para convertir los descubrimientos científicos en terapias médicas nos han fallado, tanto a los científicos como a los pacientes con Alzheimer. El sistema de ensayos clínicos no está preparado para los programas integrales como ReDECO. Sin embargo, las investigaciones en laboratorio señalaban en la dirección correcta y demostraban que un enfoque médico personalizado, dirigido y preciso frente al Alzheimer tiene más sentido que un enfoque monoterapéutico y unitalla. Esto nos permitió diseñar el programa ReDECO y demostrar que sirve para revertir el deterioro cognitivo en personas con Alzheimer y afecciones previas, como deterioro cognitivo leve y deterioro cognitivo subjetivo.

Estos éxitos clínicos lograron también algo más. La progresión habitual de las investigaciones biomédicas va del laboratorio a la clínica, de la investigación científica al tratamiento médico. Sin embargo, en ocasiones, lo que se aprende en la clínica influye en la comprensión científica de una enfermedad. Eso es lo que ha ocurrido con el Alzheimer y ReDECO. Entre más y más pacientes lo prueban con éxito, sus experiencias nos enseñan mucho. Lo más importante es que nos han enseñado que, aunque no hay un único componente capaz de incrementar los niveles de factores tróficos que promueven las sinapsis cerebrales, disminuir la inflamación, aumentar la sensibilidad a la insulina y parchar los otros treinta y tantos agujeros en el techo que contribuyen al desarrollo de Alzheimer, sí es posible parcharlos todos con la combinación correcta. Para ello se necesita determinar cuáles de los 36 factores contribuyentes influyen en cada paciente, y luego armar un régimen de tratamiento a su medida, basado en alimentación, ejercicio, sueño, disminución del estrés y otros aspectos del estilo de vida.

Capítulo 6

El buen gen y los tres tipos de Alzheimer

> El hombre aún carga en su constitución corporal el sello
> indeleble de su modesto origen.
>
> Charles Darwin

De acuerdo: ¡es hora de inhalar profundo! Después de 28 años de células suicidas y genes capaces de encoger el cerebro y moscas de la fruta confundidas y ratones transgénicos olvidadizos, por primera vez tenemos un boceto molecular racional de lo que *es* la enfermedad de Alzheimer en realidad. Y es hora de ponerlo a prueba: la prueba clave de cualquier explicación científica está en lo bien que toma en cuenta todos los factores. En el caso del Alzheimer, el hecho indiscutible es que el alelo ApoE4 hace que el riesgo de desarrollar la enfermedad se incremente. Tomando en cuenta que ApoE4 es el factor genético conocido más influyente en el Alzheimer, ¿tiene cabida en nuestra explicación de la enfermedad? Por supuesto.

Como expliqué en el capítulo anterior, la enfermedad de Alzheimer se desarrolla cuando los canales dependientes —que están en busca de hormonas, vitamina D, factor neurotrófico derivado del cerebro y muchas otras moléculas que sustentan las sinapsis y las neuronas— se quedan vacíos (o menos llenos de lo ideal) y le reportan esa carencia a la PPA. Después de recibir esta información, la PPA reacciona enviando cuatro memos que ordenan la reducción; es decir, el cuarteto de moléculas destructoras de las sinapsis y las neuronas. Resulta que ApoE4 incrementa la frecuencia con la que la PPA produce este cuarteto de la muerte (en vez de las dos moléculas que sustentan las sinapsis y las neuronas).

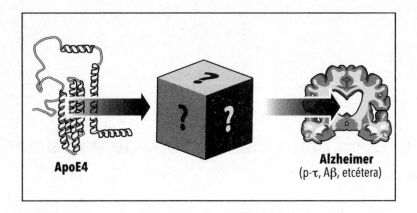

ApoE4

Alzheimer
(p-τ, Aβ, etcétera)

Figura 8. ApoE4 incrementa el riesgo de desarrollar Alzheimer. Pero ¿de qué forma? ¿Qué está en la caja negra entre el alelo ApoE4 y la enfermedad de Alzheimer?

¿Cómo promueve el ApoE4 la producción del cuarteto devastador y suprime la promoción del dueto saludable? Mucho antes de que se descubriera la implicación del ApoE4 en el Alzheimer, los investigadores sabían que transportaba partículas de grasa. Una vez que se le vinculó al Alzheimer, se volvió dogma que el ApoE4 reduce la eliminación de los péptidos beta-amiloide. Dado que el beta-amiloide, como recordarás, es parte del bucle priónico, entre más tiempo pase en el cerebro (es decir, entre menos se elimine), más producirá la PPA el cuarteto devastador (el cual incluye beta-amiloide).

El ApoE4 sí disminuye la eliminación de péptidos de beta-amiloide, pero también descubrimos que hace algo más esencial. Entra al núcleo y se enlaza de forma muy eficiente con el ADN, según los estudios dirigidos por Rammohan Rao, quien es un excelente investigador además de ser médico ayurveda; la genetista Veena Theendakara, y la biofísica Clare Peters-Libeu. Es como descubrir que tu carnicero —el hombre que carga la grasa— también es un senador implicado en la creación de las leyes de la tierra. De hecho, se ha descubierto que el ApoE4 se adhiere a las regiones superiores —llamadas promotoras— de cualquiera de mil 700 genes distintos, con lo cual reduce la producción de las proteínas asociadas a ellos. Dado que sólo hay alrededor de 20 mil genes en el genoma humano y, por lo tanto, en cada célula, mil 700 es una fracción considerable del total. Con razón ApoE4 también está implicado en las cardiopatías, la inflamación, entre otras cosas; por medio del efecto que tiene en tantos genes, ¡es capaz de reprogramar células!

Y ése es sólo el comienzo de la larga lista de talentos del alelo ApoE4. Otras de las características del ApoE4 que son relevantes para el Alzheimer son:

- Desactiva el gen que produce SirT1, una molécula vinculada con la longevidad que, como ya mencioné, tiene un efecto anti-Alzheimer. (El resveratrol, contenido en el vino tinto, activa la proteína SirT1.)
- Se asocia con la activación del NF-κB (factor nuclear kappa B), el cual promueve la inflamación.

Por eso el ApoE4 se asocia con una reacción inflamatoria exagerada, ya que anula varios genes que limitan la inflamación y turbocarga el NF-κB que la promueve.

En resumen, esta explicación sobre el Alzheimer nos revela muchas cosas:

1. De dónde proviene el Alzheimer y cómo se origina. Es resultado de una reacción protectora frente a los ataques inflamatorios (causados por infecciones o grasas trans); a la falta de nutrientes, factores tróficos u hormonas, o a la presencia de componentes tóxicos (como biotoxinas de hongos o bacterias), que provoca que el canal PPA —una molécula alargada que sale de la neurona— se fragmente en cuatro partes, incluyendo beta-amiloide, que reducen la red neuronal y, a la larga, destruyen las sinapsis y las neuronas. Si la molécula de PPA se fragmenta en esas cuatro piezas, no se fragmenta en las dos piezas que sí nutren y mantienen las sinapsis.
2. Su funcionamiento interior. La enfermedad de Alzheimer es un estado cerebral en el cual hay un equilibrio entre la reorganización de sinapsis que han superado su vida útil y que el cerebro se puede dar el lujo de perder —destrucción saludable—, y el mantenimiento y creación de sinapsis existentes y nuevas, respectivamente, que el cerebro necesita para conservar antiguos recuerdos y crear nuevos (así como realizar otras funciones cognitivas). El desequilibrio es causado por el exceso de moléculas destructoras de sinapsis y neuronas, provenientes de la PPA, las cuales ya he descrito previamente.
3. Cómo causarte Alzheimer. Lleva una vida que provea a tu cerebro de la mayor cantidad posible de los 36 factores que influyen en que la PPA se fragmente en el cuarteto destructor, en lugar de en el dueto benéfico.

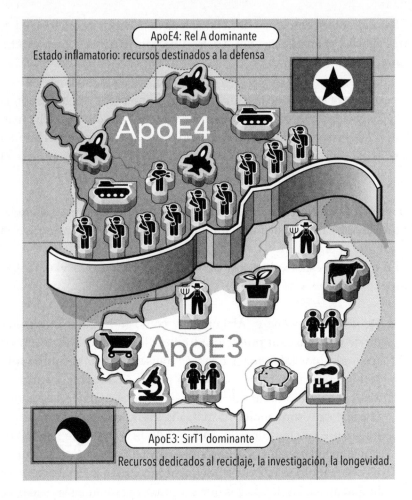

Figura 9. El ApoE4 tiene efectos proinflamatorios que activan el factor inflamatorio NF-κB y compromete los recursos celulares a la protección de la célula frente a invasores. Por otro lado, con el ApoE3, la respuesta inflamatoria es menor que con ApoE4, y el sistema dominante es SirT1 en lugar de NF-κB.

4. Cómo prevenirlo. Lleva una vida que reduzca al mínimo la presencia de los 36 factores influyentes en tu cerebro. Esto se describe a detalle en los capítulos 8 y 9.

5. Por qué ha fracasado el 99% de los ensayos clínicos de medicamentos experimentales para Alzheimer. Estos medicamentos sólo atacaban uno de los 36 factores que contribuyen a la enfermedad.

6. Cómo detener el proceso que deriva en Alzheimer si ya empezó. Evalúa tu estatus genético y bioquímico para determinar dónde estás parado (como se describe en el capítulo 7), y luego aborda cada uno de los factores identificados, como se describe en los capítulos 8 y 9.

7. Cómo revertir el Alzheimer que ya ha echado raíces. Evalúa tu estatus genético y bioquímico para determinar dónde estás parado (como se describe en el capítulo 7), y luego aborda cada uno de los factores identificados, como se describe en los capítulos 8 y 9.

Nuestras investigaciones nos han recompensado con otro gran dividendo: han demostrado que el Alzheimer no es una sola enfermedad, sino tres síndromes claramente distinguibles.

Esta nueva forma de entender el Alzheimer —como resultado de una campaña programada de reducción sináptica y neuronal en respuesta a la carencia de moléculas que hacen que el canal dependiente PPA se fragmente en cuatro trozos que favorecen la destrucción de sinapsis y neuronas— nos ofrece, por primera vez, la posibilidad de revertir el proceso. Nos enseña que simplemente disminuir la beta-amiloide, como han intentado hacer las farmacéuticas al gastar miles de millones de dólares probando medicamentos, no sirve de mucho a menos de que también identifiquemos y eliminemos los *inductores* de la producción de amiloide. El sencillo acto de eliminar el amiloide es el equivalente a romper sólo uno de los memos que ordenan la reducción de sinapsis. Aunque se retrase ligeramente el proceso, los otros tres memos seguirán su camino, y el cerebro los acatará. Sobre todo, romper uno de los memos no aborda la causa de raíz del problema, sino sólo la respuesta al mismo.

Es hora de pasar al primer paso del protocolo ReDECO: determinar cuál de los tres tipos de Alzheimer tienes o estás en riesgo de desarrollar. Esto te permitirá diseñar un programa personalizado que minimice tu riesgo o que te permita recuperar el funcionamiento óptimo de tu cerebro si ya experimentas cierto deterioro cognitivo. El primer paso para lograrlo es determinar con cuál de los tres principales subtipos de Alzheimer o sus precursores estás lidiando: caliente o inflamatorio; frío o atrófico; vil o tóxico.

El tipo 1 es inflamatorio (caliente). Se presenta con más frecuencia en personas que tienen uno o dos alelos ApoE4, y por lo tanto tiende a ser hereditario. Esta cualidad demuestra que la enfermedad de Alzheimer está entretejida con la historia de la humanidad. Hace cinco o siete millones de años nuestros antepasados arbóreos, el ancestro común de los chimpancés y de nosotros los *Homo*, experimentaron una cantidad relativamente pequeña de cambios (o mutaciones) genéticos que derivaron en los humanos modernos. Lo sorprendente es que esas mutaciones incluían genes asociados con la inflamación, el proceso mismo vinculado con cardiopatías, artritis y otros tantos trastornos, por no hablar del envejecimiento mismo. (La inflamación es el proceso que muchos de nosotros intentamos combatir con aceite de hígado de pescado, aspirina infantil o dietas antiinflamatorias.) ¿Por qué muchos de los genes que nos distinguen de nuestros primos los primates —es decir, que nos hacen humanos— también promueven la inflamación? Buena pregunta.

Caleb "Tuck" Finch, profesor de neurobiología del envejecimiento en la Universidad de California del Sur, cree tener una posible respuesta. Tuck notó que cuando nuestros ancestros se volvieron bípedos, descendieron de los árboles y recorrieron la sabana, la inflamación era en realidad una ventaja. La inflamación, como ya mencioné, es parte de una reacción del sistema inmune frente al ataque de invasores foráneos, y les permitió a nuestros ancestros sobrevivir a caminar sobre estiércol, perforarse los pies, comer carne cruda llena de patógenos y tolerar heridas durante las cacerías y las peleas con otros humanos. En todas esas situaciones, montar una reacción inflamatoria sustancial los protegía de infecciones que ponían en riesgo su vida.

No obstante, conforme envejecemos, la inflamación promueve las cardiopatías, la artritis y otros males, incluyendo la enfermedad de Alzheimer. Esta compensación se conoce como pleiotropía antagonista, que es cuando una alteración genética favorece la condición física en la juventud a expensas de longevidad. Posiblemente, el más importante de todos los genes inflamatorios que se vieron afectados en nuestro salto evolutivo es ApoE. Desde el comienzo de la humanidad hasta hace relativamente poco, ApoE estaba disponible en una sola "presentación" o alelo, llamado épsilon 4 o ApoE4. Eso significa que durante millones de años hemos traído dos copias de ApoE4, una heredada de cada progenitor. Y éste es precisamente el estado que nos pone en una situación de alto riesgo de desarrollar Alzheimer. No obstante, como no tenemos cerebros preservados de aquellos protohumanos, no hay forma de saber si alguno de ellos llegó a desarrollar Alzheimer, pero creemos que es improbable, en parte porque no vivían lo suficiente y en parte porque su estilo de vida cubría muchos de los 36 agujeros; es decir, no llevaban

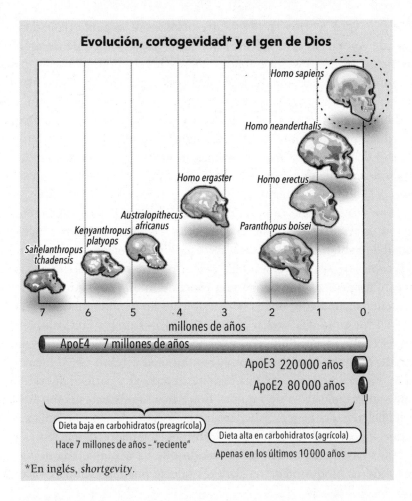

Evolución, cortogevidad* y el gen de Dios

En inglés, shortgevity.

Figura 10. ApoE4 y la evolución humana. ApoE4 es nuestro alelo ApoE original. Hace sólo 220 mil años apareció ApoE3, mientras que ApoE2 surgió hace unos 80 mil años.

vidas sedentarias, no ingerían tantos carbohidratos simples, no comían alimentos procesados ni estaban expuestos a tantas cargas tóxicas.

Y entonces, hace apenas 220 000 años, un rayo cósmico o mutación química o mera casualidad derivó en la aparición de ApoE3. Si la mutación estaba en los genes de un afortunado óvulo o espermatozoide, se transmitía a la progenie, de modo que el nuevo gen no tardó en diseminarse en el acervo genético humano. Otra mutación del estilo ocurrió hace unos 80 000 años, y por primera vez alguien —y después su progenie— fue el feliz portador de otro alelo del gen ApoE, llamado ApoE2.* Hoy en día, la mayor parte de la gente tiene dos copias de ApoE3, lo que significa que su riesgo genético de desarrollar Alzheimer ronda 9%. Sin embargo, 25% de los estadounidenses —como 75 millones de personas— tiene una sola copia de ApoE4, y su riesgo genético de desarrollar la enfermedad es de alrededor de 30%. Y 7 millones de personas tienen dos copias de ApoE4, lo que incrementa su riesgo por encima de 50%. Esto significa que quienes heredaron el ApoE4 de ambos padres tienen más probabilidades de desarrollar la enfermedad que de no desarrollarla, y ésta suele ser (aunque no siempre) del subtipo inflamatorio.

Este subtipo suele empezar con la pérdida de la capacidad de retener nueva información, aunque se conserven recuerdos antiguos y la capacidad de hablar, calcular, deletrear y escribir. En personas que tienen las dos copias de ApoE4 los síntomas suelen presentarse alrededor de los 50 años. En personas que tienen una copia de ApoE4 los síntomas suelen presentarse alrededor de los 60. En quienes no tienen ninguna copia de ApoE4 los síntomas suelen aparecer alrededor de los 70. El hipocampo, el cual convierte nuestras experiencias en recuerdos a largo plazo, pierde volumen, aunque las otras regiones del cerebro no, al menos en la fase inicial del proceso. Las regiones temporal y parietal del cerebro, que son responsables de muchas funciones importantes como hablar, calcular, reconocer y escribir, usan menos glucosa, lo que indica una reducción de actividad. Nuestros estudios detallados de pacientes con esta forma de Alzheimer han revelado que va acompañada de varios marcadores bioquímicos reveladores que se pueden evaluar con estudios de laboratorio:

Aumento de proteína C-reactiva, producida por el hígado como parte de una respuesta inflamatoria a amenazas como infecciones.

Disminución de la proporción de albúmina (una proteína sanguínea clave que actúa como recolectora de basura y elimina moléculas no deseadas, como el amiloide y toxinas, con lo cual mantiene la sangre prístina) a globulina (que es un término que engloba unas 60 proteínas sanguíneas, incluyendo anticuerpos). Esta proporción disminuye cuando no hay inflamación.

---

* Los científicos pueden datar la aparición de las mutaciones al calcular cuánto difieren de la mutación anterior —en este caso, ApoE3 y ApoE2 vs. ApoE4— y saber a grandes rasgos cuántos miles de años se requieren para que ocurra esa clase de cambio.

8. Aumento de interleucina-6, la cual también incrementa con la inflamación.
9. Aumento del factor de necrosis tumoral, otra proteína cuyos niveles incrementan en respuesta a la inflamación.
10. Anormalidades metabólicas y hormonales asociadas, como la resistencia a la insulina.

El Alzheimer inflamatorio es el que responde más rápido al protocolo ReDECO.

El tipo 2 es atrófico (frío). Este tipo de Alzheimer también se presenta con más frecuencia en personas que tienen una o dos copias del alelo ApoE4, pero los síntomas suelen aparecer una década más tarde que los del tipo inflamatorio. Al igual que el tipo inflamatorio, el Alzheimer atrófico también suele caracterizarse por la pérdida de la capacidad para formar nuevos recuerdos, incluso si se retiene la capacidad para hablar, escribir y calcular. En este caso no hay evidencias de inflamación; de hecho, los marcadores inflamatorios pueden estar por debajo de lo normal. Lo que ocurre en estas circunstancias es que se ha secado el pozo que sustenta las sinapsis en general:

1. Los niveles de hormonas tiroideas y suprarrenales, de estrógeno, progesterona, testosterona y pregnenolona suelen estar por debajo de los niveles óptimos.
2. Los niveles de vitamina D suelen ser bajos.
3. Puede presentarse resistencia a la insulina, o los niveles de insulina pueden ser demasiado bajos.
4. La homocisteína puede estar elevada (aunque también se incrementa en el tipo 1).

Este tipo de Alzheimer suele responder más lento al tratamiento que el tipo inflamatorio.

Los tipos 1 y 2 pueden presentarse simultáneamente. En este caso, los pacientes presentan las características inflamatorias del tipo 1 y la falta de moléculas de respaldo para la sinapsis propia del tipo 2. La combinación de tipos 1 y 2 es tan común que merece su propia tipificación: tipo 1.5, glicotóxico (dulce):

Una psiquiatra de 75 años empezó a experimentar grandes dificultades para recordar información nueva, las cuales aumentaron en el transcurso de los siguientes dos años. No tenía dificultades para organizar, calcular, vestirse ni hablar. Se realizó una tomografía cerebral que mostró señales típicas de Alzheimer. El volumen de su hipocampo estaba en el percentil 16°, y su valoración cognitiva electrónica la colocaba en el percentil 9° para su edad. Su estatus ApoE4 era negativo (ApoE3/3). Su química sanguínea exhibía disminución de los niveles de vitamina D, pregnenolona, progesterona, estradiol, T3 libre y vitamina B_{12}, así como aumento de la homocisteína. Se le diagnosticó deterioro cognitivo leve tipo 2 (pre-Alzheimer).

Comenzó el protocolo ReDECO, y en el transcurso de los siguientes 12 meses observó mejorías notables. Su valoración cognitiva incrementó del percentil 9° al percentil 97°. Su pareja afirmó que su memoria pasó de ser "desastrosa" a "meramente mala", y luego "normal". Sus estudios de seguimiento mostraron aumento en los niveles de vitamina D, pregnenolona, progesterona, estradiol, T3 libre y vitamina B_{12}, y disminución de la homocisteína.

1. Los niveles de glucosa están elevados a niveles crónicos, lo que provoca la alteración de varias proteínas (lo que se conoce como glicación) e inflamación, como en el tipo 1.

2. Los altos niveles de insulina que se secretan como consecuencia de los altos niveles de glucosa provocan resistencia a la insulina, de modo que la insulina ya no funciona igual de bien como molécula neurotrófica, y dicha pérdida de soporte trófico es característica del tipo 2.

3. Los tipos 1, 2 y la combinación de ambos son resultado del programa de reducción de neuronas y sinapsis descrito previamente, en el cual hay un desequilibrio entre la producción y la destrucción de sinapsis. En contraste, el tipo 3 es muy distinto, como describiré a continuación.

El tipo 3 es tóxico (vil). Este subtipo tiende a desarrollarse en personas que tienen el ApoE3 común, en lugar del ApoE4. El Alzheimer no suele ser de familia, y si algún pariente la desarrolló, por lo regular ocurrió después de los 80. El subtipo tóxico suele presentarse a una edad relativamente temprana; los síntomas suelen comenzar entre finales de los

40 y comienzos de los 60, por lo regular después de periodos de gran estrés. O en lugar de empezar con pérdida de memoria, empiezan con dificultades cognitivas que implican cifras, habla u organización. Si los tipos 1 y 2 representan la disminución estratégica de una empresa, en donde el cerebro destruye las sinapsis más rápido de lo que crea sinapsis nuevas, entonces el tercer tipo es como lanzar granadas a un edificio: todo está en riesgo. Como resultado, el paciente pierde no sólo recuerdos recientes, sino también antiguos (y no me refiero sólo a la memoria episódica y del almacenamiento de hechos aislados y momentos de la vida, sino también a la memoria procesal y la capacidad de hacer tanto cosas complejas —jugar bridge— como sencillas —hablar—). Las personas con este subtipo de Alzheimer suelen tener dificultades para hacer cuentas matemáticas, para encontrar palabras precisas, deletrear o leer. Algunos efectos psiquiátricos comunes son depresión y déficit de atención.

De los tres grupos, los pacientes de éste eran los que menos respondían al protocolo original. Pero esta situación fue una de las principales motivaciones para el desarrollo del protocolo ReDECO más sofisticado que usamos ahora. Junto con su presentación atípica de Alzheimer —casi en todos los casos se creía que tenían algo distinto a Alzheimer (como demencia frontotemporal o vascular), hasta que el líquido cefalorraquídeo o las tomografías expusieron el diagnóstico definitivo de Alzheimer—, la pregunta de qué causa esta forma poco ortodoxa de la enfermedad se volvió crucial, un misterio cuya solución podía ayudar a millones de pacientes. ¿Qué podía provocar esa forma caótica de Alzheimer, esa degeneración aleatoria y generalizada?

En los múltiples estudios de sangre, el mismo tipo de estudios que las aseguradoras consideran innecesarios y que muchos médicos consideran irrelevantes, apareció una pista fascinante. Muchos (aunque no todos) pacientes con Alzheimer tipo 3 exhibían niveles particularmente bajos de zinc sérico. Asimismo, sus niveles de triglicéridos eran desproporcionadamente bajos en comparación con sus niveles de colesterol. Descubrimos que este tercer tipo de Alzheimer tiene sus propios biomarcadores característicos:

1. Afecta muchas áreas del cerebro, no sólo ni predominantemente el hipocampo; las resonancias muestran que varias regiones se atrofian.

Molly, una mujer de 52 años, presentaba un historial de dos años de deterioro cognitivo, el cual comenzó con dificultades matemáticas: era incapaz de calcular una propina o pagar una cuenta, y después de varios meses se vio obligada a pedir ayuda para escribir una solicitud de financiamiento en su trabajo. Antes del comienzo de sus problemas había vivido situaciones de mucho estrés con cierres de compañías, problemas familiares, asuntos laborales y cuatro episodios de anestesia, seguidos de la entrada a la menopausia. El deterioro fue rápido, y Molly desarrolló una actitud simple e infantiloide. A pesar de eso, era capaz de aprender y recordar los nombres de los 28 compañeros de escuela de su hijo. No tenía antecedentes familiares de demencia. Su evaluación en el MoCA (Evaluación Cognitiva Montreal) fue de 19 de 30, lo que indicaba un deterioro significativo. Su resonancia magnética mostraba pérdida de volumen cerebral global avanzada para su edad. Había varias áreas de hiperintensidad de recuperación de inversión atenuada de fluidos (FLAIR) en la materia blanca subcortical y periventricular. Además, presentaba atrofia en el cerebelo, una región del cerebro que el Alzheimer no suele afectar. A pesar de ello, el líquido cefalorraquídeo indicaba que era Alzheimer, pues exhibía un aumento de phospho-tau acompañado de $A\beta42$ reducido.

Tenía dos copias de alelo ApoE3, el CRP de alta sensibilidad estaba un poco elevado (1.4), la proporción albúmina:globluina era baja (1.57); la hemoglobina A1c era normal (5.3%); la insulina en ayunas era normal (4.5); la TSH estaba ligeramente elevada (2.14); la T3 libre estaba en niveles normales (4.2), al igual que la T4 (1.0); la proges-terona era baja (<0.21), al igual que el estradiol (3); la 17-hidroxipregnenolona era baja (14); el cortisol matutino estaba en 9, y la vitamina D en niveles bajos (22). El cobre sérico era normal (101), el zinc muy bajo (56), y la proporción cobre:zinc elevada (1.8:1). Estos resultados indicaban una inflamación ligera, acompañada de potencial fatiga suprarrenal, función tiroidea subóptima y falta de vitamina D. Asimismo, tenía niveles marcadamente bajos de zinc, y la proporción cobre:zinc estaba considerablemente elevada.

2. Suele haber neuroinflamación y filtración vascular, como lo demuestra un hallazgo específico de resonancia magnética llamado recuperación de inversión atenuada de fluidos (FLAIR), en el cual se observan múltiples pequeños puntos blancos anormales en la resonancia magnética.

3. Por lo regular, estos pacientes tienen niveles bajos de zinc en la sangre, niveles elevados de cobre y, por lo tanto, una proporción

elevada de cobre a zinc. Esta proporción debe ser más o menos 1:1, con alrededor de 100 mcg/dL de cada uno. No obstante, muchos pacientes con este subtipo de Alzheimer tienen el zinc sérico en valores que rodean los 50 mcg/dL, y el cobre elevado hasta 170mcg/dL, por lo que la proporción de cobre a zinc es mucho más elevada.

4. Los pacientes con el tipo 3 suelen recibir un diagnóstico inicial distinto a Alzheimer, como demencia frontotemporal o depresión, o se les diagnostica "Alzheimer atípico", pero las tomografías y el líquido cefalorraquídeo (si se hace una punción) revelan que se trata de Alzheimer.

5. Anormalidades hormonales, en las que el sistema que reacciona al estrés —el circuito conformado por el hipotálamo, la glándula hipófisis en la base del cerebro y las glándulas suprarrenales encima de los riñones (conocido como eje HPA, o hipotalámico-hipofisiario-adrenal)— no funciona como debería. Esto puede observarse en estudios de laboratorio cuando hay niveles bajos de cortisol; niveles elevados de T3 inversa (una prueba tiroidea); niveles bajos de T3 libre, pregnenolona, estradiol, testosterona, y otras anormalidades hormonales.

6. Niveles elevados de sustancias tóxicas en la sangre, como mercurio o micotoxinas, las cuales son producidas por hongos. Dado que el mercurio se lanza hacia tejidos como el hueso y el cerebro, medir su concentración en sangre no es necesariamente indicativo de su presencia. Por lo tanto, la valoración debe incluir un agente quelante, el cual se adhiere al mercurio y lo extrae de los tejidos. Si el nivel de mercurio en la orina durante las siguientes seis horas es anormalmente elevado, eso indica que hay niveles elevados de mercurio en los tejidos.

La ciencia convencional dominante sostiene que las sustancias químicas tóxicas no son causantes de Alzheimer. La Asociación contra el Alzheimer afirma, por ejemplo, que "según las evidencias científicas disponibles, no hay relación entre las amalgamas dentales de plata y el Alzheimer". Por el contrario, hay casos documentados en los que la eliminación de dicha amalgama —que contiene como 50% de mercurio y 15% de estaño, además de la plata— ha causado mejorías en pacientes con Alzheimer. Por si esto no fuera lo suficientemente confuso, algunos estudios epidemiológicos argumentan que las amalgamas no son factor de riesgo para el Alzheimer, mientras que otros argumentan que la exposición a mercurio sí podría incrementar el riesgo de desarrollar la enfermedad.[1]

¿Es posible que componentes tóxicos como el mercurio estén implicados en al menos algunos casos "atípicos" de Alzheimer, en los que déficits cognitivos como la dificultad para hablar y para hacer cálculos aparecen antes que la pérdida de memoria? Todos hemos oído hablar de los carcinógenos, que son sustancias químicas que pueden causar cáncer, pero ¿acaso no estamos también expuestos a dementógenos capaces de provocar deterioro cognitivo? Empecé a llamar a las parejas, los familiares y pacientes con esta forma de Alzheimer. Para mi sorpresa, *todos* tenían historial de exposición a sustancias tóxicas. Una persona creció en Toms River, Nueva Jersey, donde una fábrica local de plástico y tintes desechaba en secreto sustancias químicas tóxicas que llegaron al suministro de agua de las familias y se vincularon con una serie de cánceres infantiles. Otro tuvo un hermano que padeció leucemia

Karl, de 55 años, llevaba un año quejándose de problemas cognitivos que no mejoraban. Aunque había sido un genio matemático toda su vida, ahora tenía dificultades para administrar sus finanzas. Había sido un excelente jugador de póquer, pero ahora ni siquiera recordaba las cartas. Con frecuencia se equivocaba de palabra o se confundía, y terminaba llamando a la gente por otros nombres. También tenía dificultades para prestar atención; mientras veía un partido de basquetbol olvidaba qué equipo tenía posesión del balón. Sus pensamientos parecían acelerarse, y tenía episodios de depresión leve. En su familia no había antecedentes de Alzheimer.

Una tomografía reveló el patrón típico del Alzheimer, aunque en una etapa inicial. Se le diagnosticó deterioro cognitivo leve, que es precursor del Alzheimer, y no se le sugirió ninguna otra evaluación ni tratamiento, más allá de un seguimiento anual. Más adelante se descubrió que no tenía ApoE4 (su estatus era ApoE3/3).

Cuando Karl me contactó, le sugerí que se realizara pruebas de metales pesados, incluyendo mercurio, y de micotoxinas (toxinas provenientes de moho, como aflatoxinas, ocratoxinas, gliotoxinas y tricotecenos). El laboratorio que le hizo las pruebas señaló que los niveles de mercurio de Karl estaban entre los más elevados que habían registrado en años. Karl respondió bien al tratamiento de la toxicidad causada por mercurio, y no sólo mejoró su cognición en general, sino también su juego de póquer.

infantil, la cual puede ser causada por exposición a sustancias tóxicas, y durante años trabajó en una fábrica de productos químicos donde con frecuencia inhalaba componentes que emitían fuertes olores químicos. Otros dos pacientes habían vivido en hogares con una fuerte contaminación de moho. Otro había trabajado en la red de alcantarillado, y varios se habían sometido a tratamientos odontológicos extensos que incluían amalgamas.

Con esa información en mis manos, supe que podía ser importante realizarle a este grupo de pacientes pruebas para la detección de sustancias químicas tóxicas, aunque éstas no se suelan realizar durante la valoración de pacientes que se cree que pueden tener Alzheimer.

Los tres tipos de Alzheimer se corresponden con los tres tipos de procesos que influyen en que la PPA produzca los cuatro memos reductores: inflamación (tipo 1), pérdida de soporte trófico (tipo 2) y exposición a componentes tóxicos (tipo 3). Esto refleja los tres sombreros distintos que usa el multifacético beta-amiloide, el cual se deriva de la PPA. Es parte de la respuesta inflamatoria y puede funcionar como agente antimicrobiano (lo que significa que es parte de los mecanismos corporales para combatir las infecciones); responde a los niveles inadecuados de hormonas, vitaminas, nutrientes y otros factores de apoyo (tróficos) al eliminar las sinapsis menos necesarias, y es parte de la respuesta protectora del cuerpo a la exposición de toxinas, por ejemplo, cuando se adhiere con fuerza a metales como mercurio y cobre.

Estas tres funciones distintas del beta-amiloide, así como los distintos tipos de Alzheimer asociados a cada una, implican que la remoción de esta molécula tendrá efectos muy distintos en cada tipo de Alzheimer. Si se elimina el beta-amiloide del cerebro de un paciente con el subtipo inflamatorio, entonces su ausencia puede causar más problemas en caso de que haya microbios ocultos que estuvieran siendo combatidos por la respuesta inflamatoria. Si se elimina del cerebro de alguien con el subtipo atrófico, en teoría se puede retrasar la progresión de la enfermedad (si corres al director financiero de la empresa y sigues gastando sin control), pero en última instancia habrá una disminución menos ordenada y se perderán capacidades cognitivas críticas. Lo anterior es válido también para pacientes con el tipo 1.5, el glicotóxico (dulce), pues es una combinación de los tipos 1 y 2. Si se elimina el amiloide del cerebro de un paciente con el subtipo tóxico, el problema puede agravarse si la exposición a la sustancia tóxica continúa, pues se habrá perdido parte de la respuesta protectora del organismo.

Cuadro 1
Características del Alzheimer tipo 3
(tomado de Bredesen, *Aging*, 2016, 3)

Característica	Comentario
Los síntomas aparecen antes de los 65 años.	Los síntomas suelen aparecer a partir de los 50 o a finales de los 40.
Por lo regular no son portadores del alelo ApoE4.	Por lo regular tienen dos copias de ApoE3.
No hay antecedentes familiares, o los familiares que desarrollaron la enfermedad presentaron síntomas a una edad mucho más avanzada que la del paciente.	Los pocos familiares que desarrollaron la enfermedad tenían el alelo ApoE4.
Los síntomas suelen aparecer en la menopausia o en la andropausia.	El estatus hormonal parece estar íntimamente ligado con el Alzheimer tipo 3.
El deterioro cognitivo está antecedido o acompañado por depresión.	La depresión suele asociarse con una disfunción hormonal del eje HPA (hipotalámico-hipofisiario-adrenal).
Las cefaleas son uno de los primeros síntomas, a veces el primero.	El dolor de cabeza es muy común en casos de exposición a sustancias tóxicas.
La consolidación de la memoria no es ni el primer síntoma ni el más dominante.	Los síntomas típicos incluyen déficits de funciones ejecutivas (planeación, resolución de problemas, organización, concentración), incapacidad para manipular cifras / realizar cálculos, problemas para hablar o pérdida del habla, problemas con la percepción visual o problemas con cosas aprendidas como vestirse.

Característica	Comentario
Precipitación o exacerbación por exceso de estrés (como pérdida del empleo, divorcio, cambio familiar) y falta de sueño.	El grado de disfunción también se ve muy afectado por el estrés y la falta de sueño.
Exposición a micotoxinas o metales (como mercurio inorgánico de las amalgamas o mercurio orgánico contenido en el pescado), o a ambos.	La exposición se puede valorar con análisis de sangre y orina.
Diagnóstico de CIRS (síndrome de respuesta inflamatoria crónica) acompañado de deterioro cognitivo.	El deterioro cognitivo suele acompañar al CIRS.
Estudios de imagen sugieren cambios en el cerebro que no se observan en la mayoría de los casos de Alzheimer.	Tomografías FDG-PET pueden mostrar reducciones frontales, temporales y parietales, incluso en fases tempranas de la enfermedad; una resonancia magnética puede mostrar encogimiento generalizado de la corteza cerebral y el cerebelo, en especial con hiperintensidad de recuperación de inversión atenuada de fluidos (FLAIR).
Niveles bajos de triglicéridos en suero o baja proporción de triglicéridos a colesterol total.	Los triglicéridos suelen estar alrededor de 50.
Niveles bajos de zinc en suero (< 75 mcg/dL) o de zinc RBC, o proporción de cobre a zinc > 1.3.	La proporción de cobre a zinc debería de ser 1.0, y valores como > 1.3 se asocian con deterioro cognitivo.
Disfunción del eje HPA, acompañado de niveles bajos de pregnenolona, DHEA-S y/o cortisol matutino.	Las anormalidades hormonales son comunes en este tipo de Alzheimer.

Característica	Comentario
Niveles elevados en suero de C4a, TGF-β1 o MMP9, o niveles bajos en suero de MSH (hormona estimulante de melanocitos).	Estas pruebas indican exposición a biotoxinas, como micotoxinas.
HLA-DR/DQ asociado con múltiples susceptibilidades a biotoxinas o susceptibilidad a un patógeno específico.	Esta prueba genética indica que eres especialmente susceptible a las biotoxinas, lo cual le ocurre a alrededor de 25% de las personas.

Descubrir estos tres subtipos de Alzheimer tiene implicaciones cruciales para el desarrollo de terapias. Para hacer una auténtica diferencia en la vida de pacientes que ya padecen la enfermedad o uno de sus precursores, y para evitar que las personas en riesgo la desarrollen, necesitamos saber cuáles de los factores que contribuyen al deterioro cognitivo están presentes, y abordar cada uno.

TERCERA PARTE

Evaluación y terapias personalizadas

Capítulo 7

La "cognoscopia": descubre dónde estás parado

A veces necesitamos una buena caída para saber dónde
estamos parados en realidad.

HAYLEY WILLIAMS

Todos sabemos que al cumplir 50 años debemos hacernos una colonoscopia, pues es una excelente forma de encontrar lesiones premalignas en el colon o recto, y prevenir el cáncer colorrectal. Pero ¿qué hay del cerebro? La forma en la que cualquiera de más de 45 años puede prevenir el deterioro cognitivo es realizarse una "cognoscopia" para evaluar el estado de los potenciales factores de riesgo y factores que contribuyen al desarrollo del Alzheimer.

Es imposible arreglar problemas que no sabemos que existen, así que, ya sea que te interese prevenir el deterioro cognitivo o revertirlo, primero necesitas determinar a detalle en dónde estás parado en términos de tu vulnerabilidad frente a los tres agravantes: la inflamación, los niveles infraóptimos de hormonas y otros nutrientes cerebrales, y componentes tóxicos. Sólo entonces puedes identificar qué necesitas hacer para mejorar tus funciones cognitivas. Cada vez hay mayor acceso a análisis de laboratorio que te den esta información, por lo regular sin necesidad de receta médica (más al respecto en el apéndice A).

En el caso de personas que han desarrollado síntomas de deterioro cognitivo como pérdida de memoria, diez de los veinticinco valores evaluados en los estudios de laboratorio suelen estar fuera de rango óptimo, mientras que la gente que está en riesgo de padecer deterioro cognitivo pero aún no presenta síntomas suele tener entre tres y cinco valores por debajo de niveles óptimos.

En fases avanzadas del Alzheimer, es tan grande la pérdida de neuronas y sinapsis que corregir las causas de esas pérdidas no necesariamente revertirá el deterioro cognitivo. (Hemos observado algunas mejorías en fechas recientes con gente que en la Valoración Cognitiva Montreal [MoCA] ha obtenido resultados tan bajos como 1, que es indicativo de un estado muy avanzado de Alzheimer; no obstante, son excepciones.) En aquellos casos avanzados, el caballo cognitivo ya se fugó del establo neurológico. Por fortuna hay una ventana de oportunidad relativamente amplia no sólo para prevenir la enfermedad, sino también para revertirla: durante la fase asintomática, la cual puede durar alrededor de una década; durante la fase de deterioro cognitivo subjetivo, que también puede durar alrededor de una década; durante la fase de deterioro cognitivo leve, que puede durar varios años, e incluso durante las fases moderadas del Alzheimer. Entre más pronto se identifiquen y corrijan las causas de la pérdida de sinapsis y del deterioro cognitivo, más probabilidades hay de evitar el desarrollo de la enfermedad e incluso del deterioro cognitivo leve, y se puede esperar una mejoría mucho más completa.

Antes de examinar cada uno de los factores que queremos evaluar, compararé mis recomendaciones con la valoración convencional de un paciente con deterioro cognitivo leve. Citaré las notas médicas de un conocido neurólogo que se especializa en Alzheimer y que trabaja en uno de los centros académicos de investigación y tratamiento más importantes del país: "Resonancia magnética del cerebro, química sanguínea completa, pruebas metabólicas, tiroides, B_{12}. Les pedí al paciente y a su esposa que prestaran atención a su incapacidad para administrar dinero, tomar medicamentos y transportarse. Receté 5 mg de donepezil una vez al día".

La evaluación completa "estandarizada" no incluía:

- **Genética:** no había información sobre el estatus ApoE del paciente ni sobre docenas de genes que incrementan el riesgo de Alzheimer.
- **Inflamación:** no se evaluó este factor clave para el desarrollo de Alzheimer.
- **Infecciones:** a pesar de la rapidez con la que se está acumulando información que asocia distintas infecciones con Alzheimer —como virus de *Herpes simplex-1*, *Borrelia* (enfermedad de Lyme), *P. gingivalis* (una bacteria oral), varios hongos, entre otras—, no solicitó que se realizaran pruebas para ninguna de ellas.

- **Homocisteína:** no se midió este aminoácido que suele asociarse con atrofia cerebral y Alzheimer.

- **Niveles de insulina en ayunas:** este biomarcador esencial de resistencia a la insulina, la cual es recurrente en personas con Alzheimer, ni siquiera se mencionó.

- **Estatus hormonal:** los niveles de hormonas cruciales para el buen funcionamiento del cerebro no se evaluaron; aunque se hizo una prueba básica de función tiroidea, no se realizaron estudios tiroideos clave.

- **Exposición tóxica:** no se hicieron pruebas para medir mercurio ni micotoxinas.

- **Sistema inmune:** el sistema inmune desempeña un papel central en el Alzheimer; en particular el sistema inmune innato —que es la parte ancestral del sistema inmune, la primera en reaccionar a las infecciones— desempeña un papel esencial en el Alzheimer. No obstante, no se evaluó.

- **Microbioma:** las bacterias y otros microbios que habitan en los intestinos, la boca, la nariz y los senos paranasales, los cuales se conocen con el nombre colectivo de microbioma, ni siquiera salieron al tema.

- **Barrera hematoencefálica:** suele exhibir anormalidades en personas con Alzheimer, pero no fue evaluada, ni siquiera mencionada.

- **Índice de masa corporal:** otro factor de riesgo conocido para el Alzheimer y la salud cerebral en general que no fue observado. (Este paciente tenía un IMC de 33, que se considera sobrepeso y está muy por encima de niveles óptimos para la cognición.)

- **Prediabetes:** otro impulsor de la diabetes; tampoco fue mencionado.

- **Volumétrica:** aunque se usó una resonancia magnética para excluir anormalidades estructurales, no se incluyó una prueba fundamental que midiera el volumen de varias regiones del cerebro. Es un complemento simple y muy importante de la resonancia magnética. Saber qué regiones se están encogiendo, si es el caso, puede ayudar a identificar si el Alzheimer está presente, de qué subtipo puede tratarse y si la prognosis es buena o mala. Por ejemplo, la atrofia generalizada es más típica de Alzheimer tipo 3 (tóxico), mientras que la atrofia confinada del hipocampo es más común en los tipos 1 y 2.

- **Tratamiento dirigido:** se recetó medicamento sin siquiera saber si el paciente en efecto padecía Alzheimer.

Para la evaluación y el tratamiento del deterioro cognitivo, la situación actual es bastante funesta:

- Los pacientes no suelen buscar atención médica porque se les ha dicho que no hay nada que se pueda hacer. Temen perder su licencia de manejo, el estigma del diagnóstico y la incapacidad para acceder a un seguro médico.
- Los proveedores de cuidados médicos primarios no suelen referir a los pacientes a clínicas de memoria, pues se les ha enseñado que no hay un tratamiento que sea verdaderamente efectivo. Por lo tanto, suelen limitarse a recetar donepezil, incluso sin un diagnóstico definitivo.
- Los especialistas suelen someter a los pacientes a horas de pruebas neuropsicológicas estresantes, estudios de imagen costosos y punciones lumbares repetidas, pero luego no tienen mucho o nada qué ofrecerles en términos terapéuticos.

Hay mucho espacio para mejorar. Debemos mejorar si queremos revertir el deterioro cognitivo provocado por el Alzheimer, el deterioro cognitivo leve y el deterioro cognitivo subjetivo. En este capítulo encontrarás las pruebas metabólicas que pueden indicarte qué factores te están inclinando hacia el deterioro cognitivo, sea subjetivo o leve, o cualquier fase de Alzheimer.*

Homocisteína

Los niveles elevados de homocisteína contribuyen de forma importante al Alzheimer.† ¿Recuerdas que el Alzheimer es provocado porque las señales que dictan la creación de sinapsis en el cerebro se ven rebasadas por las señales que dictan la destrucción/remodelación de sinapsis? De las tres causas de pérdida de sinapsis —inflamación, pérdida de factores que sustentan las sinapsis (factores tróficos) y toxinas—, la homocisteína sirve como marcador de las dos primeras. Es un marcador de inflamación, pero también de falta de soporte nutricional.

* Aunque la gran mayoría de los casos de deterioro cognitivo son resultado de un proceso neurodegenerativo, un pequeño porcentaje tiene una causa distinta, como un tumor cerebral. Antes de someterte a la evaluación metabólica recomendada aquí, pídele a tu médico que descarte esa posibilidad con una resonancia magnética o una tomografía computarizada.

† También contribuye a las cardiopatías, las embolias y algunos tipos de cáncer.

La homocisteína proviene del consumo de alimentos que contienen el aminoácido metionina, como frutos secos, res, cordero, queso, pavo, cerdo, pescado, mariscos, soya, huevos, lácteos o leguminosas. La metionina se convierte en homocisteína, la cual a su vez se convierte en metionina o cisteína, otro aminoácido. Esta conversión requiere vitamina B_{12}, vitamina B_6, folato y el aminoácido betaína. Si tienes niveles saludables de estas moléculas, no tendrás dificultades para procesar tu homocisteína, y sus niveles se mantendrán en un rango saludable. No obstante, si tienes deficiencias de esos nutrientes, como la mayoría de la gente, la homocisteína se acumulará y dañará tus vasos sanguíneos y tu cerebro. Cualquier nivel por encima de 6 micromoles por litro (también se le dice micromolar) representa un riesgo, y entre más elevada la cifra, mayor el riesgo.[1] Aunque algunas personas toleran niveles crónicamente altos de homocisteína sin desarrollar Alzheimer, no deja de ser un factor que puede contribuir de forma importante al deterioro cognitivo y, sobre todo, al encogimiento del hipocampo. De hecho, entre más aumenten los niveles de homocisteína, más rápido se atrofia el hipocampo.

El padre de Teri desarrolló demencia y, en última instancia, su autopsia reveló que padecía Alzheimer. Teri, quien fue exitosa y brillante toda su vida, llegó a mi consultorio a los 65 años, después de haber sido una excelente corredora de resistencia y escritora. Cuando cumplió 60 empezó a notar que tenía problemas de concentración y memoria. Dado su historial familiar y sus síntomas, se realizó una prueba genética y supo que era portadora del alelo ApoE4. Cuando las pruebas de laboratorio revelaron que sus niveles de homocisteína estaban en 16, comenzó el protocolo ReDECO, y al cabo de tres meses observó mejorías. Sin embargo, seis meses después sus niveles de homocisteína habían disminuido apenas a 11, por lo que su médico de cabecera le dijo: "No hay nada que podamos hacer para reducirlo más". Resultó que había estado tomando cianocobalamina (vitamina B_{12}) en lugar de metilcobalamina (metil-B_{12}), folato en lugar de metiltetrahidrofolato, y piridoxina en lugar de piridoxal fosfato. Cuando cambió a esas tres formas más activas, sus niveles de homocisteína bajaron a 7. Ahora lleva cuatro años en el protocolo, se mantiene mentalmente activa y aguda, y recientemente se realizó una PET para identificar la presencia de amiloide, la cual arrojó resultados normales, salvo por una pequeña mota que sugiere una pequeña cantidad de amiloide.

OBJETIVO: homocisteína < 7 micromolar

Vitaminas B_6, B_{12} y folato

Mantener los niveles de homocisteína en rangos óptimos (bajos) requiere el apoyo de niveles suficientes de vitaminas B_6, B_9 (folato) y B_{12} en sus formas activas. La forma activa de la vitamina B_6 es pridoxal fosfato (P5P) la de la vitamina B_{12} es metilcobalamina, y la de la vitamina B_9 es metilfolato. Cuando te hagas análisis sanguíneos de vitamina B_{12} observarás que los niveles "normales" van de 200 a 900 picogramos por mililitro (pg/ml). Éste es uno de los muchos ejemplos de cómo los médicos aceptan como "normales" valores que sin duda están por debajo de lo óptimo.

En el caso de la vitamina B_{12}, con frecuencia encontrarás una nota al pie en los resultados que explica que los niveles "normales" entre 200 y 350 pueden asociarse con enfermedades relacionadas con deficiencia de vitamina B_{12}, ¡como anemia y demencia! Por lo tanto, no querrás tener niveles "normales" de 300, sino que querrás tenerlos por encima de 500.

Muchos médicos les piden a sus pacientes que se realicen la prueba de ácido metilmalónico (MMA) en lugar del de vitamina B_{12}, pues a medida que los niveles de B_{12} disminuyen, los del MMA incrementan. Los niveles altos de MMA implican que los de B_{12} son bajos, y la prueba que mide el MMA es un poco más sensible que la de la vitamina. Es también un buen estudio complementario de B_{12}, pues, como sus resultados pueden ser variables, es mejor usarlo *además de* y no en lugar del estudio de vitamina B_{12}.

En el caso del folato, el rango "normal" es de 2 a 20 nanogramos por mililitro, pero en este caso tampoco querrás estar en el límite inferior. Tu objetivo deberá ser entre 10 y 25.

En cuanto a la vitamina B_6, tampoco querrás aproximarte al límite inferior (30-50 nanomoles por litro) ni rebasar el superior (> 110 nmol/L), dado que los niveles altos pueden ser tóxicos para algunos nervios periféricos, en particular aquellos encargados de las sensaciones de contacto físico y presión, y que son esenciales para manejar las extremidades. Aspira a tener entre 60 y 100 nmol/L, para lo cual puedes tomar P5P. En la siguiente sección discutiremos las dosis.

OBJETIVO: vitamina B_{12} = 500-150 pg/ml; folato = 10-25 ng/ml; vitamina B_6 = 60-100 mcg/L

Resistencia a la insulina

Los niveles elevados de insulina y de glucosa en la sangre son dos de los factores de riesgo de Alzheimer más importantes. Quizá ya hayas leído algo al respecto en los múltiples libros que se han escrito sobre el tema, pues ¡el azúcar es un veneno adictivo! La ATF —la agencia estadounidense encargada de la regulación de alcohol, tabaco, armas de fuego y explosivos— podría considerar incluir el azúcar en su lista de sustancias controladas, dado el daño generalizado que provoca su ingesta en altas cantidades. El cuerpo humano no está diseñado para procesar más de 15 gramos de azúcar al día, que es menos de lo que contiene un refresco (el cual tiene entre 40 y 100 gramos, dependiendo del tamaño), pero nuestra alimentación está repleta de ella, desde refrescos, dulces y cereales y yogures endulzados... ¡y hasta pan de caja!

Cuando consumes alimentos con un alto índice glicémico —no sólo azúcares, sino alimentos con almidón como pan blanco, arroz blanco, papa blanca y alimentos horneados (galletas, panes), entre otros—, el cuerpo genera grandes cantidades de insulina para intentar mantener los niveles de glucosa a raya, pues la glucosa misma es tóxica en grandes cantidades. Eso daña las células de múltiples formas. Para empezar, las células se vuelven insensibles al flujo constante de insulina (como las personas que pasan mucho tiempo conduciendo al trabajo se vuelven insensibles a los cláxones de los otros conductores), pues cuando algo está presente todo el tiempo, dejas de reaccionar a ello. Esta resistencia a la insulina no sólo contribuye a la diabetes tipo 2, el hígado graso y el síndrome metabólico, sino también al Alzheimer. Y es que la señalización de la insulina es quizá una de las más importantes para el sustento de las neuronas. La insulina se adhiere a un canal o receptor de insulina y detona señalizaciones que favorecen la supervivencia neuronal; dicha señal de supervivencia se ve anulada por el alza constante de niveles de insulina. Y ésa no es la única conexión entre los niveles frecuentemente altos de insulina y el Alzheimer. El cuerpo degrada la insulina después de que ésta cumple con su función con ayuda de una enzima llamada IDE (enzima degradadora de insulina), entre otras. Sin embargo, la IDE también degrada el beta-amiloide, y si está ocupada degradando la insulina no puede hacerse cargo del beta-amiloide. Por lo tanto, aumentan los niveles de beta-amiloide, lo que contribuye al desarrollo del Alzheimer.

Los niveles altos de glucosa causan otros problemas adicionales al incremento crónico de la insulina. La glucosa se adhiere a varias proteínas, como rémoras a un tiburón, e interfiere con su funcionamiento. Un ejemplo de las moléculas que se ven alteradas es la hemoglobina A1c (hemoglobina glicosilada). Estas moléculas de glucosa aprovechadas se someten a una serie de reacciones bioquímicas que dan como resultado productos finales de glicación avanzada (AGE). Estos productos de glicación avanzada causan estragos por medio de múltiples mecanismos.

1. Dado que las proteínas con AGE se ven distintas a ojos del sistema inmune, puedes desarrollar anticuerpos contra tus propias proteínas y desencadenar un proceso inflamatorio.
2. Los AGE se adhieren a su propio receptor, llamado RAGE (receptor de productos finales de glicación avanzada), lo cual también desencadena un proceso inflamatorio.
3. Los AGE hacen que se formen radicales libres, y estas moléculas reactivas inestables dañan cualquier cosa que se interponga en su camino, incluyendo el ADN y las membranas celulares.
4. Las proteínas alteradas dañan los vasos sanguíneos, lo que disminuye el flujo de nutrientes al cerebro (y contribuye al Alzheimer tipo 2) y provoca filtraciones en la barrera hematoencefálica (lo que contribuye al Alzheimer tipo 1).

Por todas estas razones, es esencial conocer tus niveles de glucosa e insulina. Tus niveles de insulina en ayunas deben estar en 4.5 o menos. Los niveles de glucosa en ayunas deben de estar en 90 o por debajo, y tus niveles de hemoglobina A1c (glicosilada) deben de ser menores a 5.6 por ciento.

Katrina, una mujer de 66 años, empezó a tener problemas de memoria y a experimentar una pérdida de agudeza mental. Con frecuencia extraviaba el auto en estacionamientos, no reconocía a gente a la que conocía y perdía el tren de pensamiento, lo que dificultaba las cosas en su trabajo. También tenía dificultades para encontrar las palabras precisas. La evaluación de sus estudios de laboratorio reveló varias anormalidades metabólicas, incluyendo niveles altos de glucosa en ayunas de 121 mg/dL que indican prediabetes, hemoglobina A1c de 5.6%, insulina en ayunas de 4.2 y cortisol matutino de 24.3 (lo que indica estrés y contribuye a los niveles elevados de glucosa). Comenzó

> el protocolo ReDECO y cuatro meses después sus síntomas se revir-
> tieron, lo cual estuvo acompañado de una mejoría de su estatus me-
> tabólico, incluyendo la disminución de glucosa en ayunas a 108 (que
> aún no era óptima, pero sí implicaba un avance), de hemoglobina A1c
> a 5.5%, de insulina en ayunas a 3.4 y de cortisol matutino a 21.

OBJETIVO: insulina en ayunas ≤ 4.5 microIU/ml; hemoglobina A1c <
5.6%; glucosa en ayunas = 70-90 mg/Dl.

Inflamación, inflamación por envejecimiento y Alzheimer

Hay un vínculo mecánico directo entre la inflamación y el Alzheimer. Si
alguna vez has llamado a la policía, entonces has tenido que depender
de que ellos distingan a los "buenos" de los "malos", capturen a estos
últimos y los lleven detenidos a la estación de policía. Sin embargo,
imagínate que la policía nunca sale de tu vecindario, que vives en un
estado policial donde suele haber disparos, peleas y muerte, y tanto los
buenos como los malos salen afectados indiscriminadamente. Eso es
justo lo que ocurre dentro del cuerpo de muchos de nosotros: nuestro
sistema inmune —la fuerza policial interna— nunca baja la guardia por
completo, y la inflamación crónica resultante (aunque sea moderada)
provoca cardiopatías, cáncer, artritis, envejecimiento acelerado y Alzheimer. Las evidencias de que la inflamación contribuye al Alzheimer
son abrumadoras. Además de estar demasiado activo en general, el sistema inmune que se mantiene activo de forma crónica a veces termina
atacando los tejidos del propio cuerpo.

Muchos atacantes pueden poner en alerta a nuestra fuerza policial
interna: infecciones causadas por virus, bacterias u hongos; radicales libres; productos finales de glicación avanzada; golpes, torceduras y fracturas de hueso; proteínas o lípidos dañados, como LDL (lipoproteína de
baja densidad) oxidada; y muchos otros agentes. La respuesta de nuestra fuerza policial interna es loable y, por lo regular, muy efectiva (¡por
eso sigues vivo!), además de ser compleja y tener múltiples aristas.

Hay varias claves para medir la inflamación:

1. **Proteína C reactiva:** la proteína C reactiva (CPR) la produce el
   hígado en respuesta a cualquier clase de inflamación. En especial querrás saber cuáles son tus niveles de hs-CRP (CRP de alta

sensibilidad), pues la prueba estándar de CPR suele no distinguir los niveles óptimos de los ligeramente anormales. Tus niveles de hs-CPR deben estar por debajo de 0.9 mg/dL. Si son más altos, querrás entonces determinar el origen de la inflamación. Puede deberse a un exceso de azúcar y otros carbohidratos simples, grasas dañinas (como grasas trans), permeabilidad intestinal (la cual explicaré a detalle más adelante), intolerancia al gluten, mala higiene bucal, toxinas específicas o cualquier otra fuente. Una vez que identifiques la fuente, es indispensable eliminarla y volver a evaluar los niveles de hs-CPR.

2. **La proporción de albúmina a globulina en sangre (proporción A/G):** es una medida complementaria de inflamación, y lo ideal es que sea al menos de 1.8.

3. **La proporción de omega-6 a omega-3 en los glóbulos rojos:** aunque ambos ácidos grasos son importantes para la salud, los omega-6 promueven la inflamación, mientras que los omega-3 la combaten. La proporción de omega-6 a omega-3 debe ser inferior a 3, pero no estar por debajo de 0.5, lo cual incrementa el riesgo de hemorragia.

4. **Interleucina-6 (IL-6) y factor alfa de necrosis tumoral (TNFα):** tu fuerza policial interna se apoya en una serie de despachadores para coordinar su reacción, y a éstos se les conoce como citocinas. Dos de las múltiples citocinas cuyos niveles pueden aumentar en el caso de Alzheimer tipo 1 (inflamatorio) son la IL-6 y el TNFα.

OBJETIVO: hs-CRP < 0.9 mg/dL; albúmina ≥ 4.5 g/dL; proporción A/G ≥ 1.8.
OBJETIVOS OPCIONALES: proporción omega-6:omega-3 = 0.5-3.0; IL-6 < 3 pg/ml; TNFα < 6.0 pg/ml.

Vitamina D_3

La disminución de la actividad de la vitamina D se asocia con deterioro cognitivo. La vitamina D viaja por la sangre y los tejidos como una especie de señal Wi-Fi, y se introduce a las células. Una vez adentro, se adhiere a un receptor llamado (puntualmente) receptor de vitamina D, el cual le permite a la vitamina D entrar al núcleo (donde se hospeda el ADN) y activar más de 900 genes. Algunos afectan el metabolismo óseo, otros suprimen la formación de tumores, otros disminuyen la inflamación y —algo que es crucial para el protocolo ReDECO— otros son esenciales para crear y mantener las sinapsis cerebrales. Estos genes, junto con la vitamina D que los activa, son entonces cruciales para favorecer el lado protector de las sinapsis de la balanza creación/destrucción. Cuando los niveles de vitamina D están por debajo del rango óptimo, aquellos genes no se activan.

Obtenemos vitamina D cuando el sol convierte la molécula de colesterol 7-dehidrocolesterol en una forma inactiva de vitamina D, la cual después se convierte en la forma activa.

Los médicos solían creer que los niveles de 25-hidroxicolcalciferol (una forma inactiva que suele ser la que se mide en pruebas de laboratorio) de entre 20-30 ng/ml era saludable. Yo recomiendo aspirar a niveles entre 50 y 80. Puedes usar la regla de 100x para determinar tu dosis óptima de vitamina D (que suele consumirse en forma de vitamina D_3): resta tu valor actual (digamos, 20) de tu meta (tal vez 50) y multiplica la diferencia (30) por 100 para obtener la dosis necesaria (3 000) en unidades internacionales (UI).

OBJETIVO: vitamina D_3 (medida como 25-hidroxicolcalciferol) = 50-80 ng/ml.

Estatus hormonal: controversial, pero esencial

La palabra "hormona" proviene del griego *horman*, que significa "impulsar o poner en marcha". Estas moléculas señalizadoras se producen en un órgano del cuerpo, como la hipófisis, y luego viajan por el torrente sanguíneo a otros lugares, como las glándulas suprarrenales. Muchas hormonas desempeñan un papel crucial en el funcionamiento óptimo de la cognición, en especial al sustentar la formación y el mantenimiento de las sinapsis; por ende, cuando bajan sus niveles, la cognición se deteriora a medida que la balanza se inclina hacia el lado de la eliminación de sinapsis.

Estatus tiroideo

Una óptima función tiroidea es esencial para la buena cognición, y una característica común del Alzheimer es el mal funcionamiento de la tiroides. La función de las hormonas tiroideas es como la del acelerador del auto: entre más lo presiones, más rápido van las células, en términos metabólicos. Es posible medir la velocidad del metabolismo tomándose la temperatura basal. Toma un termómetro común, agítalo y ponlo junto a tu cama antes de irte a dormir. Antes de levantarte por la mañana, colócate el termómetro en la axila durante 10 minutos. Tu temperatura debe estar entre 36.5 y 36.8° C. Si es más baja, es probable que tu función tiroidea sea baja.

La velocidad metabólica celular también afecta los reflejos. Cuando la función tiroidea es baja, los reflejos serán lentos. Esto se mide con una máquina llamada Thyroflex que algunos médicos tienen en sus consultorios, la cual registra con precisión la velocidad del reflejo braquiorradial (el que flexiona el brazo). Si la tiroides no está funcionando como debería, entonces éste y el resto de tus reflejos serán lentos.

Dado que la función tiroidea afecta la velocidad del metabolismo, interviene también en la frecuencia cardiaca y la agilidad mental. Asimismo, puede influir en cuánto duermes, si tienes frío o calor, si subes de peso con facilidad, si te deprimes y muchos otros parámetros de salud. Además, mucha gente con demencia, deterioro leve cognitivo o deterioro leve subjetivo tiene problemas de tiroides. Por lo tanto, es esencial conocer el estatus de tu hormona tiroidea, la cual se puede valorar si se miden los niveles de T3 libre (que es la T3 activa), T4 libre, T3 inversa y TSH (hormona estimulante de la tiroides).

¿Por qué tantos parámetros? La mayoría de los médicos sólo le presta atención a la TSH, pero esta prueba por sí sola pasa por alto que muchos pacientes tienen una función tiroidea por debajo de los niveles óptimos.

La hipófisis produce la TSH en respuesta a las señales de la TRH (hormona liberadora de tirotropina), la cual se produce en el hipotálamo, en el cerebro. Cuando la función tiroidea disminuye, en teoría la TSH debería aumentar para impulsar a la tiroides a producir más hormona tiroidea. Por ende, los niveles elevados de TSH también pueden ser indicativos de un funcionamiento deficiente de la tiroides. Los niveles "normales" de TSH van de 0.4 a 4.2 microUI/l, pero cualquier cifra por encima de 2.0 es preocupante.

Sin embargo, también es posible tener mala función tiroidea y niveles normales de TSH. Por eso recomiendo obtener un perfil tiroideo completo que incluya:

T3 libre: es la forma activa y efímera de la hormona tiroidea, y son moléculas que desaparecen apenas después de un día (aunque se siguen produciendo más). Los niveles óptimos van de 3.2 a 4.2, medidos en picogramas por mililitro (pg/ml).

T4 libre: es básicamente la hormona de almacenamiento, y tiene una vida útil de una semana. Los niveles óptimos van de 1.3 a 1.8.

T3 inversa: inhibe la activación de la tiroides. Por eso, uno de los estándares más importantes para medir la función tiroidea es la proporción de T3 libre a T3 inversa. Los niveles de T3 inversa aumentan con el estrés y disminuyen la efectividad de la T3. La proporción de T3 libre a T3 inversa debería ser de, al menos, 20.

NIVELES ÓPTIMOS: TSH < 2.0 microuI/ml; T3 libre = 3.2-4.2 pg/ml; T3 inversa < 20 ng/dL; T3 libre x 100:T3 inversa > 20; T4 libre = 1.3-1.8 ng/dL.

Estrógenos y progesterona

El papel de los estrógenos —estradiol, estriol y estrona— y la progesterona en la función cognitiva sigue siendo controversial. Pero hay evidencias sólidas que apuntan en esa dirección. Como mencioné anteriormente, el estrógeno se adhiere a su receptor y activa la enzima (llamada alfa-secretasa o ADAM10) que fragmenta la PPA en el dueto benéfico para las sinapsis: sAPPα y αCTF. Por ende, el estrógeno es un actor crucial en la prevención de la demencia. Estudios realizados en la Clínica Mayo demuestran que las mujeres a las que les quitan los ovarios antes de los 40 años (a veces porque tienen el riesgo genético de desarrollar cáncer de ovario) y no se les da terapia de remplazo hormonal tienen dos veces más posibilidades de desarrollar Alzheimer.[2] No sólo los estrógenos y la progesterona son importantes; también lo es la proporción de estradiol a progesterona, dado que una proporción elevada se asocia con "neblina mental" y mala memoria.

Diane, una abogada de 55 años, lleva cuatro años padeciendo pérdida de memoria progresiva. Con frecuencia dejaba accidentalmente encendida la estufa al salir de casa, olvidaba reuniones de trabajo o agendaba más de una junta al mismo tiempo porque olvidaba que ya tenía un compromiso previo. Dado que casi sólo recordaba las cosas durante unos cuantos minutos, grababa las conversaciones y tomaba notas detalladas en su iPad (pero, por desgracia, luego olvidaba la contraseña para desbloquearlo). Su intento por aprender español como parte de su capacitación laboral fue un fracaso. Llegó un momento en el que dejó de ser capaz de trabajar. Regularmente les preguntaba a sus hijos si habían llevado a casa cosas que les había pedido, pero ellos le contestaban que no les había pedido nada. Solía olvidar lo que estaba diciendo a media oración, y tenía dificultades para involucrarse en conversaciones cotidianas. Uno de sus hijos me contó: "Me fui a la universidad y, cuando volví a casa, la persona que estaba ahí ya no era mi madre".

Cuando Diane me visitó, sus niveles de homocisteína estaban en 9.8; la proteína C reactiva estaba en niveles normales de 0.16; la vitamina D también estaba bien, en 46; la hemoglobina A1c estaba bien, en 5.3; sus niveles de estradiol eran normales, de 275; los de progesterona eran bajos, de 0.4 (y, por ende, la proporción de estradiol a progesterona era muy alta, de 687.5); la insulina estaba bien, en 2.7; la T3 libre estaba relativamente bien, en 3.02; la T4 estaba bien, en 1.32, y la TSH estaba en el límite alto, en 2.04.

No obstante, cinco meses después de iniciar ReDECO empezó a observar mejorías. A los diez meses, cuatro meses después de haber optimizado su proporción de estradiol a progesterona, se había recuperado casi por completo. Ya no necesitaba el iPad para tomar notas ni para registrar conversaciones. Pudo volver a trabajar, aprendió español y empezó a especializarse en otra rama del derecho. Ya no se le olvida lo que está diciendo a media oración ni les pregunta a sus hijos por cosas que no les pidió.

OBJETIVO: nivel de estradiol = 50-250 pg/ml; progesterona = 1-20 ng/ml; proporción estradiol a progesterona = 10:100 (y optimizar según los síntomas).

Testosterona

La testosterona, una hormona esteroidea sexual que está presente tanto en personas del sexo femenino como del sexo masculino, aunque en mayor concentración en estas últimas, favorece la supervivencia de las neuronas. Los hombres en el quintil más bajo de concentraciones de testosterona tienen mayor riesgo de desarrollar Alzheimer.

OBJETIVO: testosterona total = 500-100 ng/dL; testosterona libre = 6-5-15 ng/dL.

Cortisol, pregnenolona y dehidroepiandrosterona (DHEA)

El estrés, el cual parece ser ubicuo en este mundo hiperconectado, ultraproductivo y sumamente competitivo, es uno de los principales factores que contribuyen al deterioro cognitivo. Los periodos breves de estrés que se superan son menos problemáticos que el estrés crónico e irresuelto que muchos experimentamos.

El estrés activa el eje hipotalámico-hipofisiario-adrenal (HHA) que mencioné previamente. El hipotálamo en el cerebro produce factor liberador de corticotropina, el cual estimula la hipófisis para que libere hormona adrenocorticotrópica (ACTH) en la sangre. A su vez, la ACTH hace que las suprarrenales (que están encima de los riñones) liberen cortisol y otras hormonas relacionadas con el estrés. Los niveles elevados de cortisol dañan las neuronas, sobre todo del hipocampo, lo que hace que el estrés crónico contribuya en gran medida al daño en el hipocampo y el subsiguiente deterioro cognitivo (y de la memoria).

El estrés crónico puede causar disfunciones en el eje HHA (lo que antes se conocía como fatiga adrenal, aunque todo el eje esté desajustado). Cuando esto ocurre, las suprarrenales no producen suficientes hormonas de estrés para lidiar con problemas como infecciones, toxinas o falta de sueño. Por ende, te vuelves muy sensible a dichos estresores, lo cual puede exacerbar el deterioro cognitivo. Además, la disminución rápida de cortisol por sí sola puede derivar en la pérdida de neuronas en el hipocampo.

La pregnenolona es la principal hormona esteroidea de la cual se derivan todas la demás, tanto las hormonas esteroideas —el estradiol y la testosterona— como las hormonas de estrés —cortisol y dehidroepiandrosterona (DHEA)—. En periodos de mucho estrés, la pregnenolona se "desplaza" para producir hormonas de estrés, por lo que queda muy poca para producir niveles óptimos de hormonas sexuales. Este "robo de pregnenolona" es una afección común que provoca niveles bajos tanto de pregnenolona como de esteroides sexuales. Por eso nuestra libido decae cuando estamos muy estresados. La pregnenolona favorece la memoria, además de ser neuroprotectora; por ende, los niveles bajos de pregnenolona son un factor de riesgo para el deterioro cognitivo.

La DHEA, al igual que la pregnenolona, es un "neuroesteroide" que sustenta la respuesta al estrés, y suele medirse como sulfato de DHEA. Los niveles de cortisol, pregnenolona y sulfato de DHEA pueden medirse en sangre o en saliva, y si se observan anormalidades, las pruebas de seguimiento se hacen con muestras de orina recolectadas durante 24 horas. No obstante, los análisis de sangre suelen bastar para determinar si los niveles de estas hormonas son poco óptimos como para sustentar la cognición.

OBJETIVO: cortisol (matutino) = 10-18 mcg/dL; pregnenolona = 50-100 ng/dL; sulfato de DHEA = 350-430 mcg/dL en mujeres y 400-500 mcg/dL en hombres.

Detección de metales
(no sólo es necesaria en los aeropuertos)

Vulcano y Atlas: la proporción de cobre a zinc

El exceso de cobre y la falta de zinc se asocian con demencia. El profesor George Brewer, de la Universidad de Michigan, ha dedicado su carrera a estudiar los efectos del cobre y el zinc en la función cognitiva, y ha descubierto que la mayoría de las personas padecemos carencia de zinc y exceso de cobre. Este problema es particularmente prevalente en los países desarrollados, quizá en parte por las tuberías de cobre y, en algunos casos, el cobre contenido en las vitaminas, en combinación con una dieta baja en zinc y la mala absorción de zinc (que suele deberse a que nuestro estómago produce menos ácido por el envejecimiento o por el consumo de inhibidores de la bomba de protones para evitar el reflujo gástrico). Lo más importante que señala el doctor Brewer es que el envejecimiento se asocia con menores niveles de zinc, y el Alzheimer se asocia con niveles todavía menores de este elemento. Por si eso fuera poco, los pacientes con el subtipo tóxico de Alzheimer (tipo 3) suelen tener niveles sumamente bajos de zinc —alrededor de la mitad que las personas sanas—, y esa carencia de zinc los hace más sensibles a sustancias tóxicas como mercurio y micotoxinas del moho. Además, los suplementos de zinc favorecen la cognición,[3] según descubrió el doctor Brewer.

Dado que el cobre y el zinc compiten de múltiples maneras —por ejemplo, cada uno inhibe la absorción del otro en los intestinos—, el exceso de cobre hace que tengamos carencia de zinc. Ambos elementos son cruciales para la salud, así que no querrás tener deficiencia de ninguno. No obstante, aunque ambos son metales, se diferencian entre sí de forma esencial: el zinc es como Atlas, el titán griego fuerte y estable, mientras que el cobre es como Vuclano, el dios del fuego. Esto se debe a que el ion del zinc (Zn^{++}) tiene un orbital atómico 3d lleno —dicho de otro modo, el zinc tiene todos sus electrones y está "lleno y feliz"—, mientras que los iones del cobre tienen un orbital 3d incompleto y, por lo tanto, están insatisfechos. Eso implica que el cobre no tiene reparos en trasladar electrones dentro y fuera de las proteínas que lo contienen, y es entonces una fuente de radicales libres (moléculas con electrones sin par, las cuales suelen ser dañinas para el cuerpo y el cerebro). Por otro lado, el zinc, como parte de otras 300 proteínas distintas, no tiene la capacidad de transferir electrones como lo hace el cobre; por ello no produce radicales libres y puede desempeñar un papel estructural más fuerte y estable.

Se ha estimado que alrededor de dos mil millones de personas —más de un cuarto de la población mundial— tienen deficiencia de zinc. Este problema es todavía más prevalente entre personas de la tercera edad y tiene consecuencias que se asemejan al Alzheimer. Por ejemplo, dado que el zinc es esencial para la síntesis, el almacenamiento y la liberación de insulina,[4] la deficiencia del mismo disminuye la señalización de la insulina, una característica fundamental del Alzheimer. La deficiencia de zinc también incrementa los niveles de autoanticuerpos, que son fuente de inflamación; aumenta el daño oxidativo y el envejecimiento; reduce la señalización hormonal y de los neurotransmisores, e incrementa la sensibilidad a las toxinas, todo lo cual es característico del Alzheimer o contribuye al deterioro cognitivo, incluso en ausencia de la enfermedad.

Los niveles de cobre y zinc en sangre deben ser de aproximadamente 100 mcg/dL (microgramos por decilitro), y, por ende, la proporción entre ambos debe ser de 1:1. Proporciones de 1.4 o mayores se asocian con demencia. De igual forma, aunque la mayor parte del cobre en nuestro cuerpo se vincula a proteínas como la ceruloplasmina, es útil determinar tus niveles de cobre libres (el que no está adherido a proteínas), lo cual puedes calcular con facilidad si te miden los niveles de cobre y les restas tres veces los de ceruloplasmina. Por ejemplo, si tus niveles de cobre son 120, y los de ceruloplasmina son 25, entonces el cobre libre es aproximadamente 120 menos 75 = 45, lo cual es demasiado elevado, pues debería estar por debajo de 30.

Medir el zinc en los glóbulos rojos provee una lectura más adecuada que la medición en suero, así que también puedes hacerte este estudio, cuyos resultados deben estar entre 12 y 14 mg/L.

OBJETIVO: proporción cobre a zinc = 1.8-1.2; zinc = 90-110 mcg/dL (o zinc en glóbulos rojos = 12-14 mg/L).

OBJETIVO OPCIONAL EXTRA: cobre menos 3x ceruloplasmina ≤ 30.

Magnesio en glóbulos rojos y medicina ayurveda

El magnesio es esencial para la función cerebral. Si padeces Alzheimer, el cual suele afectar primero y más que nada a los hipocampos y la corteza entorrinal adyacente, hay muchas probabilidades de que estas estructuras que consolidan la memoria (un hipocampo a la izquierda del cerebro y uno a la derecha) carezcan de suficiente magnesio. Además, alcanzar niveles de magnesio óptimos para la función neuronal suele requerir agregar magnesio a la alimentación, como lo demostró el doctor Guosong Liu de MIT (ahora adscrito a la Universidad Tsinghua). En un ensayo clínico, Liu y su equipo observaron que cuando se administra magnesio al cerebro (aparejado con un derivado del aminoácido treonina), la cognición mejora.[5]

Cuando Guasong me visitó en la UCLA, reflexionamos sobre la ironía de los enfoques que cada uno de nosotros había elegido. Él había crecido en China y desarrollado una monoterapia molecular dirigida, que es una técnica sumamente occidental. Y yo, habiendo crecido en Estados Unidos, desarrollé un protocolo programático multidimensional que no resultaría nada extraordinario para la medicina tradicional china o la medicina ayurvédica.

Al igual que con el zinc, medir la concentración de magnesio en plasma (en los glóbulos rojos), que es donde suele acumularse, permite una lectura mucho más precisa que la medición de magnesio en suero. Los niveles de magnesio en plasma deben estar entre 5.2 y 6.5 mg/dL.

OBJETIVO: magnesio en plasma = 5.2-6.5 mg/dL.

Selenio, el bombero (y glutatión, el agua)

En el mundo de los metales, el selenio desempeña la función de bombero. Se asocia con el péptido glutatión (que sirve de agua) para barrer los radicales libres, que son las moléculas con electrones sin par que dañan las membranas celulares, el ADN, las proteínas y el funcionamiento y la estructura generales de las células. Para proteger y restablecer la salud celular de esta manera, el glutatión se gasta, por lo que hay que regenerarlo de forma constante, así como los bomberos necesitan un suministro constante de agua. Los niveles bajos de glutatión pueden contribuir a la inflamación, la toxicidad, la pérdida de respaldo para las sinapsis y, por lo tanto, a los tres subtipos de Alzheimer. El selenio desempeña un papel clave en la regeneración del glutatión cuando se gasta en la cacería de radicales libres, así que no es ninguna novedad que se asocie la deficiencia de selenio con el deterioro cognitivo.[6]

Carol, de 59 años, llevaba cuatro años teniendo cada vez más problemas de memoria y concentración cuando la evaluaron en un centro médico de prestigio. En su familia hay antecedentes de demencia, además de que ella es portadora de un alelo ApoE4 y uno ApoE3, lo que aumenta su riesgo de desarrollar Alzheimer. Un examen neuropsicológico realizado dos años antes sugería que tenía un ligero deterioro cognitivo amnésico, un precursor común del Alzheimer. Su cognición siguió deteriorándose, y una resonancia magnética reveló atrofia en el hipocampo. Éste se había encogido tanto que era más pequeño que el de 99% de la gente de su edad. Era una señal funesta para alguien con síntomas de Alzheimer.

Los exámenes revelaron micotoxinas en la orina, incluyendo una que superaba 20 veces el límite superior normal. Dado que las micotoxinas suelen ser sensibles al glutatión, se le trató con glutatión intravenoso y el protocolo ReDECO estándar. Cada vez que recibía el glutatión, su cognición mejoraba por el resto del día, pero volvía a decaer a la mañana siguiente. No obstante, con el paso de los meses, su esposo y su médico observaron mejorías evidentes y sostenidas en su cognición. Su evaluación MoCA (Valoración Cognitiva Montreal) aumentó de 14 (el promedio para alguien con Alzheimer avanzado es 16.2) a 21 (que sigue sin ser normal [26-30], pero era una mejoría notable en comparación con el enfermo de Alzheimer promedio).

OBJETIVO: selenio en suero = 110-150 ng/ml; glutatión (GSH) = 5.0-5.5 micromoles.

Los metales pesados y el sombrerero loco

Los metales pesados, como el mercurio, son neurotóxicos, pero la mayoría de las personas no lo sabe hasta que se expone a ellos. ¿Recuerdas al sombrerero loco de *Alicia en el país de las maravillas*? Su personaje tiene una base histórica. Desde el siglo XVIII y hasta entrado el XX, los sombrereros usaban una variante de mercurio para despellejar conejos y otros animales pequeños, y en el proceso de elaboración del fieltro, el mercurio se esparcía en el aire. Su "locura", que incluía pérdida de memoria, depresión, insomnio, estremecimiento, irritabilidad y fobia social extrema, probablemente era envenenamiento por mercurio. Aunque pocas personas hacen sombreros de fieltro en la actualidad —y ya no usan mercurio para ello—, seguimos estando expuestos a este metal pesado y a sus compuestos cuando comemos pescado con altos niveles de mercurio. (Entre más grande y longevo el pescado, más mercurio suele tener; el atún, el pez espada, el reloj anaranjado y el tiburón son especies preocupantes, mientras que los pescados grasos y pequeños son seguros: salmón, caballa, anchoas, sardinas y arenque.) El tipo de mercurio que contienen estos pescados es orgánico, por lo regular metilmercurio, que es mercurio adherido a un metilo (un átomo de carbono y tres de hidrógeno), lo cual ocurre cuando los microorganismos interactúan con este metal. La otra principal fuente de este elemento son las anticuadas amalgamas dentales metálicas que muchos de nosotros aún tenemos. Ése es mercurio inorgánico. El metilmercurio y el mercurio inorgánico son distinguibles en exámenes de sangre y de orina, de modo que puedes saber de dónde proviene el mercurio que tienes en el sistema.

El mercurio puede inducir la patología característica del Alzheimer: placas de beta-amiloide y ovillos neurofibrilares. Por si eso fuera poco, el metilmercurio también destruye las partes del glutatión que barren los radicales libres.

El arsénico, el plomo y el cadmio también afectan las funciones cerebrales. Aunque el arsénico se volvió famoso por ser el veneno predilecto de las viejitas macabras, una fuente más común de exposición a arsénico son las aguas freáticas del oeste de Estados Unidos, Taiwán y algunas áreas de China. El arsénico también está presente en el pollo, aunque en mucho menor medida en el pollo orgánico. La exposición crónica a niveles elevados de arsénico se asocia con deterioro de las funciones ejecutivas (incluyendo resolución de problemas, planeación, capacidad de organización y otras formas de pensamiento elevado), disminución de la agudeza mental y deterioro de las habilidades verbales, así como depresión;[7] exactamente el tipo de déficits que suelen presentarse con el Alzheimer subtipo 3 (tóxico). El arsénico también afecta el eje hipotalámico-hipofisiario-adrenal, el cual suele verse implicado en el Alzheimer tipo 3. Una nota práctica con respecto a las pruebas de arsénico: es mejor evitar los mariscos durante al menos tres días antes de que te saquen sangre para medir los niveles de arsénico, ya que los mariscos suelen contener compuestos de arsénico orgánico no tóxico, los cuales provocan falsos positivos.

Los científicos saben desde hace décadas que el plomo altera la función cognitiva y causa afectaciones intelectuales en niños expuestos a él. La exposición al plomo —por lo regular de pintura vieja y polvo en las ciudades— también aumenta la formación de amiloide en la madurez, como lo demuestran estudios realizados en roedores.[8] En humanos, hay evidencia tanto epidemiológica y toxicológica de que el plomo incrementa el riesgo de deterioro cognitivo relacionado con la edad.[9]

El cadmio es más famoso por ser carcinógeno que demenciógeno, pero estudios en roedores han sugerido que actúa en conjunto con el plomo y el arsénico para fomentar cambios en el cerebro propios del Alzheimer.[10] Puedes exponerte al cadmio por fumar cigarrillos o trabajar en lugares con sustancias químicas tóxicas. El cadmio también está presente en algunas pinturas, sobre todo de colores amarillo y rojo brillantes —Monet usó amarillo cadmio para pintar sus jardines—, pero, por fortuna, las pinturas actuales están diseñadas químicamente para que el cadmio esté mucho menos disponible y sea lo menos tóxico posible.

Hay varias formas de medir tus niveles de mercurio, pero la mayoría es poco sofisticada. El mercurio suele medirse en sangre, pero, como también se deposita en los huesos, el cerebro y otros tejidos, el nivel de mercurio en sangre no es un indicador muy preciso. Puedes estar intoxicado con mercurio sin tener niveles elevados del mismo en la sangre. Un mejor indicador es la medición en orina recolectada durante seis horas, seguido de la administración de un agente quelante; es decir, una sustancia química que se adhiere con fuerza al mercurio y lo extrae de los tejidos. Una prueba muy sensible, llamada Mercury Tri-Test y desarrollada por Quicksilver Scientific, mide los niveles de mercurio en el cabello, la orina y la sangre sin necesidad de agente quelante. Esta prueba te dirá no sólo si tienes niveles tóxicos de mercurio, sino también si es orgánico (proveniente de pescado) o inorgánico (proveniente de amalgamas). Quicksilver también ofrece pruebas de sangre muy sensibles para identificar otros metales, incluyendo calcio, cromo, cobre, litio, magnesio, molibdeno, selenio, zinc, aluminio, antimonio, arsénico, bario, cadmio, cobalto, plomo, mercurio, plata, estroncio y titanio.

Ya que estamos hablando de metales, ¿el aluminio puede causar Alzheimer? Nadie lo sabe. Era una afirmación común hace unos años, pero los estudios científicos no han logrado probarla. Por otro lado, tampoco se ha podido desacreditarla del todo.

OBJETIVO: mercurio, plomo, arsénico y cadmio < percentil 50° (en prueba de Quicksilver), o si se evalúan los niveles en sangre en pruebas de laboratorio convencionales: mercurio < 5 mcg/L; plomo < 2 mcg/dL; arsénico < 7 mcg/L; cadmio < 2.5 mcg/L.

Epifanías nocturnas: el sueño y la apnea

La apnea del sueño es sumamente común y muy poco diagnosticada, además de que contribuye al deterioro cognitivo. El dios griego del sueño es Hipnos, hijo de Nix (la noche) y Érebo (la oscuridad), y padre de los dioses del sueño. Dormir es una de las armas más poderosas del arsenal para combatir el Alzheimer. Sin embargo, en nuestra sociedad hipercompetitiva, es una medalla de honor pasar la noche sin dormir o dormir apenas unas cuantas horas por noche.

El sueño influye en varios mecanismos fundamentales de la cognición:

1. Altera la anatomía celular del cerebro para permitir la limpieza. El espacio entre neuronas, llamado espacio extracelular, se expande durante el sueño y permite un mayor flujo de iones de calcio y magnesio. Como la marea que recorre la costa, se cree que este mecanismo sirve para expulsar la basura celular, incluyendo el amiloide.
2. El sueño también se asocia con menor formación de amiloide.
3. No comemos mientras dormimos, y ayunar aumenta la sensibilidad a la insulina.
4. Durante el sueño, las neuronas activan la autofagia, el proceso de "autodevoración" que recicla componentes celulares —como las mitocondrias dañadas y las proteínas mal desdobladas— para mejorar la salud celular. Sin la autofagia, las células acumularían componentes disfuncionales; sería como ponerles baterías gastadas a todos tus aparatos. Las células necesitan baterías frescas y partes nuevas, así que tú necesitas dormir.

5. El sueño también es un proceso de reparación. Durante el sueño se incrementa la producción de hormona del crecimiento, se reparan las células y se producen nuevas neuronas de apoyo, entre muchos otros procesos de reparación.

Eso explica por qué la falta de sueño afecta la cognición. Además, incrementa el riesgo de obesidad, diabetes y cardiopatías, factores de riesgo de Alzheimer. La falta de sueño aumenta los antojos de azúcar, de grasas poco saludables y de otros alimentos chatarra que inclinan nuestro perfil metabólico hacia el riesgo de Alzheimer.

Incluso si tratas de dormir siete u ocho horas cada noche, si padeces apnea del sueño —una afección en la que dejas de respirar periódicamente, lo cual te despierta—, tu sueño no es de la calidad necesaria para la restauración celular. Eso hace que la apnea del sueño contribuya de forma importante al deterioro cognitivo. No obstante, se estima que 75% de los pacientes con apnea del sueño nunca son diagnosticados, en parte porque se solía requerir que el paciente pasara una noche en el centro del sueño de un hospital para realizarse un estudio con un costo aproximado de 3 mil dólares. Por fortuna, ahora es posible hacer una prueba casera de apnea del sueño por unos cuantos cientos de dólares, y hay aparatos portátiles que pueden detectarla. Quienes están en mayor riesgo de padecer apnea del sueño y que deben evaluarse son personas que roncan, hombres de mediana edad o mayores, gente con sobrepeso, gente con el cuello corto y grueso, y personas que siempre se sienten cansadas durante el día. Lo ideal es que cualquier persona que experimente deterioro cognitivo se haga un examen, dado que la apnea del sueño (y otros trastornos del sueño) es un factor fácil de resolver. La evaluación determinará el índice de apnea-hipopnea, que es el número de veces por hora que dejas o casi dejas de respirar. Algunas personas tienen un índice de apnea-hipopnea de 100, pero lo normal es menos de 5, y el objetivo es 0.

Si no sales positivo para apnea del sueño, pero sigues quedándote dormido con frecuencia durante el día, pregúntale a tu médico por el síndrome de resistencia de las vías aéreas superiores, pues puede parecerse a la apnea del sueño, pero no ser detectada por las pruebas para detectarla. Tu médico puede referirte a una prueba específica para este síndrome, como un estudio con un monitor de presión esofágico o un estudio de oximetría de pulso.

OBJETIVO: índice de apnea-hipopnea de menos de cinco eventos por hora (de preferencia cero).

Colesterol y otros lípidos

A todos nos preocupa tener el colesterol alto. Hacerse pruebas de colesterol se volvió una práctica popular en los años cincuenta y sesenta, junto con otras modas como el twist, el hula-hula, los alerones en los autos y los pantalones de campana. Sin embargo, mientras que esas otras modas pasaron a la historia, el frenesí del colesterol mantuvo la vitalidad de Dick Clark. (Para los más jóvenes, Dick Clark fue un conductor de programas televisivos que mantuvo su apariencia jovial hasta la madurez, por lo que le apodaron "el adolescente americano más anciano".) Hasta la fecha queremos conocer nuestros niveles de colesterol, pero he aquí el verdadero twist: el hula-hula tiene más que ofrecer (a fin de cuentas, es una forma de ejercitarse) que las mediciones de colesterol. Y esto se debe a que mucha gente con "colesterol alto" no tiene problemas vasculares, y mucha gente con "colesterol normal" tiene auténticos problemas vasculares. Las enfermedades vasculares también contribuyen al deterioro cognitivo, puesto que aumentan el riesgo de Alzheimer y pueden provocar demencia vascular, la cual se suele asociar con múltiples miniapoplejías.

Tal vez te sorprenda saberlo, pero el colesterol bajo se asocia más con el deterioro cognitivo que el colesterol alto. Cuando el colesterol total desciende a menos de 150, tienes más probabilidades de padecer atrofia celular (o encogimiento). El colesterol es un ingrediente clave de la membrana celular, incluyendo la de las neuronas. Lo que *no* queremos es colesterol *dañado* y sus lípidos asociados, pues ellos son los verdaderos villanos. Por lo tanto, medir el colesterol total para valorar el riesgo cardiovascular es como contar a los habitantes de cada casa para estimar cuántos delincuentes hay: claro que algunas casas tendrán muchos habitantes que no sean delincuentes, y otras casas tendrán pocos habitantes, de los cuales muchos sean delincuentes. Queremos medir directamente a los delincuentes, y no meramente suponer su existencia de entre un número total de gente: hay que medir las partículas de LDL oxidado, LDL denso y pequeño, o LDL acompañado del grado de inflamación (LDL oxidado y la hs-CRP que describí previamente).

OBJETIVO: LDL-p (número de partículas de LDL) = 700-1000, o sdLDL (LDL denso y pequeño) < 20 mg/dL o < 20% del LDL, o LDL oxidado < 60 U/l; colesterol total > 150 (*sí, más de 150, no menos*).

Vitamina E

La vitamina E es un importante protector de las membranas celulares, un antioxidante con efecto anti-Alzheimer. Lo que llamamos "vitamina E" es en realidad una serie de compuestos con nombres como tocoferoles y tocotrienoles que interactúan con las membranas celulares grasas y las protegen del daño de los radicales libres carroñeros. Es una de las pocas moléculas que se ha demostrado en ensayos clínicos que, como monoterapia, ralentiza el deterioro cognitivo, aunque de forma muy modesta, en pacientes con Alzheimer.[11] Aunque hay múltiples tocoferoles y tocotrienoles en la vitamina E, puedes darte una idea de cómo andan tus niveles con un análisis de laboratorio de alfa-tocoferol.

OBJETIVO: vitamina E (medida como alfa-tocoferol) = 12-20 mcg/ml.

Vitamina B_1 (tiamina)

La tiamina —también conocida como vitamina B_1— es esencial para la formación de recuerdos. La deficiencia de tiamina se relaciona con pérdida de memoria asociada al abuso de alcohol y la mala nutrición, lo que se conoce como síndrome Wernicke-Korsakoff. Los niveles de tiamina también disminuyen si consumes alimentos con enzimas degradadoras de tiamina, como té, café, alcohol y pescados crudos (aunque esta última es una causa poco común de deficiencia grave de B_1). No está tan claro si la tiamina interviene en el deterioro cognitivo asociado con Alzheimer o con la vejez; no obstante, es importante saber si tus niveles de tiamina están bien para favorecer la salud cognitiva. La mejor forma de hacerlo es con una medición de pirofosfato de tiamina (TPP) en plasma.

OBJETIVO: tiamina en suero = 20-30 nmol/l, o pirofosfato de tiamina en plasma (TPP) = 100-150 ng/ml.

Permeabilidad gastrointestinal ("intestino permeable")

Hace apenas unos años se reconoció la permeabilidad intestinal como un auténtico problema de salud, y ha resultado ser muy común y contribuir a la inflamación y otras afecciones. La mayoría de las personas nos esmeramos por asegurarnos de que nuestros hogares estén bien protegidos de los ladrones, los animales ferales (¿alguna vez has encontrado un mapache devorando las croquetas de tu gato o una serpiente enroscada en tu bañera?), las goteras y otras intrusiones no deseadas. De igual modo, es esencial mantener las barreras corporales bien cerradas, empezando por las del intestino.

Idealmente, las células que recubren el tracto gastrointestinal mantienen uniones estrechas (un complejo proteico que contiene ocludina actúa como arcilla entre las células). Estas uniones estrechas hacen que la comida se quede del lado del que debe de estar: dentro del intestino. Las moléculas resultantes de la digestión, como los aminoácidos en los que se descomponen las proteínas, se transportan a las células del recubrimiento intestinal, y de ahí al torrente sanguíneo, el cual lleva estos nutrientes a las células de todo el cuerpo.

Sin embargo, imagina que el tracto intestinal está agujereado, lo cual puede ocurrir cuando hay intolerancia al gluten; daño químico causado por pesticidas, refrescos o alcohol, azúcar, alimentos procesados y conservadores; inflamación; estrés crónico; levaduras, y medicamentos como la aspirina y el paracetamol. Ahora bien, no sólo los aminoácidos llegan al torrente sanguíneo, sino también las moléculas de azúcar, como glucosa o fructosa, y las vitaminas. Y también fragmentos más grandes; a éstos, el sistema inmune los reconoce como amenazas, por lo que responde con inflamación. Dado que la inflamación es una de las causas clave del Alzheimer —en particular del tipo 1—, es crucial impedir que estos fragmentos grandes de proteína se filtren por el intestino y lleguen al torrente sanguíneo.

Otra buena razón para mantener las uniones bien cerradas es que la porosidad intestinal permite que otros invasores —como bacterias y levaduras, o fragmentos de ellas— lleguen al torrente sanguíneo. En esos casos, el sistema inmune reacciona de tal forma que causa daño colateral a tus tejidos porque los confunde con el invasor. Esto causa afecciones autoinmunes caracterizadas por inflamación persistente de bajo nivel y, en el peor de los casos, enfermedades autoinmunes como ateroesclerosis, artritis reumatoide o lupus eritematoso. La inflamación crónica también puede contribuir al desarrollo de Alzheimer.

Vicky, de 16 años, siempre había gozado de buena salud, hasta que un día empezó a desarrollar sarpullidos frecuentes, artralgias (dolor articular) e inflamación en los nudillos que se exacerbaba con el frío. Aumentó de peso, sus periodos se volvieron irregulares y comenzó a tener dificultades para concentrarse en las conversaciones o el trabajo escolar. La evaluaron dos expertos en reumatología de talla mundial, y le realizaron una biopsia del sarpullido en las manos. Los resultados revelaron que tenía vasculitis; es decir, una inflamación de los vasos sanguíneos. Dio positivo a lupus, y le dijeron que tenía muchas probabilidades de desarrollar lupus crónico grave y que no existía ningún tratamiento.

Vicky buscó a un médico integrativo, quien le dijo que tenía intestino permeable, múltiples intolerancias alimenticias —incluyendo gluten y lácteos—, baja función tiroidea, niveles bajos de estradiol y resistencia a la insulina. Después de pasar varios meses en un programa de restricción alimenticia, sanación intestinal y balance hormonal, los síntomas fueron remitiendo. Los sarpullidos desaparecieron, volvió a su peso normal, los niveles de estradiol se normalizaron, su periodo se regularizó y su concentración mejoró. Las pruebas de seguimiento de lupus salieron negativas. Sin embargo, cada vez que Vicky reintroducía pequeñas cantidades de gluten a su dieta, volvía a experimentar artralgias. Vicky sigue sana, sin rastros de lupus, nueve años después de la aparición de aquellos síntomas.

¿En qué se relaciona el caso de una mujer joven con intestino permeable que desarrolló vasculitis, artritis y problemas hormonales —debido a la autoinmunidad detonada por la permeabilidad intestinal— con la enfermedad de Alzheimer? ¡En todo! Uno de los principales factores que contribuyen al Alzheimer es la inflamación, y una de las formas más comunes de desarrollar inflamación sistémica es teniendo intestino permeable.

Por ende, es fundamental conocer el estado de tu barrera intestinal, y hay varias formas de hacerlo. Una es con una prueba en la que ingieres distintos azúcares —lactulosa y manitol—; el manitol pasa por la barrera intestinal de forma normal, mientras que la lactulosa no… a menos de que haya permeabilidad intestinal. Después de llegar al torrente sanguíneo, uno de los dos azúcares aparecerá en la orina. El manitol en la orina es indicativo de que el intestino está absorbiendo los nutrientes, pero si también hay lactulosa, es un indicio de permeabilidad intestinal. Otra opción es evaluar la respuesta inmunológica que se suscita cuando el intestino es atravesado por fragmentos que no deberían cruzarlo. El cuerpo produce anticuerpos contra las bacterias que entran al torrente sanguíneo a través del intestino permeable, que son anticuerpos contra el lipopolisacárido de la superficie de la bacteria. La presencia de anticuerpos contra las proteínas de la barrera —ocludina y zonulina— también es indicativa de intestino permeable. Esto puede medirse con un espectro de anticuerpos llamado Cyrex Array 2. Dado que las sensibilidades alimenticias pueden provocar intestino permeable, es útil determinar si existen con ayuda de las pruebas Cyrex Array 3 y 4, o eliminando a los sospechosos de tu dieta y luego reintroduciéndolos uno por uno para ver si se presentan síntomas como dolor articular, distensión y dolor abdominal.

OBJETIVO: negativo para Cyrex Array 2 (u otras mediciones de permeabilidad intestinal).

Permeabilidad de la barrera hematoencefálica

En el cerebro de pacientes con Alzheimer se ha encontrado una variedad cada vez mayor de bacterias, virus, hongos y otros patógenos. Pero ¿por qué? ¿Acaso los microbios en el cerebro no son indicativos de meningitis o encefalitis? No es tan sencillo. La meningitis y la encefalitis son infecciones activas, acompañadas de inflamación, como una guerra ardiente. La presencia de bajos niveles de patógenos es más bien como una guerra fría que va mermando poco a poco el funcionamiento cerebral. Hay una especie de paz tensa, en la que ninguno de los dos lados emprende un ataque abierto.

En el caso de una enfermedad que no se considera infecciosa, como el Alzheimer, es sorprendente y preocupante encontrar patógenos en el cerebro. En el cerebro de personas con Alzheimer se ha encontrado repetidas veces una bacteria llamada *Porphyromonas gingivalis* (*P. gingivalis*), así como las proteínas producidas por dicho patógeno.[12] ¿De dónde proviene? ¡De la boca! Y también se han encontrado otras bacterias bucales, como *Fusobacterium nucleatum* y *Prevotella intermedia*. También se hallado el virus de *Herpes simplex* que vive durante años en las células nerviosas del rostro y los labios —las células ganglionarias trigeminales— y sale a relucir en épocas de estrés o por el bronceado, y provoca fuegos bucales. Después puede migrar de vuelta al mismo nervio y subir al cerebro, donde produce la respuesta inflamatoria leve y crónica —la guerra fría— que se asocia con el Alzheimer.

¿Recuerdas la sífilis? Muchos de nosotros hemos olvidado esta enfermedad que era una importante causa de demencia antes de volverse fácilmente diagnosticable con pruebas de laboratorio y tratable con penicilina. La sífilis es causada por *Treponema pallidum*, un tipo de bacteria llamada espiroqueta por su forma de espiral. La *Treponema* puede vivir en el cuerpo durante décadas y, con el tiempo, infectar el cerebro y provocar demencia años después de la infección inicial. En cierto modo, el Alzheimer es la neurosífilis del siglo XXI, pues implica una reacción inflamatoria crónica en el cerebro. No obstante, aunque la sífilis es causada por un solo organismo, en el caso del Alzheimer la inflamación puede ser producida por múltiples organismos o incluso ser llamada inflamación estéril, pues no necesariamente es causada por patógenos invasores, sino por factores como mala alimentación.

La espiroqueta causante de la enfermedad de Lyme, llamada *Borrelia burgdorferi*, también se ha encontrado en personas con Alzheimer. Este bicho es transmitido por una diminuta garrapata de los ciervos llamada *Ixodes*, la cual habita en Estados Unidos, Europa, Asia central y el norte de África. La *Borrelia* entra al cuerpo cuando la garrapata te pica y te inyecta saliva con la espiroqueta. Un poco más de la mitad de los pacientes que desarrollan enfermedad de Lyme también están infectados por otros microbios transmitidos por las garrapatas, incluidos *Ehrlichia* (la cual infecta los glóbulos blancos), *Babesia* (un pariente del parásito de la malaria, el cual infecta los glóbulos rojos) y *Bartonella* (el cual infecta los vasos sanguíneos). Asimismo, el cerebro de muchos pacientes con Alzheimer también alberga hongos.

El cerebro con Alzheimer, como puedes ver, es un auténtico zoológico de organismos. Ninguno de ellos es la causa de la enfermedad, como lo es la *Borrelia* en el caso de la enfermedad de Lyme, y la *Treponema* en el caso de la sífilis. En vez de eso, el Alzheimer refleja una respuesta protectora a múltiples amenazas infecciosas, inflamatorias o tóxicas.

¿Cómo llegan esos microorganismos al cerebro? Por lo regular, el cerebro está protegido por la barrera hematoencefálica, pero esta barrera se puede derrumbar. Al igual que con el intestino permeable, es posible desarrollar permeabilidad de la barrera hematoencefálica. Los microbios también pueden llegar al cerebro por la nariz (como lo saben *muy* bien los consumidores de cocaína), el intestino (por medio del nervio vago que conecta el sistema digestivo con el tronco encefálico) y hasta por los ojos. Los demenciógenos pueden llegar al cerebro por cualquiera de esas tres rutas. En el caso del Alzheimer, hay evidencias de anormalidades en la barrera hematoencefálica en las fases tempranas de la enfermedad. Además, muchos estudios han observado que el acceso nasal y sinusal al cerebro también es un factor determinante en el Alzheimer tipo 3.

Por todos estos motivos, es útil conocer el estado de tu barrera hematoencefálica. Para ello se puede usar la prueba Cyrex Array 20, la cual evalúa la respuesta a proteínas filtradas por la barrera hematoencefálica.

OBJETIVO: negativo en prueba Cyrex Array 20.

Intolerancia al gluten y otras intolerancias alimenticias

La conexión entre el sistema digestivo y el cerebro desempeña un papel fundamental en la cognición. Aunque sólo alrededor de 5% de la gente desarrolla celiaquía, la cual es un tipo de intolerancia grave al gluten, la mayoría de las personas sufrimos daño intestinal —en particular en las uniones estrechas entre células— a causa del gluten. Este tema lo ha discutido a profundidad mi amigo y colega, el doctor David Perlmutter, en su exitoso libro *Cerebro de pan*. Dado que la intolerancia al gluten puede provocar permeabilidad intestinal, la cual (como ya mencioné) puede detonar el tipo de inflamación crónica que deriva en Alzheimer, es importante evaluar la intolerancia al gluten. Una forma de hacerlo es valorar los anticuerpos contra transglutaminasa en suero, lo cual se hace con un análisis de sangre. Otro es realizarse una prueba Cyrex Array 3, la cual evalúa anticuerpos contra distintas partes de las dos moléculas que componen el gluten. La intolerancia a la cebada, el centeno, el ajonjolí, la avena o el arroz —la cual también puede provocar permeabilidad intestinal— se puede valorar con una prueba Cyrex Array 4.

> Salim, de 74 años, empezó a perder la memoria a los 67. Lo valoraron en dos de los centros médicos más importantes del país y le dijeron que era probable que tuviera Alzheimer. Aunque la valoración no incluyó una prueba genética, una evaluación inflamatoria, estudios de imagen para buscar amiloide, PET ni resonancia magnética volumétrica, comenzó a recibir ofertas por correo para participar en ensayos clínicos de potenciales medicamentos para tratar el Alzheimer.
>
> Como su memoria y cognición siguieron deteriorándose, Salim se realizó más estudios. La resonancia magnética exhibió atrofia cerebral

generalizada, con volumen de hipocampo en el percentil 5° para su edad. Su prueba Cyrex Array 2 indicó permeabilidad intestinal. La Array 20 también salió positiva, lo que indicó permeabilidad de la barrera hematoencefálica. La Array 5 exhibió autoanticuerpos; su sistema inmune estaba atacando las proteínas del propio cuerpo, incluyendo las del cerebro (mielina y descarboxilasa del ácido glutámico). Después de un año con el protocolo ReDECO (y una dieta libre de gluten), sus análisis indicaron que ya no padecía intestino permeable ni permeabilidad de la barrera hematoencefálica, y su deterioro cognitivo progresivo se había frenado.

OBJETIVO: negativo para anticuerpos contra transglutaminasa, o negativo en pruebas Cyrex Array 3 y 4.

Autoanticuerpos

Si tu sistema inmune le declara la guerra a tu cerebro, como le pasó a Salim, es importante saber que los anticuerpos —sobre todo los que atacan las proteínas del cerebro— contribuyen al deterioro cognitivo en gran medida. La prueba Cyrex Array 5 valora una serie de autoanticuerpos.

Mindy empezó a sufrir depresión después de someterse a una histerectomía a los 50 años, a pesar de la terapia de remplazo hormonal (que pudo o no ser la adecuada). Cuatro años después empezó a tener dificultades para encontrar las palabras precisas, conducir y seguir recetas y otras instrucciones. Se sentía desorientada y, después de que su hijo se fue de casa, cada vez más deprimida. El esposo de Mindy notó que su estado de ánimo y su cognición mejoraban notablemente después de varios días de descanso, pero también se deterioraban de forma notoria a causa de falta de sueño, enfermedades virales y otros estresores. El resultado de su valoración MoCA (Valoración Cognitiva Montreal) fue de 19 (lo normal es de 26-30), lo que indicaba deterioro significativo compatible con Alzheimer. Una evaluación neuropsicológica reveló que no podía recordar sus antecedentes familiares (que, según sus parientes, no incluían demencia), hablaba con pausas, tenía poca fluidez semántica, confabulaba en pruebas de memoria (es decir, inventaba respuestas para disimular el olvido) y no reconocía olores. Todos esos síntomas sugerían déficits en los lóbulos frontal, temporal y parietal del cerebro. Su resonancia magnética parecía normal, pero no se realizó una prueba volumétrica. La PET exhibía anormalidades como poco uso de glucosa en las regiones parietotemporal y frontal, lo cual es una característica del Alzheimer.

Los análisis de laboratorio revelaron autoanticuerpos contra la proteína tiroidea (tiroglobulina) en niveles 2 000 veces más que lo normal. También tenía niveles altos de C4a y TGF-β1, lo cual es característico de la activación del sistema inmune innato y típico del Alzheimer tipo 3. Su genotipo ApoE era 3/3. A Mindy se le dio tratamiento para síndrome de respuesta inflamatoria crónica —el cual puede ser inducido por micotoxinas o enfermedad de Lyme u otros patógenos—, que incluía colestiramina (se adhiere a las toxinas en el intestino) y VIP intranasal (péptido intestinal vasoactivo, el cual sustenta a las neuronas), además del protocolo ReDECO. En los últimos meses ha mejorado sustancialmente; ha podido volver a leer y recordar, seguir instrucciones y direcciones, y, en general, llevar una mejor vida.

OBJETIVO: negativo para Cyrex Array 5.

Toxinas, Alzheimer tipo 3 y síndrome de respuesta inflamatoria crónica

Curiosamente, las toxinas están resultando ser una de las principales causas de Alzheimer. El curso de toxicología que tomé cuando era estudiante de medicina no me preparó para entender la marejada de toxinas que sorteamos a diario. Inhalamos venenos, ingerimos toxinas y las absorbemos a través de la piel, producimos toxinas endógenas como productos de reacciones bioquímicas, estamos expuestos a campos electromagnéticos tóxicos y radiación, etcétera. La mayor parte del tiempo no percibimos dichas toxinas, así que no tenemos la oportunidad de evitarlas. Sin embargo, cada vez hay más evidencias de que muchas de ellas son los "demenciógenos" que mencioné anteriormente.

Hace varios años, cuando mis colegas y yo descubrimos por primera vez que había un equilibrio entre las señalizaciones asociadas con la formación y el mantenimiento de las sinapsis, y la reorganización y remodelación de sinapsis, buscamos una forma de probar el efecto de cualquier sustancia química en este equilibrio elemental. Dicho de otro modo, buscábamos tanto demenciógenos como sus contrapartes; es decir, compuestos que favorecieran la formación y mantenimiento de las sinapsis. Examinamos todos los medicamentos aprobados por la FDA, así como otras sustancias que pudieran ser medicamentos en potencia, en busca tanto de candidatos valiosos que pudieran inclinar la balanza en la dirección benéfica —hacia la formación y el mantenimiento de recuerdos— como de potenciales demenciógenos que inclinaran la balanza en la dirección perjudicial. Curiosamente, varias de las estatinas —el medicamento más prescrito para bajar el colesterol— parecen inclinar la balanza en la dirección incorrecta y causar el tipo de fraccionamiento de la PPA que produce el "cuarteto destructor" que induce la muerte celular.[13] La estatina más devastadora en este sentido, la cerivastatina, fue retirada del mercado en 2001, después de que se le vinculara con más de 50 muertes a nivel mundial y tuviera efectos secundarios como muerte de células musculares.

Otra serie de demenciógenos que suelen encontrarse repetidamente en pacientes con Alzheimer tipo 3 son las micotoxinas,[14] compuestas de mohos como *Stachybotrys, Apergillus, Penicillium* y *Chaetomium*. ¿Cómo? ¿El Alzheimer es causado por moho? Sin duda, cada vez hay más evidencias de que el moho contribuye en algunos casos, posiblemente en al menos medio millón de pacientes sólo en Estados Unidos. Por ende, es buena idea revisar tus niveles de exposición a micotoxinas, como describiré más adelante, si tú o algún familiar está experimentando deterioro cognitivo.

Durante las últimas décadas, el doctor Ritchie Shoemaker ha estudiado los efectos de las micotoxinas en miles de pacientes, como relata en su libro de 2010, *Surviving Mold: Life in the Era of Dangerous Buildings*. El doctor Shoemaker describió un síndrome al que denominó síndrome de respuesta inflamatoria crónica (CIRS). Los síntomas son múltiples y variados, incluyendo asma, fatiga crónica, fibromialgia (dolor y sensibilidad muscular, ósea y generalizada), sangrados nasales, sarpullidos, falta de aire, deterioro cognitivo, cefaleas... y todo eso parece estar relacionado con la activación crónica de la parte ancestral del sistema inmune: el sistema inmune innato.

Así es como funciona. Imagina que se detona una bomba en un edificio de tu ciudad. Habrá una respuesta inmediata de los servicios de emergencia, antes de que haya noticias sobre los responsables, incluyendo la movilización de los equipos de primera respuesta, toques de queda y alertas de celular para que la gente no salga hasta que haya más información disponible. Después, cuando las cámaras de vigilancia identifiquen a los culpables, la respuesta puede enfocarse en los responsables de la explosión. Justo así es como funciona el sistema inmune. Envía células y señalizaciones para todo tipo de infección. Es hasta después que otra parte del sistema inmune, llamada sistema inmune adaptativo, produce anticuerpos dirigidos específicamente para destruir los microbios que causan la infección. Por lo regular, una vez que la infección es anulada, ambas respuestas inmunes cesan.

Pero ¿qué pasaría si las cámaras de seguridad nunca identificaran a los delincuentes? El toque de queda y el nivel de alerta roja serían permanentes. Así pasa con el CIRS. Las micotoxinas y otros invasores activan el sistema innato durante años, pero el sistema adaptativo no puede reconocerlos ni destruirlos. ¿Qué determina el funcionamiento de nuestras cámaras de vigilancia? La genética. En 75% de las personas, las cámaras funcionan bien, así que no hay problema. Pero en cuanto al otro 25%, las cámaras no identifican las micotoxinas (u otros invasores microbianos, como la *Borrelia* causante de la enfermedad de Lyme). Eso hace que el sistema inmune innato se mantenga activo de forma crónica y produzca la inflamación constante que encamina al cerebro hacia el Alzheimer. Por fortuna, es fácil determinar si pertenecemos al 75% o al 25% con una prueba genética para HLA-DR/DQ. Además, podemos averiguar si nuestro sistema inmune innato está activo con análisis de sangre para C4a, TGF-β y MSH. Asimismo, se pueden realizar análisis de orina en busca de la presencia de las toxinas más peligrosas: tricotecenos, ocratoxina A, aflatoxina y gliotoxina.

OBJETIVO: C4a < 2830 ng/ml; TGF-β1 < 2380 pg/ml; MSH = 35-81 pg/ml; HLA-DR/DQ sin propensión a CIRS; prueba de micotoxinas en orina negativas para derivados de tricotecenos, ocratoxina A, aflotoxina y gliotoxina.

Función mitocondrial

Las mitocondrias, como diminutas baterías, aportan la energía que permite el funcionamiento de las células, pues convierten la energía de los alimentos y el oxígeno que respiramos en la molécula ATP, la cual, a su vez, potencia las células. El nombre mitocondria proviene del término griego para "pequeña hebra granular", y estas sorprendentes baterías son, en realidad, descendientes de las bacterias que invadieron nuestras células hace más de mil millones de años, las cuales se instalaron en nuestras células, para nuestra fortuna.

Dado que muchas sustancias químicas dañan las mitocondrias, es útil saber si has estado expuesto a ellas, sobre todo en cantidades significativas y durante periodos de tiempo prolongados. La lista incluye antibióticos (los cuales matan bacterias y, por ende, pueden ser tóxicos para las mitocondrias por ser descendientes de las bacterias), estatinas, alcohol, levodopa (prescrita para tratar la enfermedad de Parkinson), griseofulvina (prescrita para las infecciones por hongos), paracetamol, antiinflamatorios no esteroideos (aspirina, ibuprofeno y medicamentos similares), cocaína, metanfetaminas o AZT (azidotimidina, usada para infecciones virales, incluyendo VIH/sida). Asimismo, el estatus ApoE4 positivo puede estar asociado con daño mitocondrial.

No hay una prueba de sangre que valore la función mitocondrial, aunque hay algunos análisis indirectos, como la prueba de ácidos orgánicos. Las pruebas mitocondriales disponibles en la actualidad están más encaminadas a descubrir defectos mitocondriales en la infancia que a valorar el deterioro cognitivo, así que es indispensable mejorar los métodos de valoración. Hasta que eso ocurra, las mejores formas de evaluar las alteraciones de las funciones mitocondriales que pueden ocurrir en caso de deterioro cognitivo son las pruebas de aliento, las resonancias magnéticas nucleares, la secuenciación de ADN mitocondrial y las biopsias musculares. Por el momento, con respecto a la identificación de potenciales participantes del deterioro cognitivo, es útil saber si ha habido exposición a alguno(s) de los agentes dañinos para las mitocondrias mencionados en el párrafo anterior.

OBJETIVO: cero exposición a agentes dañinos para las mitocondrias.

Índice de masa corporal (IMC)

Tener un índice de masa corporal poco saludable incrementa el riesgo de deterioro cognitivo. Puedes encontrar calculadoras fáciles de usar en internet o calcularlo por ti mismo. Basta con dividir tu peso en kilos entre el cuadrado de tu estatura en metros. Es decir, si mides 1.75 metros y pesas 65 kilos, divide 65 entre $1.75^2=3.06$, lo que da como resultado 21.24. Esta cifra es muy buena: para una cognición óptima, el IMC debe estar entre 18 y 25. Los IMC por encima de 26, y sobre todo de 30, incrementan el riesgo de diabetes tipo 2 y, a su vez, el riesgo de Alzheimer. No se sabe mucho sobre el riesgo de IMC inferior a 18, pero puede asociarse con mala nutrición y problemas hormonales, de modo que el objetivo es mantener el IMC entre 18 y 25.

Sin embargo, debo decir que el IMC no es un indicador óptimo de estatus metabólico. El estatus de grasa visceral, el cual puede determinarse con estudios de imagen, como ultrasonido o resonancia magnética, es un indicador mucho más preciso, sobre todo si hay presencia de grasa en el hígado. Se puede determinar con un analizador de la composición corporal, en cuyo caso querrás tener un índice Tanita de entre 1 y 12. Otro buen indicador del estatus metabólico es la cintura; debe de medir menos de 90 centímetros en mujeres, y de 100 centímetros en hombres.

OBJETIVO: IMC = 18-25; cintura < 90 cm (mujeres) o < 100 cm (hombres).

Genética

La genética interviene en el riesgo de desarrollar Alzheimer, pero es un hecho que tu destino cognitivo no está escrito en tus genes. De hecho, tienes mucho más control de tu propio destino del que crees. Para tomar las riendas con maestría, querrás conocer tu estatus genético; para empezar, tu dieta óptima será distinta si eres ApoE4 positivo que si eres ApoE4 negativo.

Mucha gente ve con recelo las pruebas genéticas. Puede ser aterrador conocer los genes propios. Sin embargo, ten en cuenta que las pruebas genéticas pueden empoderarte, como en el ejemplo de la dieta dependiente del estatus ApoE. Puedes solicitar la secuenciación completa de tu genoma, la cual tiene un costo aproximado de 1,600 dólares; puedes pedir la secuenciación de tu exoma (la parte del genoma que codifica proteínas) por unos 600 dólares, o simplemente puedes averiguar cuántas copias de ApoE4 tienes (0, 1 o 2).

También te puedes realizar pruebas en una empresa como 23andMe, la cual valora una gran cantidad de polimorfismos de nucleótido único (SNP, que son variaciones dentro de los genes). No obstante, mientras escribo esto, 23andMe ha dejado de ofrecer interpretaciones de genes relacionados con la salud, incluyendo ApoE (siguen reportando cosas como los genes de color de ojos). Por ende, tendrás que solicitar tu propio expediente, el cual te será enviado en archivo .zip, y pedir que lo analice otra empresa, como Promethease o MTHFR Support. Además, en 15% de las ocasiones, 23andMe no logra determinar el estatus ApoE. Y no hace pruebas para todas las variantes causantes de la enfermedad en todos los genes relacionados con Alzheimer.

Colofón: en abril de 2017 la FDA aprobó diez pruebas de ADN de 23andMe, incluyendo una de riesgo de Alzheimer tardío, la cual evalúa el estatus ApoE.

OBJETIVO: conocer tu estatus ApoE.

OBJETIVO OPCIONAL: conocer tu estatus de todos los polimorfismos de nucleótido único (SNP) relacionados con la neurodegeneración, como PPA, PS1, PS2, CD33, TREM2, CR1 y NLRP1.

Pruebas neuropsicológicas cuantitativas

Es esencial saber en dónde estás parado en términos de memoria y otros aspectos cognitivos, como la capacidad de organización, cálculo y habla. Hay muchas formas de hacerlo. La más sencilla es la Evaluación MoCA (Valoración Cognitiva Montreal), la cual está disponible en internet y toma unos diez minutos (http://dementia.ie/images/uploads/site-images/MoCA-Test-English_7_1.pdf [en inglés]). Hay tres versiones, así que puedes repetirla sin inquietud de que las mejorías sean consecuencia de que ya conoces la prueba. Una calificación MoCA normal va de 26 a 30; 19 a 25 se asocia con deterioro cognitivo leve; 19-22, si va acompañado de dificultades con actividades cotidianas, suele implicar que el deterioro cognitivo leve se ha convertido en demencia, ya sea Alzheimer o de otro tipo; las calificaciones por debajo de 19 indican demencia.

Hay otras pruebas sencillas, como la Mini-Mental State Examination (MMSE) o SAGE (Examen Gerocognitivo Autoadministrado), pero son menos sensibles a los cambios iniciales que la MoCA, aunque son más útiles para pacientes muy afectados. Aunque estas evaluaciones, incluyendo la MoCA, valoran múltiples funciones cognitivas y, por ende, regiones cerebrales, estudios más extensos —que también están disponibles en línea— son más sensibles a los cambios iniciales y proveen un análisis más detallado de la función cerebral. Entre ellos se incluyen CNS Vital Signs, BrainHQ, Dakim, Lumosity y Cogstate, todas las cuales calculan tu percentil (es decir, si estás por encima de X por ciento de las personas de tu edad) en múltiples áreas cognitivas.

Los neuropsicólogos pueden realizar evaluaciones más extensas que proveen una valoración más sensible y profunda de múltiples dominios de la función cognitiva. Pero estas evaluaciones pueden tomar horas y ser estresantes, por lo que algunas personas optan por evitar el estrés potencialmente dañino y, en vez de eso, usar una prueba más breve, como las ya descritas.

OBJETIVO: obtener el desempeño cognitivo base en percentil por edad o como calificación MoCA (máximo de 30).

OBJETIVO OPCIONAL: completar pruebas neuropsicológicas estándar y obtener calificación en percentil para varios dominios cognitivos.

Estudios de imagen, líquido cefalorraquídeo y electrofisiología

¿Cómo se ve tu cerebro? Hacerse estudios de imagen cerebral puede decirnos qué regiones se han encogido, si es el caso, y cuáles usan menos energía —y, por lo tanto, están menos activas— de lo que deben. Las resonancias magnéticas con volumétrica aportan información básica que programas como Neuroreader y NeuroQuant usan para valorar el percentil; es decir, que el volumen del hipocampo está, por decir algo, por encima de X porcentaje de la gente de tu edad. Neuroreader, por ejemplo, lo calcula para 39 regiones cerebrales distintas. Cualquiera que experimente síntomas de deterioro cognitivo, sin importar cuán preliminares sean, debe hacerse una resonancia magnética con volumétrica. Cualquier persona que tenga riesgo elevado de desarrollar Alzheimer —por ejemplo, con base en fuertes antecedentes familiares o su genética— debe considerar hacérsela. Para quienes no muestran síntomas o no tienen riesgo elevado, la resonancia es opcional.

Las PET (tomografía por emisión de positrones) suelen ser útiles cuando el diagnóstico es dudoso, como cuando es difícil distinguir entre demencia frontotemporal y Alzheimer. En el caso de esta última, la tomografía muestra el patrón característico de reducción de metabolismo de glucosa en las regiones parietal y temporal, que suelen incluir el giro cingular posterior y la precuña, los cuales suelen verse afectados por el Alzheimer.

Las PET para amiloide muestran acumulación de amiloide en el cerebro. No obstante, como la acumulación de amiloide puede ocurrir sin que haya Alzheimer, y lo mismo a la inversa, sigue sin ser claro si este enfoque es útil para el diagnóstico. De hecho, en la actualidad se siguen haciendo estudios para determinarlo. Si descubres que tu tomografía para amiloide sale positiva, pero no tienes síntomas, se sugiere poner énfasis en la prevención. No obstante, el patrón de acumulación de amiloide no se correlaciona del todo con la región del cerebro que exhibe síntomas; es decir, puede que haya amiloide en el lóbulo frontal, por ejemplo, el cual es responsable del comportamiento, la función ejecutiva y muchas otras funciones, pero que el principal síntoma del paciente sea pérdida de memoria, la cual se relaciona con una disfunción del lóbulo temporal. En contraste, un nuevo tipo de PET —el tau— tiende a mostrar anormalidades que se correlacionan mejor con los síntomas.

El análisis de líquido cefalorraquídeo es, igualmente, opcional, pero también es útil si hay dudas sobre el diagnóstico. En el caso del Alzheimer, hay una reducción característica de beta-amiloide 42 en el líquido cefalorraquídeo y un incremento de tau y fosfo-tau totales.

Otra prueba opcional es la electroencefalografía (EEG), la cual puede ser de mucha utilidad para determinar si hay alguna evidencia de convulsiones. Aunque sólo 5% de las personas con Alzheimer padecen convulsiones, la EEG puede revelar actividad epiléptica insospechada, aunque no haya convulsiones evidentes (se conoce como actividad epiléptica no convulsa). En ese caso, se pueden recetar fármacos antiepilépticos.

OBJETIVO: resonancia magnética con volumétrica normal, sin zonas atrofiadas.

OBJETIVO OPCIONAL: tomografía FDG-PET negativa, amiloide negativo en tomografía PET, tau negativo en tomografía PET, y/o EEG normal, sin actividad epiléptica ni ralentización.

Exámenes novedosos y futuros que son esenciales para la valoración del deterioro cognitivo

1. Exosomas neuronales

La nueva área de investigación diagnóstica para enfermedad de Alzheimer, riesgo de Alzheimer y respuesta al tratamiento que más me emociona implica el estudio de exosomas neuronales, que son diminutos fragmentos de células y materiales expulsados de las mismas. Podría ser el Santo Grial neurológico: una forma sencilla de evaluar la química cerebral y las señalizaciones neuronales por medio de una muestra de sangre. ¿Cómo sería posible? ¿Cómo podríamos aprender de las señalizaciones cerebrales a través de la sangre? Bueno, imagina que eres un investigador privado y quieres saber qué está ocurriendo dentro de una mansión inaccesible. No puedes entrar, pero necesitas saber qué está pasando. ¿Qué haces entonces? Revisas la basura, ¿no es verdad?

Resulta que el cerebro —la mansión inaccesible dentro del cráneo— expulsa exosomas neuronales, desechos y secreciones celulares por medio del torrente sanguíneo. Estos diminutos fragmentos de células y materia son muy pequeños, como de 1/17 parte del ancho de un glóbulo rojo. Hay muchos exosomas en la sangre, ¡miles de millones en una muestra de 30 mililitros! Así que esto es muy emocionante; se toma una pequeña muestra, se aíslan los exosomas neuronales y se determinan varios parámetros críticos de bioquímica cerebral, que es justo lo que necesitas para determinar en dónde estás parado en términos de riesgo de deterioro cognitivo, si tienes Alzheimer tipo 1 o 2 o 3, y, sobre todo, si el programa de tratamiento está funcionando o requiere ajustes.

El profesor Edward Goetzl y sus colegas de la Universidad de California, en San Francisco, y los Institutos Nacionales de Salud han encontrado la huella del Alzheimer en los exosomas neuronales, la cual incluye aumento de beta-amiloide y tau fosforilada. También han encontrado la característica resistencia a la insulina en los exosomas neuronales de pacientes con Alzheimer y descubrieron que esto puede ocurrir hasta una década antes del diagnóstico de la enfermedad. Estos hallazgos son, al parecer, la punta del iceberg exosomal, pues este enfoque tiene el potencial de evaluar senderos de neurotransmisores, señalizaciones hormonales, señalizaciones de factores tróficos, efectos de las vitaminas sobre la función neuronal, efectos causados por traumas, afectaciones vasculares, respuestas terapéuticas y varias otras huellas bioquímicas en el cerebro. Creo que entenderás por qué me entusiasma tanto esta posibilidad diagnóstica.

Pertenezco a la junta consultiva de una nueva empresa, NanoSomiX, la cual colabora con el profesor Goetzl y evalúa los exosomas neuronales. Cuando esta prueba salga al mercado, será útil para conocer los niveles de beta-amiloide 42 (la principal beta-amiloide asociada con el Alzheimer), fosfo-tau, catepsina D (una proteasa que aumenta en los exosomas de pacientes con Alzheimer, REST (lo que indica niveles de soporte trófico) y proporción de fosforilación de IRS-1 (lo que indica resistencia o sensibilidad a la insulina).

OBJETIVO: niveles normales en exosoma neuronal de beta-amiloide 42, fosfo-tau, catepsina D, REST y proporción de fosforilación de IRS-1.

2. Imágenes retinales

Otro nuevo enfoque diagnóstico para la evaluación y valoración del riesgo de deterioro cognitivo son las imágenes retinales. Aunque se puede observar el amiloide en estudios de imagen cerebrales como tomografía PET de amiloide, estos estudios sólo detectan acumulaciones relativamente grandes de amiloide. Por ende, no revelan si hay amiloide en los vasos sanguíneos ni son útiles para identificar variaciones en placas de amiloide particulares.

La retina, que es la parte trasera del ojo, es una extensión del cerebro y, por lo tanto, refleja lo que está ocurriendo en él. Eso hace que evaluar la retina en busca de placas de amiloide sea un enfoque muy prometedor. Es posible identificar hasta cientos de diminutas placas, ubicarlas y dar tratamiento de seguimiento para ver cuántas de ellas han disminuido su tamaño. Además, con un costo de cientos de dólares en lugar de miles, los estudios de imagen retinal son mucho menos costosos que las PET cerebrales. También identifica placas mucho más pequeñas, las cuales pueden ser indicadoras más precisas de los efectos del tratamiento, además de que tiene el potencial de revelar si el amiloide afecta los vasos sanguíneos de la retina (y, por añadidura, también los del cerebro) además de las neuronas y las sinapsis. Esto es importante porque, en algunas ocasiones, el amiloide en los vasos sanguíneos puede provocar hemorragias, lo que indicaría que en esos casos habría que evitar a toda costa el consumo de agentes anticoagulantes, como aceite de pescado y aspirina.

NeuroVision Imaging, cofundada en 2010 por el neurocirujano Keith Black, del Centro Médico Cedars-Sinai, y el emprendedor Steven Verdooner, realiza estudios de imagen retinal y equipo para realizar dichos estudios. Mientras escribo esto, la compañía realiza ensayos clínicos para determinar si este enfoque puede detectar el Alzheimer en una fase temprana y dar seguimiento al tratamiento.

OBJETIVO: imagen retinal negativa (rango normal) para placas de amiloide.

3. Neurotrack y el lóbulo temporal mesial (reconocimiento de objetos nuevos)

Una de las pruebas más útiles para evaluar la pérdida de memoria en roedores de laboratorio es la prueba de reconocimiento de objetos nuevos. Imagina que despiertas mañana en la mañana y te sorprende encontrar un auto deportivo rojo frente a tu puerta. Probablemente pasarías un tiempo con él, observándolo, tocándolo, sentándote dentro de él, sobre todo porque es algo novedoso e inesperado en tu mundo. Por el contrario, cosas familiares como tu viejo auto recibirían mucho menos tiempo y atención. No obstante, si no tienes memoria, no podrías reconocer que el auto nuevo es nuevo; todo te parecería nuevo. Lo mismo pasa con los roedores. Quienes tienen buena memoria pasan tiempo adicional con objetos nuevos, mientras que quienes tienen mala memoria no lo hacen. Por ende, medir el reconocimiento de objetos nuevos es una forma en la que varios laboratorios evalúan los cambios cerebrales relacionados con Alzheimer en ratones y ponen a prueba nuevas terapias. Por ejemplo, las investigaciones han demostrado que los daños en el lóbulo temporal mesial, en las profundidades del cerebro, afectan la capacidad de recordar y reconocer las novedades en el entorno, lo cual se presenta en las fases tempranas del Alzheimer.

Esta misma preferencia basada en la novedad puede evaluarse en personas. En 2016, Neurotrack presentó su Prueba de Valoración de Impronta Cognitiva, una valoración cognitiva visual en línea que, por medio del seguimiento de los movimientos oculares, detecta qué objetos y qué otros estímulos la gente reconoce como nuevos. Eso detecta alteraciones del hipocampo y estructuras cercanas, e identifica a las personas con disfunciones en esta región que pueden estar manifestando la fisiopatología del Alzheimer.

OBJETIVO: preferencia normal por objetos nuevos.

Otras consideraciones

Aspectos históricos de estilo de vida

Así como son esenciales los estudios de laboratorio para identificar los factores genéticos y bioquímicos que pueden estar contribuyendo al deterioro cognitivo, el historial de vida también aporta pistas clave sobre las causas. Por ende, es importante saber si en algún momento o en la actualidad:

- **Has sufrido un golpe en la cabeza.** (¿Alguna vez te han golpeado y has quedado inconsciente? ¿Has tenido accidentes de auto? ¿Jugaste deportes de contacto?)
- **Te han puesto anestesia general** (y cuántas veces). La anestesia general combina cierta toxicidad de los anestésicos con la que suele ser una oxigenación imperfecta, lo cual puede afectar la función cerebral
- **Tienes amalgamas dentales.** Éstas te exponen a mercurio inorgánico
- **Comes pescados con alto contenido de mercurio.** Esto te expone a mercurio orgánico
- **Tomas ciertos medicamentos** (en especial los que tienen efectos en el cerebro, como benzodiacepinas, antidepresivos, medicamentos para la hipertensión, estatinas, inhibidores de la bomba de protones o antihistamínicos)
- **Consumes drogas ilegales**
- **Bebes alcohol** (y cuánto)
- **Fumas cigarrillos**
- **Practicas buena higiene dental.** La mala higiene dental puede causar inflamación
- **Tienes implantes quirúrgicos** (prótesis de cadera o implantes de mama, por ejemplo)
- **Tienes enfermedades hepáticas, renales, pulmonares o cardiacas**
- **Roncas.** Esto puede sugerir apnea del sueño
- **Consumes aceites prensados en caliente** (como aceite de palma). Estos aceites prensados en caliente pierden parte de su vitamina E durante el proceso de calentamiento y, por ende, pueden ser dañinos para el cerebro
- **Consumes alimentos altos en grasas trans o carbohidratos simples.** Éstos tienen múltiples efectos, como daño vascular y resistencia a la insulina
- **Padeces sinusitis crónica.** Esto puede ser indicativo de exposición a moho y micotoxinas relacionadas
- **Padeces problemas gastrointestinales** como distensión o diarrea recurrente. Esto puede ser indicativo de permeabilidad intestinal

- **Hay moho en tu casa, auto o lugar de trabajo.** La mayoría de la gente no se da cuenta de que dicha exposición es un factor de riesgo para el deterioro cognitivo
- **Consumes alimentos procesados o no orgánicos.** Éstos suelen contribuir a la resistencia a la insulina y a la exposición a toxinas
- **Te han picado garrapatas.** Las garrapatas son portadoras de más de 70 patógenos distintos —como la *Borrelia*, que causa la enfermedad de Lyme—, y la inflamación crónica asociada a ellos puede contribuir al deterioro cognitivo
- **Consumes inhibidores de la bomba de protones para el reflujo.** Éstos disminuyen el ácido estomacal necesario para la digestión y, por ende, disminuyen la absorción de zinc y vitamina B_{12}, entre otros nutrientes
- **Usas maquillaje, espray de cabello o antitranspirante.** Estos productos se asocian con exposición tóxica
- **No sudas mucho** (una ruta importante para la eliminación de toxinas)
- **Sufres estreñimiento** (las deposiciones también eliminan toxinas)
- **No bebes suficiente agua purificada** (la orina también expulsa toxinas)

Cualquiera de estos factores puede estar contribuyendo al deterioro cognitivo. Cuando hay al menos 36 agujeros posibles en el techo —36 factores que están causando reacciones que inclinan la balanza hacia la destrucción de sinapsis— es útil priorizar cuáles vas a abordar primero. Al igual que con las pruebas de laboratorio ya descritas, tu historial personal y médico puede ser la guía.

Finanzas

¿Qué tan costosas son todas estas pruebas? Dependiendo de tu seguro médico, pueden ser muy costosas o no. Por ejemplo, muchas pólizas de seguro cubren análisis como hemoglobina glicosilada, homocisteína y proteína C reactiva. En términos generales, el cuidado de la salud está más enfocado en la reacción que en la prevención, pero eso está empezando a cambiar. Gracias a eso, grupos como Medicare pueden cubrir más pruebas en el futuro, a medida que su valor científico y clínico se vuelva más evidente. Los costos que saldrán de tu bolsillo pueden variar entre unos cuantos cientos de dólares y más de mil. No obstante, si tomamos en cuenta los efectos personales y familiares del deterioro cognitivo, por no decir los costos de cuidados paliativos en residencias para personas con Alzheimer avanzado, estoy convencido de que prevenir y atajar el deterioro cognitivo es una excelente inversión. Con algo de suerte, si cada vez más personas que se hacen estudios y siguen el protocolo ReDECO experimentan reversión del deterioro cognitivo, las aseguradoras tendrán que empezar a cubrir estos estudios esenciales.

Resumen: la cognoscopia

Resumamos lo que necesitas para tu cognoscopia, la cual recomiendo para cualquier persona de 45 años en adelante. Sé que es abrumador leer por primera vez tanta información sobre las pruebas, pero la lista es bastante directa: combinación de análisis de sangre, pruebas genéticas, valoración cognitiva simple en internet, y resonancia magnética con valoración computacional automática de la volumétrica del cerebro. Todo esto provee pistas cruciales sobre qué está causando deterioro cognitivo o poniéndote en riesgo de padecerlo. Básicamente, los componentes de la cognoscopia revelan qué procesos de destrucción sináptica pueden estar ocurriendo en tu cerebro, y cuáles de los procesos de conservación y creación sináptica pueden no estar funcionando a toda su capacidad, lo que provoca la pérdida de sinapsis que precede a la pérdida de memoria y de capacidades cognitivas. Estas pruebas te darán un panorama mucho más amplio que las pruebas estándar para deterioro cognitivo, ninguna de las cuales señala las causas subyacentes de la enfermedad.

Cuadro 2
Síntesis de las pruebas clave y estudios opcionales para el protocolo ReDECO

	Estudios esenciales	Valores ideales	Estudios opcionales	Comentarios
Genética	ApoE	Negativo para ApoE4	Genoma completo, exoma o SNP	Saliva o sangre

	Estudios esenciales	Valores ideales	Estudios opcionales	Comentarios
Análisis de sangre				
Inflamación vs. protección celular	hs-CRP	< 0.9	Il-6, TNFα	
	Homocisteína	< 7		
	Vitaminas B_6, B_{12} y folato	60-100 (B_6) 500-1500 (B_{12}) 10-25 (folato)		
	Vitaminas C, D y E	1.3-2.5 (C) 50-80 (D) 12-20 (E)		La vitamina D se mide como 25 hidroxi-colecalciferol
	Proporción omega-6 a omega-3	0.5 a 3.0		
	Proporción albúmina a globulina	≥ 1.8 > 4.5 (albúmina)		
	Insulina en ayunas, glucosa, hemoglobina glicosilada (A1c)	≤ 4.5 (insulina en ayunas) 70-90 (glucosa en ayunas) < 5.6 (A1c)	Estudio de exosomas neuronales (p-tau, Aβ42, REST, catepsina D, y proporción IRS-1:fosfo)	
	IMC	18-25		
	LDL-p o sdLDL o LDL oxidado	700-1000 (p) < 20 (sd) < 60 (ox)		
	Colesterol, HDL, triglicéridos	> 150 (col) > 50 (HDL) < 150 (TG)		

	Estudios esenciales	Valores ideales	Estudios opcionales	Comentarios
	Glutatión	5.0-5.5		
	Pirofosfato de tiamina en plasma	100-150		
	Permeabilidad intestinal, permeabilidad de la barrera hematoencefálica, intolerancia al gluten, autoanticuerpos	Negativo		
Soporte trófico	Vitamina D	50-80		
	Estradiol (E2), progesterona (P)	50-250 (E2) 1-20 (P)		
	Pregnenolona, cortisol, sulfato DHEA	50-100 (preg) 10-18 (cort) 350-430 (DHEA, mujer) 400-500 (DHEA, hombre)		
	Testosterona, testosterona libre	500-1000 6.5-15 (libre)		
	T3 libre, T4 libre, T3 inversa, TSH	3.2-4-2 (T3 lib) 1.3-1.8 (T4 lib) < 20 (T3 inv) < 2.0 (TSH) T3 l:T3 l > 20		
Relacionado con toxinas	Mercurio, plomo, arsénico, cadmio	< 5, < 2, < 7, < 2.5, respectivamente	< percentil 50° (Quicksilver)	
	Proporción cobre:zinc	0.8-12	Zinc en plasma; ceruloplasmina	

	Estudios esenciales	Valores ideales	Estudios opcionales	Comentarios
	C4a, TGF-β1, MSH	< 2830 (C4a) < 2380 (TGF-β1) 35-81 (MSH)	MMP9, VEGF, leptina, VIP, ADH, osmolalidad	En caso de ser anormal, añadir cultivos de ECoNMR y prueba de VCS
	HLA-DR/DQ	Benigno para HLA-DR/DQ		
Metales (excluyendo metales pesados considerados toxinas)	Magnesio en plasma	5.2-6.5		
	Cobre, zinc	90-100 (ambos)		
	Selenio	110-150		
	Potasio	4.5-5.5		
	Calcio	8.5-10.5		
Desempeño cognitivo	CNS Vital Signs, BrainHQ o equivalente	> percentil 50° para la edad, mejoría con la práctica	Reconocimiento de objetos nuevos	
Estudios de imagen	Resonancia magnética con volumétrica	Percentiles de volumen cortical e hipocampal estables (o en aumento) para la edad > percentil 25°	Imagen retinal	Neuroreader o NeuroQuant
Sueño	Estudio del sueño	AHI < 5/hr		
Microbioma	Intestinal, oral, nasal	Sin patógenos		

Capítulo 8

ReDECO: Revertir el Deterioro Cognitivo

El cambio no vendrá si esperamos que venga de alguien
más o que llegue en algún otro momento. Nosotros somos
a quienes hemos estado esperando. Somos el cambio
que buscamos.

BARACK OBAMA

Una vez que hayas identificado los factores bioquímicos, genéticos y de otras índoles que están provocando que la destrucción de sinapsis supere la formación y el mantenimiento de sinapsis, el protocolo ReDECO requiere que atiendas cada uno de ellos.

Edward era un profesionista brillante con negocios en ambas costas estadounidenses. Cuando se reunía con sus contadores, él hacía las cuentas en su cabeza antes de que los contadores las hicieran en sus calculadoras. No obstante, conforme se iba acercando a los 60 años, empezó a tener problemas de memoria. Un día, en el gimnasio, entró en pánico porque olvidó la combinación de su casillero y tuvieron que cortar el candado para abrirlo. Su memoria siguió deteriorándose. Ya no podía hacer cuentas rápidamente en su cabeza y tenía dificultades para recordar a la gente conocida. La PET reveló un patrón típico de Alzheimer. Edward se sometió a múltiples evaluaciones neuropsicológicas que sustentaron los resultados de la PET. Descubrió que era ApoE4 positivo, lo que aportó mayor evidencia de que su creciente demencia era consecuencia del Alzheimer. Según sus evaluaciones neuropsicológicas, el deterioro se aceleró a partir de los 67 años, y dos años después revelaron tal pérdida de memoria y disfunción cognitiva que el neuropsicólogo le sugirió a Edward que se olvidara del negocio e hiciera un plan de cuidados permanente porque pronto lo necesitaría.

Su esposa lo trajo a verme, y Edward comenzó el protocolo Re-DECO en diciembre de 2013. Seis meses después, su esposa me llamó: "Edward ha mejorado, sin duda, pero eso no es lo más impresionante de todo", dijo. En lugar de seguirse deteriorando a toda prisa, como le había ocurrido durante los 18 meses previos al comienzo del protocolo, el primer efecto notable fue que el deterioro se frenó por completo. Y unos cuantos meses después comenzó a mejorar.

Tanto su esposa, sus colegas y Edward mismo notaron una evidente mejoría. En lugar de cerrar su negocio, Edward inauguró una tercera ubicación. Después de dos años en el protocolo, le sugerí que se sometiera a otra evaluación neuropsicológica. No quería hacérsela después de realizársela en 2003, 2007 y 2013, y recibir cada vez peores noticias. Señaló que su neuropsicólogo siempre había sido pesimista; a fin de cuentas, era Alzheimer, y el médico quería prepararlo para lo peor. Además, ese doctor creía que no se podía hacer nada; en 30 años de práctica médica nunca había visto que alguien en la situación de Edward mejorara. Había, además, otro detalle. "Estoy mejor, y mi esposa y mis colegas saben que estoy mejor", me dijo Edward. "¿Qué pasará si el neuropsicólogo me dice que estoy equivocado y que todo es una fantasía?"

Sus inquietudes plantearon una paradoja importante, que es la del efecto del observador (prima del principio de incertidumbre de Heisenberg), en la cual la medida de algo (la capacidad mental de Edward) afecta aquello mismo que se mide (dicha capacidad). ¿De verdad sería lo mejor que se realizara pruebas neuropsicológicas cuantitativas una vez más? ¿Para qué arriesgarse a cernir dudas sobre su aparente progreso?

Lo discutimos, y Edward reconoció que si de verdad había evidencias cuantitativas objetivas de su mejoría, dado lo mucho que se había informado sobre Alzheimer, su caso podría ser útil para otras personas. Accedió a realizarse la prueba, la cual fue realizada por el mismo examinador que se la hizo en 2003, 2007 y 2013. (Usar el mismo examinador incrementa la precisión y fiabilidad de dichas pruebas longitudinales.) Esto ocurrió 22 meses después de que Edward iniciara el programa ReDECO.

Mi esposa y yo íbamos en el auto por la costa californiana, de Los Ángeles a San Francisco, cuando mi celular sonó. Era el neuropsicólogo de Edward, quien me pidió que revisáramos juntos los resultados de la prueba de Edward. Me dijo que en 30 años de práctica médica jamás había visto ese tipo de resultados: la Prueba de Aprendizaje Verbal California (CVLT) de Edward, la cual valora la capacidad de memoria y suele salir anormal en pacientes con Alzheimer, había mejorado del percentil 3° al 84°. Su memoria auditiva retardada mejoró del percentil 13° al 79°.

Su secuenciación numérica invertida mejoró del percentil 24° al 74°. Y otros exámenes también exhibían mejorías. No obstante, lo que más le interesaba al neuropsicólogo era la velocidad de procesamiento de Edward, la cual había mejorado del percentil 93° al 98°. Le pregunté por qué se enfocaba en una mejoría tan modesta, y su respuesta fue que la velocidad de procesamiento es una cualidad limitante en otros procesos distintos al Alzheimer, como lesiones cerebrales traumáticas y envejecimiento. Tal vez el protocolo que Edward había usado podía ser de utilidad no sólo para personas con Alzheimer, dijo.

Mientras escribo esto, Edward ha seguido el protocolo ReDECO durante dos años más. Sigue trabajando de tiempo completo. Abrió una tercera sucursal. No tiene síntomas de Alzheimer. "Me he vuelto a permitir pensar en el futuro cuando hablo con mis nietos", me contó.

Como ya he mencionado, en gente que ya exhibe síntomas de deterioro cognitivo casi siempre encontramos entre 10 y 25 valores subóptimos en su química sanguínea. Por el contrario, en gente sin esos síntomas, por lo regular identificamos sólo entre tres y cinco. (Tenlo en cuenta cuando te realices pruebas de laboratorio; dado que el cerebro es resiliente, puede funcionar a un nivel casi óptimo, incluso si no todos los valores son ideales.) Lo importante aquí es que cada uno de esos valores puede volver a estar en rango saludable y hasta óptimo. Antes de explicar las formas específicas de lograrlo, permíteme señalar los conceptos clave para el tratamiento:

1. **Por cada anormalidad identificada, querremos ir más allá del rango "normal" para alcanzar los niveles óptimos.** Esto se debe a que necesitamos hacer todo lo posible para corregir el desequilibrio entre preservación de sinapsis y destrucción de sinapsis, el cual es la raíz del deterioro cognitivo y que, en sus fases iniciales, te pone en riesgo de experimentar dicho deterioro. Por ejemplo, tener 12 micromoles/litro de homocisteína se considera "dentro de los límites normales". Sin embargo, varios estudios han demostrado que este nivel es subóptimo.[1] De igual modo, 300 picogramos por mililitro de vitamina B_{12} se considera "normal", pero se suele asociar con síntomas de deficiencia de vitamina B_{12}. Queremos

que la homocisteína esté en 6 μmol/L o menos, y que la B_{12} esté en 500 pg/mL o más, y buscamos ese mismo tipo de optimización para todos los demás valores.

2. **Queremos abordar tantas anormalidades como sea posible, no sólo una.** Entre más "agujeros" en el techo parchemos de los 36 identificados, más probabilidades hay de evitar o revertir el deterioro cognitivo; más que con cualquier monoterapia, sin duda.

3. **Para cada tratamiento, la meta es atacar la causa de raíz del problema específico.** Por ejemplo, si encontramos evidencias de inflamación constante, querremos identificar sus causas y eliminarlas, no sólo suprimir la inflamación mientras permitimos que las causas subyacentes persistan.

4. **El programa ReDECO se personaliza a partir de los resultados de laboratorio que sean anormales.** Dado que no hay dos personas con resultados de laboratorio idénticos, los enfoques unitalla no tienen sentido.

5. **Al igual que con otras enfermedades crónicas, como osteoporosis, cáncer y cardiopatías, hay un efecto umbral.** Una vez que se optimizan suficientes componentes de la red, el proceso patogenético puede frenarse o revertirse. Por ende, aunque la mayoría de los pacientes no seguirá absolutamente todos los pasos del protocolo, seguir suficientes pasos para cruzar el umbral —es decir, para llegar al punto en el que la balanza deje de inclinarse hacia la destrucción de sinapsis y empiece a inclinarse hacia el mantenimiento y la preservación de sinapsis— debe ser suficiente.

6. **El programa es iterativo.** No se trata simplemente de recibir una receta y creer que eso resuelve el problema. El programa se divide en fases que hay que afinar para personalizarlas a partir de los resultados del seguimiento.

7. **Los fármacos son el postre, no la entrada.** El protocolo ReDECO es una plataforma a la cual se agregan medicamentos específicos. Un medicamento por sí solo, sin el programa, no puede atajar las complejidades del proceso de manera óptima y, por lo tanto, no prevendrá ni frenará —y definitivamente no revertirá— el deterioro cognitivo. Los medicamentos pueden ser una parte poderosa del arsenal de tratamiento, pero no forman parte de la primera línea de ataque, y para muchas personas que se tratan en una fase temprana ni siquiera tienen que ser necesarios.

8. **Entre más pronto inicies el tratamiento, más probabilidades tendrás de revertir el daño por completo.** Cuando pensamos en cáncer, pensamos en dolor y deterioro y, con demasiada frecuencia, en una muerte relativamente pronta. Por su parte, el Alzheimer es un asesino furtivo y seductor. Podemos pasar años ignorando los ligeros lapsus y "momentos de ancianidad" antes de darnos cuenta, quizá demasiado tarde, de que sí, sí es Alzheimer. Ahora que contamos con herramientas de diagnóstico para "verlo venir" con años de anticipación a los síntomas, así como un programa para atajar los problemas de forma temprana, la meta es averiguar dónde estás parado lo más pronto posible, de preferencia en el periodo presintomático o de deterioro cognitivo subjetivo (el cual puede durar una o dos décadas), cuando se sabe que hay riesgo por antecedentes familiares, genética (ApoE4, por ejemplo) o cuestiones bioquímicas (como prediabetes). *Lo que esto significa es que casi nadie tendría por qué morir de Alzheimer*, siempre y cuando el diagnóstico se haga con suficiente antelación, se cumpla con el programa y se dé seguimiento, acompañado de una constante optimización del protocolo.

9. **Casi para todos los elementos de ReDECO hay un atajo o una muleta si los necesitas, así que ¡ánimo!** Puedes hacer que te funcione. Quizá te sirva tener un *coach* de salud o ir adoptando el protocolo por fases, empezando por los pasos más sencillos. Pero no olvides que cualquier sacrificio es preferible a la demencia progresiva que caracteriza al Alzheimer.

Ahora que conoces los conceptos básicos, veamos las estrategias específicas para prevenir y revertir el deterioro cognitivo. Dado que estas instrucciones son personalizadas, algunas dependerán de tus resultados de laboratorio, mientras que otras les serán útiles a todas las personas.

Homocisteína

Si tus niveles de homocisteína están por encima de 6 micromoles por litro, puedes disminuirlos tomando vitamina B_6, B_{12} y folato. En un estudio, a los pacientes se les dio 20 miligramos de B_6, 0.5 miligramos de B_{12} y 0.8 miligramos de folato para normalizar la cisteína. No obstante, dado que muchas personas tienen dificultades bioquímicas para convertir las vitaminas ingeridas en formas activas, es mejor ingerir las versiones activas de entrada. Por ende, si tus niveles de homocisteína están por encima de 6, empieza tomando piridoxal fosfato (P5P) como forma activa de B_6, 20 a 50 miligramos al día; un miligramo al día en total de metilcobalamina y adenosilcobalamina, como formas de B_{12}, y 0.8 miligramos (o hasta 5 miligramos) al día de metiltetrahidrofolato (metilfolato) como forma de folato.

A los tres meses, vuelve a medirte la homocisteína para asegurarte de que ya esté en 6 micromoles por litro o por debajo de este nivel. En caso de que no lo esté, basta con agregar 500 miligramos al día de glicina betaína (también llamada trimetilglicina, disponible en cápsulas). Vuelve a medirte los niveles de homocisteína a los tres meses. Si sigue estando elevada, disminuye la metionina (el aminoácido con el que el cuerpo produce homocisteína) de la alimentación; para ello, limita el consumo de alimentos como frutos secos, ternera, oveja, queso, pavo, cerdo, pescado, mariscos, soya, huevos, lácteos* y leguminosas.

Resistencia a la insulina

Si tus niveles de insulina en ayunas están por encima de las 4.5 miliunidades internacionales por litro, tu hemoglobina glicosilada (A1c) está por encima de 5.5%, o tu glucosa está por encima de 93 miligramos por decilitro, es probable que padezcas resistencia a la insulina, que es quizá el factor metabólico que más influencia tiene en el desarrollo y la progresión del Alzheimer. Como ya expliqué antes, muchas personas se vuelven resistentes a la insulina por llevar dietas altas en carbohidratos simples como azúcar y alimentos procesados llenos de jarabe de maíz alto en fructosa, estilos de vida sedentarios y vida laboral y familiar estresante. Por fortuna, hay muchas formas de combatir esta resistencia a la insulina. La solución es una combinación efectiva de REDES (reducción de estrés, dieta, ejercicio, sueño) —todo lo cual es tan esencial para la salud cognitiva que podríamos decir que son nuestras "paREDES"—, junto con algunos complementos simples y, en última instancia, medicamentos. Comencemos con la dieta, una parte sumamente potente del programa completo para revertir el deterioro cognitivo.

---

* Siempre que mencione los lácteos me referiré no sólo a los productos de leche de vaca, sino también a los de leche de oveja y cabra.

¿Por qué la alimentación es tan importante para la función cognitiva? Cuando era adolescente me sentía bien después de comer una hamburguesa con queso y papas a la francesa, así que ¿por qué no seguir comiendo lo que se me antojaba? He aquí la respuesta a esa pregunta: una de las capacidades más sorprendentes del cuerpo humano es su capacidad para cambiar de modos óptimos para cada actividad; por ejemplo, dormir o estar despierto. El sueño es maravilloso para descansar y recargar baterías, pero estar despierto es mucho mejor para jugar basquetbol. De igual modo, hay un cambio fundamental entre el uso de carbohidratos o de grasas como principal fuente de energía. Nuestros ancestros solían quemar grasas cuando la cacería era exitosa y había carne de sobra, mientras que quemaban carbohidratos cuando la fruta maduraba en otoño y recolectaban plantas y tubérculos. Esta capacidad para cambiar de un mecanismo a otro se conoce como flexibilidad metabólica. Ahora, imagínate que estás atrapado en un estado intermedio en el que no estás despierto ni dormido: no puedes recibir los beneficios de ninguno de los dos estados. Ni te iría muy bien en basquetbol ni recargarías baterías como con una buena noche de sueño. Esto es lo que ocurre cuando la flexibilidad metabólica se ve comprometida, lo cual resulta ser muy común entre personas con resistencia a la insulina (y la mayoría de las personas con Alzheimer). Las células dejan de ser capaces de metabolizar los carbohidratos o las grasas de forma óptima.

Restablecer la sensibilidad a la insulina y la flexibilidad metabólica es esencial para producir factores tróficos, responder a los efectos tróficos de la insulina, reducir la inflamación, disminuir la obesidad y el almacenamiento de lípidos, mejorar el estatus cardiovascular, optimizar los niveles de hormonas y las respuestas hormonales, y, por ende, favorecer la salud cognitiva. Eso significa que las hamburguesas con queso y las papas a la francesa están en la lista de demenciógenos, y rara vez deberían figurar en nuestra alimentación. A continuación te presentaré los detalles que conforman una dieta óptima.

La dieta anti-Alzheimer: Ketoflex 12/3

Nadie en el mundo querría llevar una dieta aburrida o con mal sabor. Por fortuna, hay menús completos y deliciosos que ayudan a prevenir y revertir el deterioro cognitivo. Me concentraré en los puntos más relevantes para la cognición. Como verás, hay más de una forma de tener éxito; por ejemplo, puedes seguir estos principios siendo vegetariano u omnívoro, y obtener los mismos beneficios.

1. **La primera parte de Ketoflex 12/3 se refiere a alcanzar un estado de cetosis,** que es el proceso por medio del cual el hígado produce ciertas sustancias químicas llamadas cuerpos cetónicos (acetoacetato, betahidroxibutirato y acetona) al descomponer las grasas. Esto ocurre cuando no hay tantos carbohidratos que quemar como principal fuente de energía. Resulta que la cetosis leve es óptima para la función cognitiva: por ejemplo, el betahidroxibutirato aumenta la producción de la molécula BDNF (factor neurotrófico derivado del cerebro), que es esencial para el sustento de las neuronas y las sinapsis, entre otros efectos.

Para promover la cetosis hay que combinar una dieta baja en carbohidratos (reducir al mínimo carbohidratos simples como azúcares, pan, papa blanca, arroz blanco, refrescos, alcohol, dulces, bollería y alimentos procesados), ejercicio moderado (al menos 150 minutos por semana de caminata o algo más vigoroso) y ayuno de al menos 12 horas entre la última comida del día y la primera de la mañana siguiente (más adelante ahondaré en esto). Consumir grasas como aceite MCT (triglicéridos de cadena media) o grasas insaturadas como aceite de oliva, aguacate o frutos secos, también promueve la cetosis leve. Esto permitirá al organismo cambiar de un estado de quema de carbohidratos y resistencia a la insulina —el cual promueve el Alzheimer—, a un estado de quema de grasas y sensibilidad a la insulina —el cual ayuda a prevenirlo—. Recuerda: cuando el metabolismo se ve afectado, también se altera la cognición.

Cuando pasas del modo de quema predominante de carbohidratos al de quema predominante de grasas, es posible que experimentes ansias de comer azúcar o te sientas letárgico. De ser así, toma cápsulas (de un gramo) o una cucharadita de aceite MCT. También puedes tomar entre una cucharadita y una cucharada de aceite de coco (que viene en forma sólida) tres veces al día. Sin embargo, tomar aceite de coco en exceso causa diarrea, así que lo ideal es empezar con una cucharadita y luego ir aumentando la dosis hasta una cucharada. Tanto el aceite MCT como el de coco —en colaboración con el ayuno, la dieta baja en carbohidratos y el ejercicio— ayudan a provocar una cetosis leve. Sin embargo, tomar ambos puede ser perjudicial para personas con estatus

ApoE4 positivo, como discutiré más adelante. Por ende, si eres ApoE4 positivo, usa los aceites MCT y de coco sólo como muletas temporales para entrar en modo de quema de grasas.

Dado que la cetosis es un componente esencial del programa en general, es útil comprar un medidor de cetonas casero, el cual mide los niveles de betahidroxibutirato en la sangre. Estos medidores cuestan como 25 dólares (véase el apéndice B) y se pueden comprar en internet. (También se pueden medir las cetonas en la orina —lo cual es menos preciso—, o con una prueba de aliento.) Tu objetivo debe ser entre 0.5 y 4 mM de betahidroxibutirato.

2. **La parte flex de Ketoflex 12/3 se refiere a una dieta flexitariana.** Ésta es una dieta con una base de origen vegetal que enfatiza las verduras, en particular las no amiláceas. Es preferible incluir tanto verduras crudas, como las que se usan para ensaladas, como verduras cocidas, así como incluir cuantos colores sean posibles, desde verde oscuro hasta amarillo intenso y naranja. Está bien comer algo de pescado, pollo y carne roja, pero recuerda que la carne es la guarnición y no el platillo principal. Lo ideal es limitar el consumo de carne a unas cuantas onzas al día. La regla de oro es consumir un gramo de proteína por cada kilogramo de peso. Por ejemplo, si pesas 70 kilogramos, deberías consumir alrededor de 70 gramos de proteína. Considera que 85 gramos de pescado (tres onzas) contiene como 20 gramos de proteína. ¿Qué pasa si comes más de un gramo de proteína por cada kilogramo de peso corporal? En términos bioquímicos, hay cierta conversión a carbohidratos, lo cual puede contribuir a la misma resistencia a la insulina que intentamos revertir. Además, la cantidad no es el único lineamiento, pues la calidad también es importante, como explicaré a continuación.

3. **La parte 12/3 de Ketoflex 12/3 se refiere a los tiempos de ayuno.** El ayuno es una estrategia muy eficaz para inducir cetosis, mejorar la sensibilidad a la insulina y mejorar la cognición. El 12 se refiere a las 12 horas entre el final de la cena y el comienzo de la siguiente comida o refrigerio del siguiente día. La gente con genotipo ApoE4 debe aspirar a entre 14 y 16 horas de ayuno, lo cual puede sonar más draconiano de lo que es: si terminas de cenar a las ocho, basta con que esperes hasta las 10 a.m. del día siguiente para desayunar. El 3 se refiere a las tres horas de tiempo mínimo

entre el final de la cena y la hora de dormir; por lo tanto, si sueles irte a la cama a las 11 p.m., tu cena no debe terminar después de las 8, y debes evitar cualquier refrigerio después de esa hora. Eso evitará que tus niveles de insulina aumenten antes de dormir, lo cual no sólo contribuye a la resistencia a la insulina sino a la inhibición de melatonina y hormona del crecimiento, las cuales favorecen el sueño y la función inmunitaria, además de la reparación.

Otro beneficio importante de ayunar entre 12 y 16 horas es que se promueve la autofagia, en donde las células (incluidas las neuronas) reciclan componentes y destruyen proteínas y mitocondrias dañadas, lo cual es benéfico para la renovación celular. Ayunar también agota las reservas de glicógeno (una forma de glucosa almacenada) en el hígado, lo cual ayuda a desencadenar la cetosis. Por último, ayunar induce cetosis. Lo ideal es romper el ayuno con agua (sin hielo) con unas gotas de limón, la cual es una bebida desintoxicante. (El limón ayuda a la desintoxicación por medio de varios mecanismos, como la estimulación del hígado y el aporte de vitamina C.)

4. **Ketoflex 12/3 ayuda a prevenir la permeabilidad intestinal y a optimizar el microbioma.** Para la mayoría de la gente, esto implica evitar el gluten, los lácteos y otros alimentos a los cuales es intolerante, que contribuyen a la permeabilidad intestinal y causan inflamación. Una vez que tu intestino sane, debes consumir probióticos y prebióticos para optimizar tu microbioma.

Ahora que conoces los principios detrás de Ketoflex 12/3, he aquí las especificidades:

1. **Los alimentos con un índice glicémico menor a 35 deben ser la base de tu alimentación.** Estos alimentos no incrementarán tus niveles de glucosa y, por ende, no requerirán mayor producción de insulina. Puedes encontrar listas de los índices glicémicos de varios alimentos en internet.[2] La parte sustancial de tu dieta debe estar constituida por verduras: orgánicas (guíate por la lista de la docena sucia y la quincena limpia, que son, respectivamente, las verduras que suelen contener residuos de pesticidas y las verduras que es sano consumir aunque no sean orgánicas), de estación, de producción local y no transgénicas.

2. **Evita los jugos de fruta y dale prioridad a las frutas enteras (porque incluyen fibra).** Está bien hacer batidos de fruta, pero no los hagas demasiado dulces (pues eso contribuye a la resistencia a la insulina). Para bajarle al azúcar, puedes añadirles verduras como kale o espinaca. Dado que las frutas tropicales como el mango y la papaya tienen los mayores índices glicémicos, opta por frutas con un índice glicémico bajo, como las frutas rojas. Las mejores son las frutas rojas silvestres, los limones (verdes y amarillos), los tomates y los aguacates (sí, en estricto sentido, los tomates y los aguacates son fruta). En tanto que las frutas completas (no en jugo) siguen teniendo una alta densidad de nutrientes y fibra, se *pueden* comer como postre al final de una comida que contenga grasa alimenticia. Ancestralmente, las frutas se comían al final del verano para acumular grasa y prepararse para el invierno. Evita las frutas tropicales por su alto índice glicémico.

3. **Evita el Triángulo de las Comidas.** Por medio de una analogía no muy evidente con el Triángulo de las Bermudas, que es peligroso para barcos y aviones, el Triángulo de las Comidas es una triada de alimentos particularmente dañina: carbohidratos simples, grasas saturadas y falta de fibra (tanto soluble como insoluble). Piensa en una hamburguesa con papas a la francesa y refresco. La falta de fibra deriva en una mayor absorción de carbohidratos, lo que produce inflamación y aumenta los niveles de insulina. Por ende, si planeas comer carbohidratos, ¡come kale (u otra fuente de fibra) primero! Comer fibra es una excelente estrategia para disminuir el azúcar en la sangre, pues se ralentiza la absorción de carbohidratos, además de que se promueve el bienestar del microbioma. En el caso de las grasas saturadas, como ya mencioné, son excelentes para inducir la cetosis, pero si se combinan con carbohidratos simples y falta de fibra, crean una tormenta perfecta de cardiopatías, resistencia a la insulina y demencia.

4. **Evitar el gluten y los lácteos tanto como sea posible.** Aunque sólo 5% de la población estadounidense tiene una marcada intolerancia al gluten, como aquella que causa celiaquía, el gluten puede dañar el recubrimiento intestinal de la mayoría de las personas, lo que causa permeabilidad intestinal e inflamación crónica, entre otros problemas. En el caso de los lácteos, la mayoría de las personas podemos "lidiar" con la inflamación que causa (a fin de cuentas, ¿qué es mejor que la pizza?). Pero el intestino permeable y la

inflamación son dos de los 36 agujeros en el techo que queremos parchar; son dos de los factores que inclinan la balanza hacia la destrucción de las sinapsis. No queremos que quede un solo agujero sin parchar. La prueba Cyrex Array 3 puede decirte si eres intolerante al gluten. Cuando busques alternativas libres de gluten ten cuidado de no elegir productos hechos con harina de arroz o con otros ingredientes con alto índice glicémico. No querrás cambiar la permeabilidad intestinal por diabetes.

5. **Disminuir las toxinas con ayuda de ciertas plantas desintoxicantes.** Me refiero a los cientos de toxinas a las que estamos expuestos a diario, desde metales pesados hasta agentes interruptores endocrinos como BpA (bisfenol A) y biotoxinas, como tricotecenos. Resulta que las moléculas de ciertas plantas comestibles usan múltiples mecanismos para captar y eliminar las toxinas del cuerpo a través de la orina, el sudor y las heces. Entre ellas se incluyen el cilantro, las verduras crucíferas (coliflor, brócoli, varios tipos de col, kale, rábanos, coles de Bruselas, berros, colinabo, arúgula, maca y bok choy), el aguacate, la alcachofa, el betabel, el diente de león, el ajo, el jengibre, la toronja, el limón, el aceite de oliva y las algas marinas.

6. **Incluir grasas benéficas en tu dieta, como las de aguacates, frutos secos, semillas, aceite de oliva y aceite MCT.** Una estrategia que usan con éxito algunos miembros de la comunidad ApoE4.info es usar aceite MCT hasta que recuperes la sensibilidad a la insulina. Después de eso, dado que el MCT es una grasa saturada y debe estar en la lista de "consumir poco" de las personas con ApoE4, lo cambian por ácidos grasos poliinsaturados, como los del aceite de oliva y otros aceites prensados en frío, o ácidos grasos monoinsaturados como los de los frutos secos.

7. **Evita los alimentos procesados y dales prioridad a los alimentos integrales.** Sigue esta sencilla regla: si tiene lista de ingredientes, está procesado. Como señala Michael Pollan, autor de textos de gastronomía, si tu madre no lo reconocería como comida, probablemente no deberías comerlo. El procesamiento incorpora múltiples moléculas dañinas, desde jarabe de maíz alto en fructosa, hasta tintes carcinógenos y neurotoxinas como la acrilamida. Las verduras frescas, orgánicas y de producción local y sostenible evitan estas toxinas.

8. **El pescado es opcional.** La dieta Ketoflex 12/3 es, a fin de cuentas, flexitariana. Sólo ten en mente que comer pescado tiene tanto

ventajas como desventajas. Por el lado positivo, el pescado es una excelente fuente de omega-3 y de otros componentes benéficos, así como de proteína. Por el lado negativo, algunos pescados contienen niveles elevados de mercurio y otros componentes tóxicos. Evita las especies grandes y longevas, como tiburones, pez espada y atún, pues son los que más cantidad de mercurio contienen. Opta mejor por pescados grasos y pequeños como salmón, caballa, anchoas, sardinas y arenque. Siempre que sea posible, elige pescado silvestre y no de granja, pues tiene mejor proporción de omega-3 a omega-6 y menos toxinas.

9. **La carne es guarnición, no plato fuerte.** Los hombres necesitan entre 50 y 70 gramos de proteína al día, mientras que las mujeres necesitan entre 40 y 60 (como ya señalé, la proporción aproximada es un gramo por cada kilogramo de peso, pero como eso es bastante, algunos prefieren reducirlo a 0.8 gramos por kilogramo de peso). Comer mucho más que eso puede contribuir a la carga de carbohidratos por culpa de un proceso llamado transaminación. Recuerda que puedes obtener proteína de alimentos distintos a la carne, como leguminosas, soya, huevos y frutos secos. Si comes carne, procura que sea de pollo de pastoreo o de ternera alimentada con pasto, pues esos animales conservan una buena proporción de omega-3 (antiinflamatoria) a omega-6 (inflamatoria), con lo cual combaten la inflamación. Come pequeñas cantidades (50 a 80 gramos —tamaño guarnición— de carne unas cuantas noches a la semana). De igual modo, los huevos deben ser de gallina de pastoreo —no de granja—, pues éstos también tienen una proporción saludable de omega-3 a omega-6.

10. **Incluir probióticos y prebióticos.** Después de sanar el intestino (como describí previamente), necesitas optimizar las bacterias que ahí habitan, lo cual implica alimentar las bacterias benéficas (probióticos) con el alimento adecuado (prebióticos). Puedes obtener tanto probióticos como prebióticos en cápsula, pero es mejor obtenerlos de fuentes alimenticias. En el caso de los probióticos, están presentes en alimentos fermentados como kimchi, chucrut, pepinillos, sopa miso y kombucha. El yogurt también tiene probióticos, pero como también contiene azúcar (ya sea su propia lactosa o, además, azúcar agregada) y es un lácteo, es mejor evitarlo.

Suele ser útil incluir en la alimentación una levadura llamada *Sacharomyces boulardi*, la cual funciona como probiótico, sobre todo si tienes diarrea. En lugar de destruir los microbios (por ejemplo, con antibióticos), queremos optimizar el microbioma —tanto del intestino como de la piel, los senos paranasales y otras partes del cuerpo—. La *Sacharomyces boulardi*, la cual puede consumirse en forma de cápsula o en polvo, es de particular ayuda si te está afectando otra levadura, como *Candida*, la cual influye en la disbiosis intestinal. De igual modo, cuando te sometes a un tratamiento de antibióticos, es importante complementarlo después con probióticos y prebióticos para repoblar el microbioma.

Para elegir prebióticos, la premisa es sencilla: elige el alimento según la bacteria que quieras alimentar (como lactobacilos y bifidobacterias) y evita los alimentos que nutran a las bacterias que quieres mantener alejadas de tu intestino (como firmicutes, las cuales se vinculan con enfermedades crónicas como diabetes, trastorno intestinal inflamatorio y síndrome metabólico). Los alimentos prebióticos incluyen jícama, cebolla, ajo, puerro crudo, tupinambo crudo y hojas de diente de león.

11. **Las enzimas digestivas son de ayuda.** Si sigues el programa Keto-flex 12/3 y llevas una dieta predominantemente a base de alimentos de origen vegetal, es poco probable que experimentes reflujo gástrico. Sin embargo, si lo padeces, si tus análisis de laboratorio indican que hay inflamación, si estás bajo estrés crónico, si tienes poco ácido estomacal o tienes más de 50 años, suele ser muy útil tomar enzimas digestivas —disponibles en forma de cápsula— con la comida. También es útil incluir enzimas digestivas cuando cambias una dieta alta en carbohidratos por una alta en grasas saludables, pues estas enzimas ayudan a metabolizar las grasas.

12. **Optimizar la nutrición y la protección cognitiva con complementos.** A cualquiera con deterioro cognitivo o riesgo de deterioro cognitivo le recomiendo consumir los siguientes complementos a diario, a menos de que sus análisis de laboratorio reflejen valores óptimos para cada parámetro:

- Vitamina B_1, 50 mg (como ya mencioné, la vitamina B_1 es importante para la formación de recuerdos).
- Ácido pantoténico, 100-200 mg (en especial si tienes problemas de concentración o alerta).

- La combinación de B_6-B_{12}-folato descrita previamente para quienes tengan niveles de homocisteína por encima de 6.
- Vitamina C, 1 g, para quienes tienen niveles subóptimos de vitamina C o con proporciones de cobre a zinc superiores a 1:2.
- Vitamina D, empezando por 2 500 UI al día (o usa la regla de 100x descrita antes), hasta que los niveles en suero estén entre 50 y 80.
- Vitamina E en forma de tocoferoles y tocotrienoles mixtos, 400-800 UI, para personas con niveles de vitamina E por debajo de 13.
- Vitamina K_2, en forma de MK7, 100 mg para personas que toman vitamina D.
- Resveratrol, 100 mg, para todos.
- Nicotinamida ribosa, 100 mg, para todos.
- Citicolina, 250 mg dos veces al día, para favorecer el crecimiento y mantenimiento de las sinapsis.
- ALCAR (acetilcarnitina), 500 mg, para incrementar los niveles de factor de crecimiento nervioso, en especial quienes tienen síntomas de Alzheimer tipo 2.
- Ubiquinol, 100 mg, para apoyar la función mitocondrial en todas las personas.
- Pirroloquinolina quinona (PQQ), de 10 a 20 mg, para incrementar el número de mitocondrias en todas las personas.
- Ácidos grasos omega-3 (más al respecto en la sección sobre inflamación).
- Extracto de fruto del café, 100 mg una o dos veces al día durante tres meses, luego irlo reduciendo gradualmente durante un mes. Esto incrementa la producción de BDNF (factor neurotrófico derivado del cerebro) y es de especial utilidad para personas con Alzheimer tipo 2 (atrófico).

13. **Hierbas específicas para favorecer la función sináptica.** Recomiendo consumir los siguientes extractos encapsulados de hierbas o sus versiones frescas a diario, a menos de que se indique lo contrario:

- Ashwagandha, 500 mg, dos veces al día con los alimentos. Ayuda a disminuir el amiloide y a manejar el estrés.
- Bacopa monnieri, 250 mg, dos veces al día con alimentos, para mejorar la función colinérgica, uno de los principales sistemas de neurotransmisores del cerebro (ashwagandha y bacopa también se

consiguen en forma de gotas nasales llamadas Nasya Karma; si las prefieres en lugar de las cápsulas, toma tres gotas por fosa nasal al día).

- Gotu kola, 500 mg dos veces al día con alimentos, para aumentar la concentración y la alerta.
- Hericium erinaceus (melena de león), 500 mg una o dos veces al día para incrementar el factor de crecimiento nervioso, en especial en personas con Alzheimer tipo 2.
- Rhodiola, 200 mg una o dos veces al día, para personas con ansiedad y estrés.
- Shankhpushpi, dos a tres cucharaditas, o dos cápsulas al día, para mejorar la ramificación de neuronas en el hipocampo.
- Tinospora cordifolia (guduchi) es útil para estimular el sistema inmune en personas con deterioro cognitivo leve, subjetivo o Alzheimer tipo 3. Se toma en dosis de 300 mg con las comidas, dos o tres veces al día. Además de aprovechar el apoyo al sistema inmune, las personas con Alzheimer tipo 3 pueden contemplar tomar guggul, el cual elimina toxinas del intestino (un poco como el carbón). Se suele tomar en cápsula de extracto de guggul, 350 o 750 mg al día.
- Para quienes padecen deterioro cognitivo leve, subjetivo o Alzheimer tipo 1 (inflamatorio), o síntomas intestinales, la triphala —una combinación de amalaki, haritaki y bibhitaki— ayuda a reducir la inflamación. Es preferible tomarla en ayunas ya sea en cápsula o en infusión hecha a partir del polvo.

14. **Evita dañar los alimentos al momento de cocinarlos.** El objetivo es que la comida sepa bien, pero reduciendo al mínimo la pérdida de nutrientes y la generación de productos finales de glicación avanzada. Éstos son glicotoxinas creadas por una reacción entre los azúcares y las proteínas o los lípidos. Los niveles elevados de productos finales de glicación avanzada causan estrés oxidativo, inflamación y muchas de las patologías asociadas con diabetes y otras enfermedades crónicas.

El calor húmedo, la reducción de tiempos de cocción, las temperaturas bajas, agregar ingredientes ácidos como limón amarillo o verde, o vinagre, y las elecciones de alimentos (las verduras crudas no tienen productos finales de glicación avanzada; los productos de origen animal crudos sí tienen productos finales de glicación avanzada) son métodos para disminuir los productos finales de glicación avanzada. Asar, sellar, hornear, cocer y freír genera productos finales de glicación avanzada.

¿Qué hacer si estás siguiendo la dieta Ketoflex 2/3 y haciendo ejercicio, pero tus niveles de insulina en ayunas siguen estando por encima de 4.5, tu hemoglobina glicosilada (A1c) sigue estando por encima de 5.5%, o tu glucosa en ayunas sigue estando por encima de 90? No hay problema: hay varios complementos de venta libre que abordan cada uno de estos problemas. Hay que incorporarlos uno por uno y dar seguimiento para determinar el efecto que tienen en el control de la glucosa y la sensibilidad a la insulina. Por ejemplo:

- La sensibilidad a la insulina se ve afectada por los niveles de zinc, de modo que, si los tuyos están por debajo de 100, prueba tomar entre 20 y 50 mg de picolinato de zinc al día, y luego vuelve a medirte la glucosa dos meses después.
- Los niveles altos de hemoglobina glicosilada (A1c) reflejan un mal control de la glucosa, el cual se ve afectado por cifras bajas de magnesio. Si tu magnesio en plasma es inferior a 5.2, intenta tomar glicinato de magnesio (500 mg al día) o treonato de magnesio (2 g al día).
- La canela ha resultado ser una forma maravillosa de control glicémico. Basta con ¼ de cucharadita al día, espolvoreada sobre la comida, o cápsulas de un gramo. La canela también mejora los perfiles lipídicos de personas con diabetes tipo 2.[3]
- El ácido alfa-lipoico es un antioxidante. La mayoría de la gente toma entre 60 y 100 mg al día.
- El picolinato de cromo también reduce la glucosa en sangre, y la dosis típica diaria va de 400 microgramos a un miligramo.
- La berberina disminuye los niveles de glucosa en sangre y suele tomarse en dosis de 300 a 500 miligramos, tres veces al día.
- Tu médico también puede recetarte metformina para disminuir la glucosa en sangre.

Las múltiples ventajas del ejercicio regular

¿Ya te enteraste? ¡El sedentarismo es el nuevo tabaquismo! Pasamos la vida sentados frente a la computadora, en clase, en el cine, en el auto, en juntas, en el sofá viendo la televisión o jugando videojuegos. ¡El asiento es la antesala de nuestra muerte! Las investigaciones sugieren que el ejercicio no sólo es benéfico, sino que estar sentado es dañino tanto para la salud cognitiva como para la física (y, sobre todo, cardiovascular). Los beneficios más relevantes del ejercicio para la cognición son:

1. El ejercicio disminuye la resistencia a la insulina, la cual, como ya sabemos, es uno de los factores clave en el Alzheimer.
2. Aumenta la cetosis, la cual, entre otros efectos, incrementa la producción de la molécula BDNF que sustenta a las neuronas.
3. Incrementa el tamaño del hipocampo, una región clave para la memoria que se encoge con el Alzheimer.
4. Mejora la función vascular, la cual es esencial para la salud neuronal y sináptica.
5. Disminuye el estrés, uno de los grandes detonantes de la inflamación que promueve el Alzheimer.
6. Mejora el sueño, algo esencial para la salud cognitiva.
7. Incrementa la formación de neuronas nuevas que se crean en el cerebro a través de un proceso llamado neurogénesis.
8. Mejora el estado de ánimo.

¿Cuál es el mejor ejercicio para la cognición? Querrás hacer una combinación de ejercicio aeróbico —como caminar, correr, andar en bicicleta o bailar— y entrenamiento de pesas, de preferencia al menos cuatro o cinco veces por semana, entre 45 y 60 minutos en total por sesión. Ve aumentando el tiempo y la dificultad de forma gradual, no olvides los estiramientos y cuida tus articulaciones. Claro que con la reducción de inflamación, que es parte del protocolo, tus articulaciones deberán estar bastante bien.

A algunas personas les funciona trabajar con un entrenador, a otras con un *coach* de salud, y otras más prefieren ejercitarse solas. Cualquier cosa está bien. Si tienes dificultades para empezar, pídele a un entrenador, familiar o amigo que te ayude a empezar.

El cumplimiento de la promesa onírica

Las personas que trabajan hasta altas horas de la noche se merecen una medalla al valor. Hace años, cuando estaba haciendo mi internado médico y mi residencia en la especialidad de neurología, pasé cinco años durmiendo poco, e incluso podía estar despierto hasta cuarenta horas seguidas. Mis reacciones se volvían lentas, mi juicio se nublaba, mi capacidad de aprendizaje y de recordar se veía afectada, mis niveles de adrenalina aumentaban, mis niveles de estrés nunca cedían, y yo me quedaba dormido a la menor provocación, incluso mientras daba consulta. Cuando terminé la residencia, después de unas cuantas semanas de vida "normal", sentí como si una neblina empezara a disiparse; volví a pensar con claridad. Así pasa con el deterioro cognitivo: para prevenirlo o revertirlo, es indispensable dormir bien.

Hace algunos años hablaba con una neuróloga conductivista que se especializa en evaluación de personas con Alzheimer e investigación clínica. Ella me explicó que es un misterio por qué algunos pacientes con deterioro cognitivo leve parecen mejorar, mientras que muchos otros terminan desarrollando Alzheimer. Cuando le pregunté si observaba alguna diferencia entre quienes seguían deteriorándose y quienes mejoraban, se quedó pensándolo un momento: "Sí", contestó. "Los que empezaban a dormir bien tendían a mejorar."

Hm, entonces, ¿quizá no es ningún misterio?

He aquí cómo optimizar la calidad de tu sueño para mejorar así tu función cerebral:

1. **Si los exámenes son indicativos de apnea del sueño, es esencial tratarla.** En algunos casos basta con un aparato dental, pero otros pueden requerir una máquina de CPAP (presión positiva continua de las vías aéreas). Como sea, una oxigenación y presión de aire durante el sueño son esenciales no sólo para la cognición, sino también para la salud cardiovascular, para prevenir el reflujo gastroesofágico y para disminuir las probabilidades de obesidad y enfermedad pulmonar, entre otros beneficios.

2. **Intenta dormir lo más cercano posible a ocho horas por noche sin ayuda de pastillas para dormir (las cuales pueden afectar la función cognitiva).** El cerebro suele producir melatonina por las noches, pero sólo si está oscuro; cualquier clase de exposición a una fuente de luz frena la producción de melatonina. Conforme envejecemos, la cantidad de melatonina que producimos disminuye. Mucha gente ha observado que duerme mejor y se despierta más descansada si toma cantidades fisiológicas (es decir, similares a las que el cerebro produce) de melatonina a la hora de irse

a la cama; es decir, entre 0.3 y 0.5 mg. Si necesitas más, está bien tomar hasta 20 mg. Con la dosis apropiada, deberás despertar descansado y quizá hasta notes que sueñas un poco más. Si tomas demasiada melatonina, es posible que duermas bien unas cuantas horas, pero luego despiertes y no puedas volver a conciliar el sueño. En ese caso, basta con reducir la dosis. Es buena idea tomar unas "vacaciones de melatonina" ocasionales (por ejemplo, no tomarla una vez por semana). Eso le permite al cuerpo seguir produciendo la melatonina propia.

La melatonina no es una pastilla para dormir, así que no sentirás el efecto sedante de las benzodiacepinas, cuyo consumo se asocia con mayor riesgo de deterioro cognitivo. Con la melatonina promueves el sueño natural y reparador, mientras que las pastillas para dormir no hacen más que bajarle al voltaje y drogar al cerebro.

Una de las quejas más recurrentes entre personas con problemas para dormir es que se despiertan en medio de la noche. Esto tiene muchas posibles causas, incluyendo la menopausia y el desequilibrio hormonal (sobre todo los niveles bajos de progesterona), la depresión, el estrés o el reflujo gastroesofágico. Si eres de las personas que le da vueltas en la cabeza a una idea sin parar, puede ayudarte tomar triptófano a la hora de dormir (500 mg). Puedes cambiarlo por 5-hidroxitriptófano (100 o 200 mg), pues entra al cerebro con más rapidez. Si estás tomando un inhibidor selectivo de la recaptación de serotonina (antidepresivo) como Prozac o Zoloft o sus formas genéricas, entonces debes evitar ambas formas de triptófano. La combinación del antidepresivo y el triptófano puede causar síndrome de serotonina, el cual se caracteriza por fiebre, agitación, sudoración y diarrea, y ocurre cuando el antidepresivo evita la recaptación del neurotransmisor por parte de las sinapsis y lo deja ahí, estimulando las neuronas. La producción de serotonina aumenta porque hay una mayor disponibilidad de su precursor, el triptófano. Esta "tormenta perfecta" es como juntar todas las nubes en un solo lugar: es una combinación peligrosa que causa inundaciones, pero en el caso del cerebro lo que hace es inundar las sinapsis con serotonina.

Otra razón común para despertar en medio de la noche es la disminución de progesterona, la cual puede afectar tanto a hombres como a mujeres. Durante la menopausia es común que los niveles de progesterona disminuyan con respecto a los de estradiol, con la consecuencia de que la proporción de estradiol a progesterona sea demasiado alta. Dado que la progesterona tiene un efecto relajante, la pérdida de progesterona se asocia con ansiedad, falta de sueño y "neblina cerebral". Si tus análisis de laboratorio reflejan que tus niveles de progesterona son poco óptimos, habla con tu médico sobre la alternativa de usar progesterona bioidéntica por vía oral, empezando con 100 mg antes de irte a dormir. "Biodéntica" significa que la hormona tiene la misma estructura molecular que las que el cuerpo produce. En los hombres, los niveles bajos de progesterona suelen asociarse con niveles bajos de testosterona, pues la progesterona es precursora de la testosterona. Dado que los niveles bajos de testosterona son también un factor de riesgo de deterioro cognitivo, los hombres deben optimizar sus niveles de testosterona con ayuda de su médico.

El reflujo gastroesofágico se vuelve improbable si sigues la dieta Ketoflex 12/3, pero si tienes reflujo, es importante evitar los inhibidores de la bomba de protones como omeprazol, pantoprazol, etcétera. Necesitas que el ácido estomacal permita que las enzimas del cuerpo descompongan los alimentos para poder absorberlos de forma adecuada, junto con el zinc, el magnesio, la vitamina B_{12} y otras moléculas esenciales. Además, si produces ácido estomacal de forma adecuada, eso mismo debería inhibir el reflujo gástrico, pues el ácido hace que el esfínter esofágico se cierre y previene el reflujo.

Si te despiertas en la noche por culpa del estrés, considera la opción de meditar o escuchar una grabación como Agilidad Neuronal ("meditación potenciada"). Escuchar este programa impulsa las frecuencias cerebrales asociadas con la relajación y la plasticidad sináptica, que es la base fisiológica de la formación de nuevos recuerdos. Para usar esta estrategia basta con relajarse por las noches (por lo regular cinco veces por semana), recostarse, apagar la luz, usar audífonos y reproducir el programa en un iPhone o iPod o computadora o cualquier otro aparato durante 30 minutos. Quizá al principio sientas una ligera estimulación similar a la de la cafeína, pero esto debe desaparecer al poco tiempo para dar paso a un efecto relajante.

Si me hubieran dicho hace una década que, como científico biomédico, terminaría recomendando la meditación, me habría doblado de la risa. Pero no se puede discutir con las investigaciones que demuestran que quienes practican meditación con regularidad experimentan incrementos del volumen hipocampal, así como otros beneficios, incluyendo reducción de los niveles de estrés.

3. Practica una buena higiene del sueño.

- Mantén tu recámara lo más oscuro posible (la luz disminuye la producción de melatonina que el cerebro produce de forma natural durante el sueño). Usa un antifaz de ser necesario.
- Mantén tu entorno lo más silencioso posible. Apaga los aparatos electrónicos y aléjate de los campos electromagnéticos producidos por televisores, videograbadoras y otros aparatos electrónicos.
- Relájate antes de dormir; si pasas de trabajar a todo vapor a irte a la cama, tendrás dificultades para conciliar el sueño.
- Vete a la cama antes de medianoche, de ser posible. El intento de dormir hasta tarde para compensar el desvelo suele verse afectado por ruidos (teléfonos, tráfico, etcétera), luz y otros estímulos.
- Evita ejercitarte horas antes de irte a dormir, pues el ejercicio incrementa los niveles de adrenalina y dificulta el sueño.
- Ejercítate en las primeras horas del día, de modo que la oleada de adrenalina se haya calmado para cuando sea hora de ir a dormir.
- Evita la luz azul por las noches, que es la que suelen usar las bombillas estándar (sobre todo las nuevas luces LED). Usa filtros para luz de lectura o para la computadora si quieres leer en un aparato antes de dormir.
- Evita estimulantes como la cafeína en la tarde.
- Mantén la televisión fuera de la recámara.
- Evita cenar pesado.
- Mantente hidratado, pero no tomes tanta agua antes de dormir que tengas que levantarte al baño a media noche.

Los sorprendentes efectos del estrés

El estrés implica operar un sistema a un nivel más elevado de aquel para el que está programado. Los humanos no evolucionamos para llevar la vida que muchos llevamos en la actualidad: dietas repletas de azúcar, desvelos acompañados de luces incandescentes, ansiedad laboral constante, falta de sueño, mala nutrición y exposición a cientos de sustancias químicas tóxicas, por mencionar sólo algunos de los elementos que estresan nuestra mente y nuestro cuerpo. Evolucionamos para lidiar con estrés intermitente, no constante.

El estrés incrementa los niveles de cortisol, el cual, a niveles elevados, es tóxico para el cerebro, sobre todo para el hipocampo, donde se consolidan los recuerdos y que es una de las primeras estructuras que se ve afectada por el Alzheimer. El estrés también incrementa una serie de factores de riesgo de deterioro cognitivo y Alzheimer, incluyendo glucosa en la sangre, grasa corporal, riesgo de obesidad, ansia de carbohidratos, permeabilidad intestinal e inflamación, permeabilidad de la barrera hematoencefálica, liberación de calcio e hiperestimulación de neuronas, y riesgo de cardiopatía. También ataca los factores que protegen al cerebro del Alzheimer; es decir, los factores que preservan las sinapsis como la neurogénesis y el crecimiento y mantenimiento de espinas dendíticas asociadas con la formación de recuerdos.

El estrés influye en casi todos los casos de deterioro cognitivo, pero es especialmente insidioso en el deterioro cognitivo leve, subjetivo y Alzheimer tipo 3. En esos casos, el estrés empeora la cognición con mayor rapidez. El comienzo del deterioro cognitivo de esos pacientes suele coincidir con un periodo de mucho estrés.

> Un exitoso abogado de 56 años tomó el caso más difícil de su carrera y trabajó sin parar en él durante dos años, pasando muchas noches en vela. Antes de eso, llevaba varios años deprimido. Ganó el caso, pero pronto empezó a tener dificultades para encontrar la palabra precisa al hablar o escribir, y también para hacer cálculos. Se volvió pasivo y lento. Su PET sugería Alzheimer. Su estatus ApoE era ApoE2/3, no ApoE4. Sus resultados de laboratorio apuntaban hacia Alzheimer tipo 3: tanto TGF-β1 y C4a estaban elevados, por ejemplo, y tenía indicios de micotoxinas en nariz y garganta.

Por eso es crucial incluir disminución del estrés en el programa de optimización cognitiva. La mejor forma de hacerlo dependerá de cada persona. Para mucha gente, la meditación y el yoga son de mucha ayuda para reducir el estrés, disminuir los niveles de cortisol, proteger el hipocampo de la atrofia y aumentar el grosor de la corteza cerebral.

El enfoque más sencillo —pero rara vez usado— es inhalar profundo y despacio varias veces (con el diafragma y el abdomen, no con el pecho). ¡Relájate!

Si te sientes acelerado después de ejercitarte, bájale un poco; tal vez 30 en lugar de 45 minutos, o una menor velocidad en la caminadora. Seguirás queriendo aumentar tu frecuencia cardiaca y hacer entrenamiento de pesas, pero si te está estresando hacer algo como entrenar para un maratón, entonces bajarle al ejercicio ayudará a disminuir los niveles de cortisol.

Si eres adicto a la cafeína, bajarle también ayudará a tus niveles de estrés. Lo mismo ocurre con el alcohol. Por otro lado, los masajes, la risa, la música y el movimiento son excelentes mecanismos para reducir el estrés.

Entrenamiento cerebral

La idea de que los ejercicios cerebrales —por lo regular computarizados— pueden mejorar la función cognitiva es controversial, y algunos científicos critican la falta de pruebas que sustenten su popularidad. Pero cientos de artículos científicos han observado importantes efectos cognitivos del entrenamiento cerebral. Por ejemplo, un programa de entrenamiento de velocidad de procesamiento llamado Double Decision redujo el riesgo de demencia en casi 50% 10 años después del entrenamiento, que es más de lo que ha logrado cualquier medicamento.

Muchas empresas proveen entrenamiento cerebral en línea, incluyendo Posit Science, Lumosity, Dakim y Cogstate. El mayor especialista en el medio es el profesor Mike Merzenich, fundador de Posit Science, la empresa que programa BrainHQ. En 2016, Mike ganó el prestigioso premio de neurociencias Kavli por su trabajo novedoso en el área de la neuroplasticidad. Desde los años ochenta he asistido a las maravillosas conferencias que imparte Mike, y no hay duda de que su grupo de trabajo está mucho más adelantado que cualquiera en el ramo, con más de 130 artículos que demuestran los beneficios de BrainHQ.

El equipo de BrainHQ ha optimizado el programa, de modo que sólo necesitas 10 a 20 minutos al día, cinco veces por semana, para ver mejorías. Otra opción es ejercitar el cerebro 30 minutos, tres veces por semana. Empieza con Hawkeye y Double Decision, y puedes ir agregando otros juegos de memoria y de velocidad de procesamiento. ¡Lo importante es que no te desanimes! Los programas están diseñados para desafiarte de forma constante, de modo que, cuando te empiece a ir bien, se volverán más difíciles. Relájate y, si se vuelven demasiado difíciles, simplemente reduce la cantidad de tiempo.

Inflamación

La inflamación es uno de los principales impulsores del deterioro cognitivo y atiza directamente los mecanismos del Alzheimer. Por ende, resolver el problema de la inflamación es esencial para revertir el deterioro cognitivo. Una vez que los análisis de laboratorio determinen *por qué* hay inflamación, recomiendo un enfoque tripartito para disminuirla:

1. **Resuelve la inflamación.** Una forma efectiva de hacerlo es tomando suplementos llamados mediadores especializados pro resolución, como los contenidos en un producto llamado SPM Active. Estos mediadores, que llevan nombres como resolvina, protectina y maresina, los produce el cuerpo en el lugar de la inflamación y funcionan como agonistas de resolución, pues ayudan al sistema inmune a completar su respuesta a la inflamación u otra amenaza detonadora de inflamación, y volver al punto de partida saludable y no inflamatorio. Si el cuerpo no lo hace por sí solo, SPM Active puede proveer los agonistas de resolución faltantes. Puedes tomar de dos a seis cápsulas al día, durante un mes. Mientras tanto, es importante eliminar las causas subyacentes de la inflamación, como malos hábitos alimenticios e infecciones crónicas.

2. **Inhibir las nuevas respuestas inflamatorias.** Los antiinflamatorios como los ácidos grasos omega-3 y la cúrcuma ayudan a prevenir nuevas respuestas inflamatorias. Recomiendo tomar un gramo al día de omega-3 DHA (ácido docosahexaenoico) de aceite de pescado o de krill, o de alga, y la misma cantidad de cúrcuma, ya sea en ayunas o acompañado de grasas. Hay muchos otros antiinflamatorios, como el jengibre, la canela, la pregnenolona, el clavo y el tomillo, y alimentos antiinflamatorios como hortalizas de hoja verde, betabel y brócoli. El protocolo ReDECO no incluye antiinflamatorios no esteroideos como ibuprofeno, pues éstos pueden dañar los intestinos y los riñones.

3. **Eliminar todas las fuentes de inflamación.** No sirve de mucho tratar la inflamación si hay algo que la sigue detonando, por lo que es esencial prevenir la exposición a agentes inflamatorios. Puede haber más de una fuente, incluyendo permeabilidad intestinal, una dieta alta en carbohidratos simples o grasas trans, e infecciones crónicas como enfermedad de Lyme, virus como *Herpes simplex* o mohos como *Aspergillus* o *Penicillium*. La falta de

higiene bucal también puede causar inflamación crónica; como ya mencioné previamente, en el cerebro de personas con Alzheimer se han encontrado bacterias orales como *P. gingivalis*.

Si los marcadores de inflamación siguen estando elevados después de eliminar los factores potenciales más obvios, entonces habrá que hacer una evaluación más exhaustiva. Deberás hacerte pruebas de autoanticuerpos, como los que causan artritis reumatoide, enfermedad de Lyme crónica, otras infecciones causadas por garrapatas como *Babesia* y *Bartonella*, así como otras afecciones médicas no diagnosticadas.

Sanar el intestino

Hay múltiples formas de sanar el intestino y libros y sitios web dedicados a ello, pero aquí resumiré los puntos centrales.

Sanar el intestino es esencial para la mayoría de la gente, pues la permeabilidad intestinal es mucho más común de lo que se cree. Si tu prueba Cyrex Array 2 sale positiva o tienes alguna intolerancia alimenticia, distensión, estreñimiento o diarrea, es probable que padezcas intestino permeable, lo que implica que la integridad del recubrimiento intestinal está afectada. Sanar el intestino disminuye la inflamación sistémica, mejora la absorción de nutrientes, afina las reacciones del sistema inmune y promueve un microbioma óptimo, lo que a su vez incrementa los productos del microbioma, como hormonas y neurotransmisores. Es una táctica clave para prevenir y revertir el deterioro cognitivo.

El primer paso para sanar el recubrimiento intestinal es comprender qué lo está causando e irlo eliminando o reduciendo al mínimo. He aquí una lista de potenciales agravantes:

* Azúcar
* Intolerancia/alergia al gluten (o a otros cereales), los lácteos u otros alimentos
* Intolerancia/alergia a sustancias químicas presentes en alimentos procesados (refrescos, edulcorantes artificiales, conservadores, tintes, aglutinantes, etcétera)
* Herbicidas (como glifosfato)
* Pesticidas
* Alimentos transgénicos

- Alcohol
- Antibióticos, ya sea ingeridos por vía oral o a través de alimentos de origen animal provenientes de granjas industrializadas
- Antiinflamatorios, como aspirina u otros antiinflamatorios no esteroideos (como ibuprofeno), o esteroides
- Estrés

Además de eliminar o minimizar estos potenciales agravantes, hay medidas complementarias para sanar el intestino. Un método es beber caldo de hueso,[4] el cual es un fluido seguro y fisiológico. De hecho, muchas culturas ancestrales y tradicionales que consumen poca carne —como la gente de Okinawa, famosa por su longevidad— son muy asiduas a usar los huesos de animales, los cuales son fuente de cartílago, tendones y médula ósea que liberan colágeno, muchos aminoácidos como glutamina y glicina, minerales y vitaminas que sellan el intestino y fortalecen la barrera intestinal.

Muchas de esas culturas dejan la olla hirviendo todo el día y usan el caldo como base para sopas, guisados y otros platillos. Algunos grupos abogan por beber caldo de hueso durante uno a tres días, mientras que al mismo tiempo se eliminan y reintroducen los alimentos uno por uno. Otros usan el caldo de hueso como complemento de la dieta Ketoflex 12/3 (consulta el protocolo de Julie, en el capítulo 9).

Es posible comprar caldo de hueso de animales orgánicos de pastoreo o pescados silvestres, pero también se puede hacer en casa. Hay varias páginas web donde se discuten los métodos para adquirirlo o prepararlo en casa.

Si el caldo de hueso no es de tu agrado, hay algunos atajos, como con casi todos los elementos de ReDECO. Algunas personas toman cápsulas de calostro o de L-glutamina o zinc y L-carnosina, todo lo cual ayuda a sanar el intestino. Otra posibilidad es seguir una dieta con carbohidratos específicos que permita la regeneración intestinal, llamada dieta SCD: http://draxe.com/scd-diet.[5]

Sin importar si eliges sanar tu intestino con caldo de carne, calostro, L-glutamina o la dieta SCD, la curación debe volverse notoria tres o cuatro semanas después. Vuelve a hacerte la prueba de permeabilidad intestinal Cyrex Array u otra para asegurarte de que haya sanado bien. De ser así, ahora puedes incluir probióticos y prebióticos en tu dieta. (Si los tomas cuando aún tienes permeabilidad intestinal, corres el riesgo de que los fragmentos de bacterias se filtren al torrente sanguíneo e incremente la inflamación.) Es como limpiar y reparar una pecera con filtraciones (sanar el intestino), lo cual te permite volver a meter los peces (los probióticos) y darles de comer (los prebióticos).

Como ya señalé en la sección sobre nutrición, la mejor forma de hacerlo es por medio de alimentos. Básicamente hay que obtener los probióticos (bacterias) de alimentos fermentados como chucrut y kimchi, y los prebióticos de alimentos ricos en fibra como jícama, cebolla, puerro y ajo. Si tomas una cápsula de probióticos adicional a estos alimentos, querrás usar un probiótico que contenga entre 30 y 50 mil millones de UFC totales (unidades formadoras de colonias, las cuales representan el conteo de bacterias vivas). El doctor David Perlmutter, neurólogo y autor de *Cerebro de pan*, recomienda incluir las cinco especies nucleares de bacterias vivas enumeradas en el cuadro 3.

Una vez que hayas optimizado tu microbioma intestinal, deberás dejar de sufrir distensión, estreñimiento o diarrea, y habrás eliminado una fuente sustancial de inflamación. También eliminarás las toxinas de forma más eficiente y, sobre todo, habrás dado un paso enorme hacia la mejoría cognitiva.

Cuadro 3
Cinco especies nucleares de bacterias recomendadas como probióticos[6]

Especie	Efectos	Fuente
Lactobacillus plantarum	Regula la inmunidad, disminuye la inflamación intestinal, ayuda a retener nutrientes.	Kimchi, chucrut y otras verduras fermentadas
Lactobacillus acidophilus	Favorece la inmunidad, disminuye las infecciones por levaduras, mejora los niveles de colesterol.	Lácteos fermentados
Lactobacillus brevis	Incrementa los niveles de BDNF, mejora la función inmune.	Chucrut, pepinillos

Especie	Efectos	Fuente
Bifidobacterium lactis	Disminuye los patógenos de origen alimenticio (como salmonella), fortalece la inmunidad, mejora la digestión.	Lácteos fermentados
Bifidobacterium longum	Disminuye la cantidad de patógenos, mejora los niveles de colesterol.	Verduras y lácteos fermentados

Ahora que tu intestino ha sanado y tu microbioma intestinal ha sido optimizado, es hora de abordar otro microbioma potencialmente más importante, en lo que se refiere al deterioro cognitivo: el microbioma rinosinusal de la nariz y los senos paranasales. Como podrá decirte cualquier consumidor de cocaína, la forma más veloz de llegar al cerebro es por la nariz. Los microbios también lo han descifrado,[7] así que cada vez encontramos más ejemplos en los que la nariz, la garganta y los senos paranasales se ven afectados por rinosinusitis crónica (inflamación de la nariz y los senos paranasales). Los responsables suelen ser especies de moho o de bacterias como ECoNMR (estafilococos que forman capas protectoras llamadas biofilms y que son resistentes a muchos antibióticos). Los biofilms son "iglús bacterianos" que protegen a las bacterias de los antibióticos y hacen que sea mucho más difícil erradicarlas.

No sólo el microbioma rinosinusal tiene acceso al cerebro. También los productos que los microbios secretan, los cuales pueden destruir ciertas moléculas en el cerebro que sustentan a las neuronas y las sinapsis. Por ende, si tus análisis de laboratorio indican un aumento de C4a (un componente del sistema inmune que se incrementa ante la exposición a biotoxinas), si tienes síntomas que sugieren Alzheimer tipo 3 o si tienes problemas crónicos de sinusitis, es importante hacer algo por el microbioma de los senos paranasales, la nariz y la faringe. La estrategia es sencilla y ordenada. Para más información, quizá quieras consultar el sitio web del doctor R. Shoemaker, http://www.survivingmold.com (en inglés), o quieras que te evalúe alguno de los médicos certificados en el protocolo Shoemaker, que figuran en su sitio web.

1. Si hay presencia de patógenos ECoNMR (estafilococos coagulasa negativos multirresistentes a antibióticos) o moho, hay que tratar eso primero. En el caso de ECoNMR hay un espray nasal llamado BEG —Bactroban (mupriosina) 0.2%, edetato disódico (EDTA) 1% y gentamicina 3%— que es bastante efectivo. Se puede combinar con SinuClenz y Xlear para disminuir el ardor y favorecer la cicatrización. El moho se puede tratar con itraconazol, un antimicótico, o con guduchi (*Tinospora cordifolia*), un impulsor del sistema inmune.

2. Restablecer un microbioma óptimo. Hay cada vez más productos para lograrlo; es decir, probióticos para la nariz y los senos paranasales, como ProbioMax ENT y Restore. (Restore fue desarrollado originalmente para la salud intestinal, pero ahora tiene una fórmula nasal.) Si no los encuentras, un atajo es restablecer tu microbioma nasal usando un bastoncillo de algodón con jugo de kimchi para limpiarte la nariz. La idea es la misma que con el microbioma intestinal: los microbios protectores previenen la reaparición de bichos dañinos, como los ECoNMR.

3. Elimina la fuente de patógenos. Si hay moho en tu hogar, auto o lugar de trabajo, o en cualquier otro lugar donde pases mucho tiempo, es fundamental eliminarlo. Hay organizaciones como Mycometrics (https://www.mycometricscom) capaces de valorar la presencia de moho en un espacio y emitir lo que se conoce como ERMI (índice de moho relativo de la Agencia de Protección Ambiental de Estados Unidos), el cual mide la cantidad de moho. Si recibes una calificación de 2 o más, es indispensable contratar a una empresa que resuelva el problema. Sin duda no es práctica si el moho está en el lugar de trabajo, en cuyo caso deberás hablar con la administración. Sé que es un aspecto controversial, pero cada vez están mejor documentadas las enfermedades causadas por exposición al moho —incluyendo el deterioro cognitivo—, tanto en el hogar como en el trabajo.

Equilibrio hormonal

Alcanzar niveles hormonales óptimos es una de las partes más importantes y efectivas de ReDECO, pero también es una de las más controversiales y difíciles de lograr, por varios motivos. En primer lugar, el uso de terapias de remplazo hormonal en mujeres posmenopáusicas sigue siendo motivo de debate en la comunidad médica. Algunos expertos la rechazan en casi todos los casos, mientras que otros afirman que sólo se debe contemplar durante los cinco años posteriores al inicio de la menopausia, y otros más afirman que se debe considerar en mujeres con deterioro cognitivo subjetivo, leve o Alzheimer, incluso si tienen más de 70, 80 o 90 años. Por ende, es importante consultar a un experto en remplazo hormonal bioidéntico, de preferencia alguno que tenga experiencia con deterioro cognitivo. La razón por la que hago énfasis en las hormonas bioidénticas es que éstas tienen las mismas estructuras moleculares que las que produce el cuerpo, lo que significa que es más probable que produzcan los mismos beneficios y que tengan menos efectos secundarios indeseables. Los estrógenos bioidénticos son 17 beta-estradiol, estrona y estriol. Los estrógenos no bioidénticos, por ejemplo, son los que se extraen de la orina de yeguas embarazadas, que son la fuente del fármaco Premarin.

Al igual que con los niveles de vitaminas y otros componentes, como ya se discutió previamente en la sección sobre conceptualización del tratamiento, "dentro de los límites normales" puede distar mucho de lo que son los niveles óptimos. Esto es importantísimo cuando se trata de optimizar la función cognitiva y revertir el deterioro cognitivo. Por ende, la meta no es que estés "dentro de los límites normales", sino que alcances los valores óptimos para cada hormona.

Un tercer problema es que la medición de los niveles hormonales no nos habla del funcionamiento de la hormona dentro del cuerpo, sino sólo de sus cantidades. Para beneficiarte de cualquier hormona, es indispensable que ésta llegue a su receptor, se adhiera a él y viaje con el receptor al núcleo para activar distintos genes que produzcan proteínas que ejerzan sus efectos coordinados en el metabolismo. Aquí se ve cuántos pasos hay entre la medición de los niveles de hormonas y el efecto real que tiene cada una en el organismo. Por eso es esencial sopesar los niveles hormonales con los síntomas. Por ejemplo, al evaluar tu estatus tiroideo, puedes hacer un buen análisis de la función tiroidea actual, si te tomas la temperatura basal en las mañanas o usas Thyroflex para medir tus reflejos. Si la temperatura basal no es de al menos 35.6° C, entonces es probable que tu función tiroidea sea poco óptima. Además, si hay síntomas claramente vinculados con la tiroides —como aumento de peso, letargia, estreñimiento o caída del cabello—, es probable que tu función tiroidea sea deficiente.

Un cuarto desafío es que se debe contemplar la función de las hormonas no sólo de forma individual, sino concertada, pues influyen las unas en las otras. Por ende, no hay que ver la función tiroidea como algo aislado, sino en su interacción con otros sistemas hormonales, como las suprarrenales y las hormonas esteroideas sexuales. Optimizar todos estos sistemas permite que el todo funcione de la mejor forma posible y, por ende, favorezca la cognición lo más posible.

Para prevenir o revertir el deterioro cognitivo es esencial colaborar con tu médico para optimizar tus niveles hormonales:

1. **Tiroides:** como ya señalé, en muchas personas con deterioro cognitivo la función tiroidea es deficiente. La principal hormona tiroidea activa es la T3, pero el tratamiento habitual suele enfocarse en la T4 (levotiroxina), la cual puede o no ser convertida de forma eficiente en T3. Por ende, es preferible tomar la combinación de T3 y T4 que se encuentra en extractos tiroideos como Armour Thyroid o NP Thyroid o Nature-Throid o productos similares. Si prefieres las combinaciones farmacológicas, entonces necesitarás combinar levotiroxina con liotirorina. Darles seguimiento a tus síntomas y resultados de laboratorio te ayudará a optimizar la dosis. Además, dado que la producción de la hormona tiroidea propia requiere yodo, si tus niveles hormonales o tu función tiroidea son deficientes, revisa tus niveles de yodo. Si son bajos, toma pastillas de yodo (una al día) o fuentes de yodo como la alga marina kelp.

2. **Estradiol y progesterona (para mujeres):** el estradiol (y, en menor medida, los estrógenos relacionados: estrona y estriol) y la progesterona tienen efectos potentes en el organismo, incluido el cerebro. Por este motivo, el tratamiento con estradiol y progesterona es controversial. Por un lado, tienen efectos neuroprotectores y favorecen la cognición, además de influir directamente en la balanza molecular que promueve el Alzheimer. Por esta razón se ha evaluado usar estrógeno como tratamiento potencial para Alzheimer (como imaginarás, por sí solo no ha resultado ser útil). Por otro lado, el estradiol —sin el efecto equilibrante de la progesterona— incrementa el riesgo de cáncer cervicouterino y de mama. Por ende, si tus niveles hormonales son bajos, consulta a un especialista en el tema que tenga experiencia en tratar el deterioro cognitivo y el riesgo de deterioro cognitivo.

Hay varios puntos clave que debes discutir con un especialista:

- Cada vez hay mayor consenso de que las hormonas bioidénticas —las que tienen la misma composición molecular que las que produce el propio cuerpo— son preferibles a las imitaciones, como Premarin.
- No hay consenso sobre cuánto tiempo es apropiado darle tratamiento hormonal a una mujer después de la menopausia, si experimenta deterioro cognitivo o está en riesgo de desarrollarlo.
- Distintos especialistas emplean diferentes valores óptimos de estrógenos, y el valor ideal para revertir el deterioro cognitivo como parte de un programa integral aún se desconoce. Algunos argumentan que la meta es entre 80 y 200 pg/ml (80 es el umbral para prevenir la osteoporosis), mientras que otros sugieren que 30 pg/ml es suficiente. También hay desacuerdos respecto a la medición de estradiol en saliva, en muestras de orina de 24 horas o con otros métodos.
- Para la progesterona, empieza con 100 o 200 mg de una versión bioidéntica, como Prometrium, antes de dormir. El objetivo es tener niveles de 1 a 20 ng/ml, pero monitorea tus síntomas —como cambios de ánimo y letargia, los cuales pueden indicar que tus niveles de progesterona están demasiado altos— para optimizar tu proporción de estradiol a progesterona.

Toma el estradiol bioidéntico (o una combinación de estradiol-estriol) por vía transdérmica o transvaginal, pues tomarlo por vía oral puede provocar daño hepático. Y asegúrate de monitorear tu respuesta cognitiva, así como tus niveles hormonales y cualquier efecto secundario. Dado que se ha observado que la terapia de remplazo hormonal incrementa el riesgo de cáncer de mama, realízate mamografías y exámenes ginecológicos con la frecuencia debida, dependiendo de tu edad.

Por razones que aún no son del todo claras, es de suma importancia que mujeres con deterioro cognitivo subjetivo, leve o Alzheimer tipo 3 optimicen sus niveles hormonales. De hecho, si tienes características de Alzheimer tipo 3, es muy importante que discutas la terapia de remplazo hormonal bioidéntica con tu médico.

3. **La testosterona es otro participante crítico en el minué sináptico, y los niveles óptimos favorecen el mantenimiento de las sinapsis.**

Si padeces deterioro cognitivo o estás en riesgo de desarrollarlo, es buena idea que consultes con tu médico la necesidad de optimizar tus niveles de testosterona.

Para los hombres es especialmente importante si sus niveles de testosterona están por debajo de 300 ng/dL o sus niveles de testosterona libres están por debajo de 6 pg/ml (los niveles para mujeres son mucho menores, por supuesto, y sus niveles totales de testosterona deben estar entre 30 y 70). Al igual que otras hormonas, la testosterona es una molécula poderosa que tiene efectos en el cerebro y en todo el cuerpo. Por ende, empieza por colaborar con tu médico para mantener niveles óptimos; puedes usar testosterona en gel o crema si tus niveles son demasiado bajos, o algún suplemento para incrementar la testosterona disponible en el mercado. En segundo lugar, monitorea los efectos secundarios, como medirte el antígeno prostático específico para prevenir cáncer de próstata, o tus niveles de calcio para prevenir cardiopatías. En tercer lugar, monitorea tu respuesta cognitiva y usa la dosis mínima efectiva. Por último, no dejes la testosterona de golpe si quieres discontinuar su uso; ve dejando los suplementos de forma gradual, durante algunos meses, pues el desbalance entre niveles de hormona y cantidad de receptores es dañino, causa pérdida de sinapsis y deterioro cognitivo.

Las mujeres también pueden beneficiarse de la optimización de testosterona a los niveles previamente mencionados.

4. **Función adrenal: cortisol, pregnenolona y DHEA.** Cuando estás estresado, tus suprarrenales entran en acción y producen un arma de doble filo. Por el lado positivo, la respuesta de estrés protege contra patógenos y otras amenazas; por el lado negativo, los niveles elevados de cortisol dañan las neuronas del hipocampo. Para ello, querrás la solución de Ricitos de Oro: niveles de hormonas suprarrenales no demasiado altos ni demasiado bajos, sino en el punto medio. Dado que la pregnenolona es el esteroide maestro del cual se derivan los estrógenos, la testosterona y el cortisol (entre otras hormonas), si estás en una situación de estrés puedes estarte "robando" la pregnenolona para generar cortisol, lo que disminuye tu capacidad de producir estradiol o testosterona. Este "robo de pregnenolona" es muy común, y se puede atajar con suplementos de pregnenolona de venta libre, empezando por 10 mg diarios y aumentando hasta 25 mg diarios o la dosis

necesaria para alcanzar niveles de pregnenolona de entre 50 y 100 ng/dL.

Si tus niveles de cortisol matutino son bajos (menos de 8 mcg/dL), deberás realizarte otros exámenes, pues puede ser indicativo de que no respondes bien al estrés. De igual modo, si tu cortisol matutino está elevado (por encima de 18 mcg/dL), deberás hacerte estudios adicionales para determinar si hay estresores importantes que hayan sido pasados por alto, como infecciones.

Durante dos años, Lisa, de 52 años, se había estado quejando de dificultad para recordar cosas y encontrar las palabras para expresarse. Accidentalmente, dejó encendida la estufa y causó un incendio. Tenía varios antecedentes familiares de Alzheimer. La valoración neuropsicológica sugería un diagnóstico de deterioro cognitivo leve amnésico, y su evaluación MoCA era de 25/30, lo cual también era compatible con deterioro cognitivo leve. Varios de sus niveles hormonales estaban por debajo de niveles óptimos. Su médico familiar la envió al endocrinólogo, quien por desgracia no hizo mucho:

1. No revisó la temperatura corporal basal de Lisa ni le pidió que lo hiciera; tampoco usó Thyroflex, de modo que no tenía idea alguna de su función tiroidea actual.

2. La T3 libre de Lisa estaba muy baja, en 1.8; pero su T4 libre estaba bien, en 1.3. La TSH estaba muy alta, en 5. Esta combinación implicaba que no estaba convirtiendo la T4 (precursora de la T3) a T3 de forma eficiente, lo cual es un problema común. Y el incremento de TSH demostraba que su cuerpo reconocía que la función tiroidea era baja. El endocrinólogo no hizo más que aumentar su T4 sin agregar T3, lo que demuestra que no comprendió su problema, que era que no estaba convirtiendo la T4 a T3, y la T3 es esencial como hormona tiroidea activa, por lo que aumentar la T4 no es suficiente.

3. Sus niveles de pregnenolona eran muy bajos, pero el especialista le dijo que no era más que una "pro hormona" y que no era indispensable hacer algo al respecto. De hecho, la pregnenolona tiene efectos importantes en la función cerebral.

4. No optimizó sus niveles de estradiol ni de progesterona, lo que indica que no tomó en cuenta los efectos sumamente críticos del estradiol y la progesterona en la cognición.

Homeostasis de metales

El dogma médico sostiene que el Alzheimer no es causado por metales como el mercurio ni por infecciones, hipotiroidismo, niveles bajos de vitamina D ni cualquier otra cosa. No obstante, como ya expliqué en el capítulo 4, hay evidencias sólidas de que el deterioro cognitivo, incluyendo el Alzheimer, es causado por un desequilibrio entre la preservación de sinapsis y la destrucción de sinapsis, y que docenas de factores disminuyen la primera y aceleran la segunda, muchos de los cuales influyen de forma directa o indirecta en la PPA (proteína precursora de amiloide). Las evidencias demuestran que la PPA responde a metales como hierro, cobre y zinc.

> Beth, de 70 años, empezó a quejarse de pérdida de memoria. Exhibía problemas con la memoria a corto plazo, dificultades para encontrar las palabras precisas y para entender cosas, problemas para manejar aparatos electrónicos como su celular, y se confundía al trasladarse, incluso en lugares conocidos. Su genotipo ApoE era ApoE3/4, su tomografía FDG-PET mostraba hipermetabolismo marcado en los lóbulos temporal y parietal que caracteriza al Alzheimer, su tomografía también mostraba indicios de amiloide (compatible también con Alzheimer), y su resonancia magnética mostraba que el volumen de su hipocampo estaba en el percentil 18° para su edad. Sus niveles de mercurio orgánico e inorgánico estaban elevados, con niveles de mercurio total en el percentil 95°. Su excreción de mercurio estaba muy por debajo de lo normal, lo que podía estar contribuyendo a la intoxicación por mercurio.

En la facultad de medicina se nos enseña a distinguir el Alzheimer de "causas reversibles de demencia". No obstante, esta idea es equívoca porque las causas reversibles de la demencia son también factores que contribuyen potencialmente al proceso conocido como Alzheimer. Tanto Beth (la del recuadro anterior) como Karl (del capítulo 6) y muchas otras personas con síntomas y resultados de imagen consistentes con Alzheimer tienen en común que el mercurio es un factor determinante. Aunque no es el caso de la mayoría de los pacientes con Alzheimer, sí lo es de una minoría importante. Eso hace que sea esencial no pasar por alto señales de toxicidad por mercurio, sobre todo porque es tratable.

Si tus niveles de mercurio (sobre todo el inorgánico) son elevados, ayuda que te quite las amalgamas un dentista entrenado que no te exponga a niveles elevados de mercurio en el proceso. También es importante extraer el mercurio de tu sistema. Un método efectivo, desarrollado por Quicksilver y que es menos invasivo que la quelación, usa tratamientos pulsados que activan un gen llamado Nrf2, el cual ayuda al cuerpo a eliminar mercurio, plomo, arsénico, hierro y otros metales potencialmente tóxicos.

Si tu proporción de cobre a zinc es elevada (ambos deben estar presentes en niveles de alrededor de 100 mcg/dL, y, por ende, la proporción debe ser de 1), debes emprender acciones para aumentar tus niveles de zinc y disminuir los de cobre hasta que la proporción esté por debajo de 1.3:1. El profesor George Brewer, cuyas investigaciones mencioné en el capítulo 7, ha demostrado que tratar la deficiencia de zinc y la sobrecarga de cobre deriva en deterioro cognitivo. Brewer recomienda el siguiente protocolo:

1. Picolinato de zinc, 25 a 50 mg (pero no más de 50 mg) al día para incrementar los niveles de zinc.
2. Ácido alfa-lipoico (un antioxidante), de 30 a 60 mg al día (para prevenir el daño oxidativo asociado al exceso de cobre).
3. Vitamina C, 1 a 3 g al día (para quelar y eliminar el cobre).
4. Piridoxina (vitamina B$_6$), 100 mg al día (para favorecer la desintoxicación).
5. Manganeso, 15 a 30 mg al día (para favorecer el efecto enzimático antioxidante).
6. Reducción de estrés.
7. Evitar vitaminas con alto componente de cobre.

Asimismo, revisa tus marcadores de inflamación (como hs-CRP), pues la inflamación crónica contribuye tanto a aumentar la proporción de cobre a zinc, como al deterioro cognitivo.

Toxinas

La desintoxicación puede ser la parte más difícil de ReDECO, dado que hay muchas toxinas que pueden contribuir al deterioro cognitivo. Por fortuna, también hay varios tratamientos disponibles para la desintoxicación, empezando por la comida.

Carol, una enfermera de 59 años, había sido evaluada en un reconocido centro especializado en Alzheimer cada año durante cuatro años. Su evaluación neuropsicológica inicial sugirió deterioro cognitivo leve, su resonancia magnética mostró atrofia grave del hipocampo por debajo del percentil 1° para su edad, y su genotipo ApoE era ¾. Se le trató con memantina, pero siguió empeorando hasta desarrollar Alzheimer. Al poco tiempo se volvió silenciosa y respondía con lentitud, y perdió el interés en la lectura y en conversar.

Cuando su esposo la llevó a mi consultorio, le expliqué que tenía Alzheimer tipo 3 (con base en la edad de desarrollo, la clase de síntomas y los resultados de laboratorio), y por ende era altamente probable que hubiera estado expuesta a alguna sustancia tóxica. Los estudios revelaron niveles muy elevados de micotoxinas en orina, así como enfermedad de Lyme (pruebas posteriores exhibieron una coinfección común a Lyme, causada por *Babesia*). También tenía niveles altos de IgG, lo que indicaba hipersensibilidad a *Cladosporium herbarum*, *Penicillium notatum* y heces de paloma. Su cultivo ECoN-MR salió positivo. La puntuación ERMI de su casa (una puntuación de moho, que en promedio debe ser cero) era 6.7, lo que indicaba niveles elevados de moho tóxico.

Carol comenzó el protocolo ReDECO. Para abordar las micotoxinas, recibió glutatión intravenoso dos veces por semana. Con cada dosis mostraba mejoría, pero a la mañana siguiente volvía al deterioro anterior. También recibió colestiramina y VIP intranasal como parte del protocolo Shoemaker para exposición a micotoxinas. Se mudó a un nuevo hogar, pero por desgracia su puntuación ERMI era 7; empezó a pasar más tiempo en exteriores y en una casa rodante. También consiguió un filtro HEPA portátil para usarlo en interiores. A partir de ahí empezó a mejorar. Seis meses después, su esposo me escribió: "Carol está mucho mejor. Ha empezado a seguir conversaciones y a dar respuestas sensatas. Lo más notable es que su personalidad ha vuelto a sobresalir, y ha vuelto a interactuar con las personas. Tomó CME (educación médica continua) y fue capaz de interpretar y encontrar respuestas mejor que antes. Estaba tan emocionada que siguió haciéndolo durante horas".

Para tener noción de si has estado expuesto a niveles elevados de sustancias tóxicas, empieza con tu historial:

- ¿Te han puesto anestesia general? Si es así, ¿cuántas veces?
- ¿Comes pescados con alto contenido de mercurio, como atún, pez espada o tiburón? ¿Con cuánta frecuencia?

- ¿Es posible que haya moho en tu casa, tu auto o tu lugar de trabajo?
- ¿Consumes alimentos procesados y no orgánicos?
- ¿Te han picado garrapatas?
- ¿Tomas algún medicamento?
- ¿Tomas inhibidores de la bomba de protones para el reflujo gástrico?
- ¿Cuánto alcohol bebes?
- ¿Usas maquillaje, espray de cabello o antitranspirante?
- ¿Con cuánta frecuencia sudas? (Es una ruta importante para la eliminación de toxinas.)
- ¿Padeces estreñimiento? (La evacuación también es otra ruta para la eliminación de toxinas.)
- ¿Bebes al menos un litro de agua purificada al día? (Orinar es la tercera ruta importante.)

Un hombre me contactó porque su esposa de 52 años llevaba dos años padeciendo deterioro cognitivo, desde que le llegó la menopausia. Le habían recetado sertralina para la depresión. Tenía dificultades para hacer cheques, pagar facturas y completar oraciones. Su PET sugería Alzheimer. Cuando le pregunté por potencial exposición al moho, el esposo contestó: "No... salvo por todo el moho negro que hay en el sótano, pero supongo que ése no es el problema".

Si padeces intoxicación por metales —en especial niveles elevados de mercurio o una proporción alta de cobre a zinc— hay varias formas de tratarla, como la quelación. Un método más amable, pero igual de efectivo, como señalé en la discusión sobre homeostasis de metales, es el desarrollado por Quicksilver, llamado Detox Qube.

Si las pruebas y los valores descritos anteriormente indican que estás intoxicado con toxinas del moho u otros microbios —es decir, biotoxinas—, el tratamiento óptimo puede ser complicado y particular, dependiendo de aquello a lo que estés expuesto. Por ende, es útil trabajar en colaboración con un especialista en el tratamiento de enfermedades asociadas a biotoxinas, como aquellos certificados en el protocolo Shoemaker[8] o médicos funcionalistas experimentados en enfermedades por biotoxinas.[9]

1. En primer lugar, si las pruebas del capítulo 7 revelan que tienes patógenos como ECoNMR o especies de moho, tu médico deberá tratarlos como describí en la discusión previa sobre el microbioma de los senos paranasales.

Hay varias formas de inactivar y excretar las toxinas asociadas a patógenos, y mejorar la cognición de pacientes con deterioro cognitivo leve, deterioro cognitivo subjetivo y Alzheimer tipo 3:

- El glutatión intravenoso —un poderoso antioxidante y antitoxina— puede provocar mejorías rápidas en el estatus mental, pero sólo duran unas cuantas horas. No obstante, las inyecciones dos veces por semana pueden derivar en ganancias cognitivas sostenidas. Como alternativa, puedes incrementar el glutatión con glutatión liposomal, glutatión nebulizado o cápsulas de N-acetilcisteína.
- El VIP (péptido intestinal vasoactivo) intranasal provee soporte trófico al cerebro. Suele administrarse una vez que los cultivos ECoNMR salgan negativos. Su uso suele asociarse con mejoría cognitiva.
- Ciertos alimentos favorecen la desintoxicación: cilantro, verduras crucíferas (coliflor, brócoli, coles, kale, rábanos, coles de Bruselas, nabo, berros, colinabo, arúgula, maca, grelo y bok choy), aguacate, alcachofa, betabel, diente de león, ajo, jengibre, toronja, limón, aceite de oliva y algas marinas.
- Puedes acelerar la eliminación de toxinas si tomas colestiramina, Welchol o guggul que se adhiera a las toxinas (o *Chlorella*, sobre todo para metales) y mejorar la excreción entrando a un sauna, seguido de una ducha con un jabón no emoliente (como jabón de Castilla), o si orinas después de hidratarte con agua de filtro.
- Los pacientes con enfermedades asociadas a biotoxinas suelen mejorar más si su protocolo incluye optimización de hormonas bioidénticas.

2. En segundo lugar, después del tratamiento restablece tu microbioma siguiendo los pasos descritos previamente sobre probióticos para la nariz y los senos paranasales.
3. En tercer lugar, elimina las fuentes de patógenos. Si una inspección visual o una evaluación presencial indica que hay moho en

tu casa, auto o lugar de trabajo, tienes varias opciones. Una es pasar más tiempo en exteriores, aunque obviamente no puedes pasar tu vida fuera de casa. Como alternativa, puedes comprar un filtro HEPA portátil, como el que produce IQAir. Para más consejos sobre cómo cumplir con este punto, te recomiendo también que leas el excelente libro del doctor Ritchie Shoemaker sobre biotoxinas, *Surviving Mold*.[10]

Capítulo 9

La importancia de las redes sociales para el éxito del protocolo ReDECO: dos rutinas cotidianas

El éxito se mide según qué tan alto rebotas
después de tocar fondo.

GEORGE S. PATTON

Julie, una de las personas a las que les ha ido sumamente bien con el protocolo ReDECO, tuvo la bondad de compartirme su rutina diaria para incluirla aquí. Ella lleva cinco años en el protocolo, por lo que su tratamiento personalizado ha ido evolucionando a medida que se abordan distintos factores de riesgo y se ha vuelto bastante extenso. Pero no te dejes disuadir por eso. Como ya mencioné, el protocolo de cada persona es único y se optimiza según sus circunstancias, además de que puedes ir incorporando uno por uno los elementos del programa.

Para Julie fue un sobresalto descubrir que tenía dos copias del alelo ApoE4 y que había desarrollado bastantes problemas cognitivos con apenas 49 años de edad. Se perdía en lugares familiares, desconocía a la gente y se le olvidaban cosas. Hasta que se hizo un examen genético, no se consideraba que pudiera estar desarrollando Alzheimer por su edad. Por desgracia, uno de sus primos también había desarrollado Alzheimer grave desde una edad temprana. Julie contactó a un neurólogo especializado en Alzheimer, y después de esperar meses para conseguir cita con él, por fin pudo consultarlo. Le explicó su estatus genético y sus síntomas, y le pidió que le ayudara a frenar el deterioro y, de ser posible, recuperar la memoria y la cognición perdidas. El doctor le contestó bruscamente: "Suerte con eso", sin ofrecerle esperanza alguna. (Por desgracia, los neurólogos en general no somos famosos por nuestros buenos tratos.) Julie no tardó en descubrir que no estaba sola. Hay alrededor de 7 millones de estadounidenses que tienen dos copias del alelo ApoE4, y más de 99% de ellos no lo saben. Otros 75 millones de estadounidenses tienen una sola copia de ApoE4. Y como puedes imaginar, enterarte de tu estatus genético cuando ya está en marcha el proceso de deterioro cognitivo es descorazonador, por decir lo menos.

La valoración cognitiva de Julie mostró que estaba apenas en el percentil 35° para su edad cuando inició el tratamiento. No obstante, después de varios meses en el programa notó mejorías sustanciales, y su evaluación cognitiva se elevó al percentil 98°. Cinco años después (y contando) sigue ahí. Julie ha estado muy en sintonía con los cambios en su capacidad para pensar y recordar, y ha tomado nota de lo que parece ayudarle y de lo que le molesta. Esto es algo que he oído varias veces de gente a la que le ha ido muy bien con el protocolo.

Ésta es la rutina diaria de Julie, a quien le agradezco por compartirla con nosotros:

- Me despierto, de ser posible sin alarma (aunque no siempre se puede) después de siete u ocho horas de sueño.
- Me salto el desayuno y disfruto una taza de café orgánico, sin leche con una cantidad muy pequeña de Stevia 100% pura. Es esencial para mí. Una pequeña taza de café me aporta enormes beneficios, tanto cognitivos como anímicos.
- Si tengo mucha hambre (lo cual es inusual), me tomo una cápsula de 1000 mg de MCT (triglicéridos de cadena media) en la mañana para entrar en estado de cetosis. (Julie usa un medidor de cetonas [detalles en el apéndice B] e intenta mantener su nivel de cetonas en sangre en el rango de 0.5-2 mmol/L. El medidor de cetonas mide beta-hidroxibutirato, uno de los tres llamados cuerpos cetónicos. Esta cetosis leve se induce a través del ayuno, el ejercicio y la dieta muy baja en carbohidratos y alta en grasas saludables.)
- Uso la práctica ayurvédica de limpiarme los dientes y las encías con aceite de coco durante cinco minutos, y luego me lavo los dientes con pasta dental sin flúor (esta práctica ayurvédica de enjuague con aceite se ha realizado durante siglos y reduce las bacterias que causan problemas dentales, además de blanquear los dientes y mejorar el microbioma bucal).

* Intento evitar cualquier toxina en el maquillaje o los productos de cuidado personal. Mi bloqueador solar y desodorante son libres de aluminio. He dejado de usar esmalte de uñas y lo he remplazado por aceite de coco. Con la intención de usar los productos más seguros posibles, cotejo mis productos de cuidado personal con la base de datos del Grupo de Trabajo Ambiental Skin Deep: http://www.ewg.org/skindeep/ (en inglés).
* Tomo aceite de pescado (que incluye 1 000 mg de DHA) y cúrcuma antes de ejercitarme, lo cual hago para incrementar el BDNF [factor neurotrófico derivado del cerebro, el cual cuida las neuronas y combate el Alzheimer].
* Camino/corro entre cincuenta y sesenta minutos diarios, aunque el clima sea inclemente, con ropa deportiva adecuada. Los climas cálidos, fríos, húmedos, nevados y ventosos me llenan de energía. Al ponerme a prueba, me fortalezco. Pasar tiempo con la naturaleza también me resulta curativo y me aterriza.
* Mientras camino, suelo escuchar música para meditar.
* A veces me pongo desafíos cognitivos mientras camino. Intento decir el alfabeto al revés, contar de 100 para atrás en múltiplos de nueve, ocho, siete, etcétera.
* Antes de romper el ayuno de forma oficial, tomo un vaso de agua a temperatura ambiente con limón o jengibre para desintoxicarme.
* Tomo mi primer alimento del día después del mediodía, con lo que rompo un ayuno de entre quince y dieciséis horas.
* Por lo regular, mi primera comida son dos huevos de gallina de pastoreo (altos en omega-3) acompañados de un gran plato de verduras no amiláceas orgánicas, coloridas y de producción local. Mis favoritas son el brócoli, las espinacas, el kale y las verduras fermentadas. También incluyo unos bastones de camote o zanahorias crudas para obtener vitamina A. Uso aceite de oliva extravirgen sin restricciones para aderezar las verduras, junto con algas deshidratadas (por el yodo) y sal rosa del Himalaya, hierbas y especias frescas para sazonar.
* Uso hilo dental y me lavo los dientes de nuevo (cosa que hago después de cada comida).
* Tomo el resto de mis complementos "matutinos", los cuales incluyen vitamina D_3 y K_2 (soy muy cuidadosa de tomar ambos con fuentes alimenticias de vitamina A y grasas para incrementar su solubilidad y biodisponibilidad). También tomo ALCAR (acetilcarnitina), citicolina, ubiquinol, PQQ (pirroloquinolina quinona), jengibre y una pequeña dosis dividida de NAC (N-acetilcisteína)

y ácido alfa-lipoico (estos últimos dos los tomo también en la noche). Asimismo, tomo vitamina B_1 (tiamina) que me ayuda con la homeostasis de la glucosa y metilcobalamina, metilfolato y P5P (piridoxal fosfato) para mantener bajos los niveles de homocisteína. También tomo un probiótico VSL#3.

- Mientras trabajo en mi escritorio, me pongo recordatorios para levantarme y caminar entre 10 y 15 minutos de cada hora. Cuando trabajo desde casa, es una gran oportunidad para hacer tareas domésticas: lavar la ropa, barrer, lavar los platos, desyerbar el jardín, barrer las hojas secas, etcétera. He aprendido a repensar las "tareas" como algo positivo que me permite mantenerme activa. Agradecer las labores también me ayuda a mantener una actitud positiva.
- Tomo clase de yoga dos veces por semana, lo que me ayuda mucho a desarrollar fuerza y equilibrio. Intento practicarlo a diario.
- Bebo té verde japonés orgánico y una taza de caldo de hueso (desgrasado) a lo largo del día, y evito comer refrigerios.
- Tomo el resveratrol y el complemento de NAD (nicotinamida adenina dinucleótido) a una hora estratégica para aumentar los niveles de SirT1 y obtener la mayor cantidad de beneficios posibles. Por experiencia personal he aprendido que interfieren con el sueño si los tomo antes de ir a dormir, así que me he acostumbrado a tomarlos a media tarde (varias horas después de hacer ejercicio), cuando todavía puedo beneficiarme del empujón de energía.
- Por lo regular tomo un receso laboral a media tarde y me desafío a hacer una sesión de entrenamiento cerebral de 20 minutos. Uso tanto Lumosity como Brain HQ. Intercambiarlos impide que me aburra. Intento que sea una actividad divertida y no estresante. Mi meta es intentar igualar o superar mi puntuación del día anterior.
- Me gusta meditar después del entrenamiento cerebral. Vaciar mi mente durante 15 minutos ha demostrado ser invaluable.
- Tomo la segunda comida del día entre las cinco y seis de la tarde. Mi cena suele consistir en pescado silvestre (el salmón de Alaska es mi favorito). Lo disfruto con una gran ensalada de hojas verdes, col morada, aguacate, frutos secos, semillas y gran variedad de verduras no amiláceas. Uso sal rosa del Himalaya, gránulos de alga marina y hierbas y especias frescas para sazonar junto con vinagre balsámico de alta calidad, limón y

mucho aceite de oliva extravirgen alto en polifenoles. A veces lo acompaño con una copa pequeña (60 ml) de vino tinto, como cabernet.

* Después de cenar, me gusta salir a caminar otra vez con mi esposo o con alguna amistad, y socializar con los vecinos en el camino. También me gusta hacer kayak en el lago después de cenar.
* Varias veces por semana me permito comer postre. Me gustan las nueces de Castilla y las almendras orgánicas crudas, con hojuelas de coco y unos cuantos frutos secos silvestres, rociados de kéfir sin endulzar (de vacas A2) con una pequeña cantidad de Stevia 100% natural para endulzarlo. Otro postre habitual es un cuadrito de chocolate amargo (86% cacao o más).
* Dejo de comer a las siete de la noche y procuro irme a la cama a las diez. Varias horas antes de irme a acostar, me pongo mis lentes bloqueadores de luz azul. Intento atenuar las luces a esa hora y evitar hacer ejercicio o realizar trabajo o tener conversaciones estimulantes. También uso un software que bloquea la luz azul de la laptop, el celular y la tableta.
* Tomo mis complementos nocturnos aproximadamente una hora antes de irme a la cama. Entre ellos se incluyen citrato de magnesio (el treonato de magnesio me causa demasiada somnolencia), ashwagandha y melatonina. También tomo una pequeña dosis de NAC (N-aceltilcisteína) y ácido alfa-lipoico junto con un probiótico distinto: MegaSporeBiotic.
* Uso la testosterona y el estrógeno tópico por las noches (junto con un parche transdérmico de estrógeno que cambio dos veces por semana) y una dosis oral de progesterona a diario.
* Dado que mi esposo es piloto aéreo y suele tener horarios peculiares, a veces duermo en una recámara distinta a la suya cuando él se debe levantar muy temprano o llega a casa muy tarde.
* Oscurezco la habitación del todo antes de dormir. Cualquier fuente de luz puede interferir con la producción de melatonina. Todos los aparatos electrónicos en mi recámara tienen una protección antirradiación y los pongo en modo avión antes de dormir. También mantengo la recámara fresca y pongo aceite esencial de lavanda o de romero en las sábanas para que me relaje y me ayude a dormir mejor.

¡No te preocupes! No habrá un examen de todo esto. Además, es importante señalar que cada protocolo está diseñado a la medida de la persona, de modo que quizá el aquí descrito no sea óptimo para ti. Recuerda que no es indispensable implementar todos los elementos del protocolo al mismo tiempo. Por otro lado, el protocolo no interfiere con ningún medicamento que te hayan recetado para tratar el deterioro cognitivo; por el contrario, debería potenciar su efectividad. No obstante, la clave está en empezar el protocolo tan pronto como sea posible, de preferencia tan pronto aparezcan los síntomas o tan pronto sepas que corres el riesgo de desarrollar deterioro cognitivo, ya sea por una prueba genética, antecedentes familiares, análisis de sangre o estudios de imagen.

Ahora te mostraré el programa actual de Kelly, quien también ha exhibido mejorías considerables después de experimentar síntomas como perderse, olvidar cosas y tener dificultades para trabajar. Verás que Kelly cumple con varios de los componentes de forma poco idónea y no ha incluido buena parte de los componentes recomendados (es un tanto obstinada con respecto a hacerle ajustes a su protocolo). En este caso, lo importante no es que no haga las cosas a la perfección —está en camino de lograrlo—, sino que se ha guiado por su propia cognición, y si en algún momento se deteriora, decide optimizar de nuevo. Claro que creo que sería mejor que optimizara su programa cuanto antes, pero aún no logro convencerla, y aun así le está yendo muy bien.

Éste es el régimen de Kelly:

- Siete u ocho horas de sueño por las noches, 3 mg de melatonina antes de dormir y 500 mg de triptófano (que ayuda a no rumiar tanto si despiertas en medio de la noche). Usa el monitor de sueño del teléfono para medir cuánto duerme por las noches.
- Doce horas de ayuno por noche.
- Ejercicio aeróbico, entre 30 y 45 min al día, seis veces por semana.
- Meditación trascendental entre 20 y 30 minutos, dos veces al día.
- Dieta libre de gluten, baja en azúcar y casi a base de plantas. Bebe café y, ocasionalmente, vino tinto.
- Lleva terapia de remplazo hormonal, pero no es bioidéntica: 2.5 mg de medroxiprogesterona por vía oral cada tercer día y 2 mg de estradiol por vía oral (el estradiol se debe consumir por vía transvaginal, no oral, debido a la potencial toxicidad hepática, además de que por vía transvaginal hay mucho mejor absorción).
- 88 mcg de levotiroxina (T4) al día, una dosis extra los sábados (es suficiente, siempre y cuando la conversión de T4 a T3 activa sea eficiente; sin embargo, en el caso de muchas personas, tomar la T4 relativamente inactiva no es óptimo).

- 3 000 UI de aceite de pescado al día.
- 2 000 UI de vitamina D_3 al día. (Cualquier dosis por encima de 1 000 UI debe ir acompañada de entre 100 y 250 mcg de vitamina K_2.)
- Un multivitamínico diario.
- 500 mg de citicolina al día.
- 2 100 mg de cúrcuma al día. (Se debe tomar en ayunas o con grasas benéficas para favorecer la absorción.)
- 250 mg de bacopa monnieri al día (de preferencia dos veces al día).
- 1 000 mg de ashwagandha al día.
- Probióticos y tres cucharadas de levadura nutricional.

Kelly no hace ningún entrenamiento cerebral ni de fuerza, toma una terapia de remplazo hormonal poco óptima (por vía oral en lugar de estradiol bioidéntico por vía transvaginal), toma un tratamiento tiroideo que puede ser poco óptimo, no toma yodo (en algunas personas el hipotiroidismo simplemente está causado por deficiencia de yodo), y no se ha hecho exámenes de activación del sistema inmune innato, por lo que no sabe si está contribuyendo de alguna forma a sus cambios cognitivos. No toma resveratrol ni treonato de magnesio, no se hace pruebas para determinar si alcanza estados de cetosis leve ni toma aceite MCT. No obstante, lo que sí hace le ha funcionado bien, y mientras siga monitoreando su propio estatus y optimice su programa en cuanto la mejoría desaparezca (si es el caso), estará bien.

Como puedes suponer por el hecho de que Kelly está bien sin apegarse a todos los aspectos del protocolo ReDECO, algo es mejor que nada, pero todo es mejor que algo.

Mencioné que Julie tiene dos copias del alelo ApoE4, que es el principal factor de riesgo de Alzheimer, por lo que tiene diez veces más probabilidades de desarrollar Alzheimer que la población en general. Fundó una red social llamada ApoE4.info, en la cual participa gente de todo el mundo que ha descubierto, a través de pruebas genéticas, que es portadora del gen ApoE4 (ya sea por herencia de un progenitor o de ambos). Todos habían escuchado el dogma de que no hay nada que pueda retrasar, prevenir ni revertir el Alzheimer, y muchos se sentían desesperanzados y solos. Y comenzaron a conversar en internet hace varios años, para después fundar ApoE4.info.

En ese sitio web la gente comparte y discute investigaciones, se comunica con especialistas, comparte consejos y estrategias, y hasta realiza experimentos conocidos como "n = 1", lo que implica que tratan algo en sí mismos (el 1) y luego lo comparten con otros, como llevar registro de biomarcadores y seguir protocolos específicos diseñados a su medida. Pero sobre todo comparten cualquier pizca de información que pueda ser útil, aun si sus médicos no la aprueban. Los miembros, que publican de forma anónima o con seudónimo, se ayudan entre sí a leer e interpretar la vasta bibliografía sobre Alzheimer y ApoE4 existente.

Cuando en el siglo III a. C. Arquímedes dijo: "Dadme una palanca lo suficientemente larga y un punto de apoyo, y moveré al mundo", probablemente no se imaginó que la versión del siglo XXI de esa palanca estaría hecha de silicio y electrones y de la red sináptica colectiva de miles de millones de sistemas nerviosos. No obstante, creo que coincidiría en que las redes sociales están moviendo al mundo. Y he visto que también pueden impulsar a la gente a tomar control de su destino cognitivo de formas que no habrían imaginado de no haber sido parte de una red social.

En mayo de 2015, los miembros de ApoE4.info se reunieron en persona por primera vez en el Buck Institute for Research on Aging. Muchos ya estaban participando en el protocolo que publiqué varios meses antes. Después de algunas conferencias nos sentamos en torno a una mesa grande en una sala con paredes de cristal al otro lado del atrio, y cada miembro contó su propia historia: la ambigüedad de los médicos, la absoluta confianza con la que los expertos afirmaban que no existía tratamiento efectivo para el Alzheimer, la desesperación de los familiares, la impotencia de los pacientes y potenciales pacientes (muchos de los portadores de ApoE4 todavía no exhibían síntomas de deterioro cognitivo). Ha sido uno de los eventos más impresionantes a los que he asistido; franco, pero esperanzador, mientras la gente se identificaba con sus seudónimos: "Yo soy GoGirl" o "Yo soy LostAtC", y otros les gritaban "¡Tú eres GoGirl!" o "¡Así que tú eres LostAtC!" porque se conocían por sus escritos virtuales. Corrieron lágrimas, hubo gran empatía. Y por primera vez surgió la esperanza gracias a que la gente compartió sus historias de mejoría.

Los miembros de ApoE4.info se reunieron de nuevo en agosto de 2016 en el Simposio de Salud Ancestral en Boulder, Colorado. Asistí también a ese evento, el cual fue emotivo e inspirador. Casi todos los 600 miembros de ApoE4.info llevaban alguna variante del protocolo ReDECO. Otra vez compartieron historias personales; otra vez describieron su desasosiego inicial al enterarse de que son portadores del gen ApoE4. Una de las participantes, quien también es científica, le contó al grupo que se había unido al sitio web unos cuantos meses antes y, al leer tantas historias de éxito, se sintió bastante optimista ante la situación. No sintió desesperación ni miedo respecto a su futuro. Dijo que conocía a varias personas a las que les había ido bien con el programa y, por lo tanto, tenía la esperanza de que ella también estaría bien.

Estábamos en el quinto piso del Memorial Building de la Universidad de Colorado. Era un bello sábado de agosto. Inhalé profundo y cerré los ojos un instante. Estaba frente a una mujer que no le tenía miedo al Alzheimer, y no porque estuviera desinformada ni tranquila ni en negación ni resignada, sino porque era analítica e inteligente. Estaba consciente del éxito de muchos de los miembros de ApoE4.info, de las similitudes genéticas que compartía con ellos, y, por ende, su optimismo era sensato y comprensible.

La principal inquietud de las personas conforme envejecemos es la pérdida de nuestras capacidades cognitivas; para quienes ya lo padecen, la progresión a la demencia grave ha sido un futuro ineludible hasta la fecha, y los expertos en general sólo aportan malas noticias. Esta red social, con sus evaluaciones continuas y comparaciones y análisis, junto con el enfoque programático personalizado, los conjuntos de datos extensos y el optimismo colectivo, están conviniendo en empezar a reescribir la historia médica. Ese momento se me grabó en las sinapsis, y jamás lo olvidaré.

Las redes sociales son la clave para un mundo sin demencia. Comparar notas, reunir información, identificar problemas y mejorías reiterativas, detectar problemas insospechados, compartir éxitos, fomentar la prevención, empoderar a los pacientes y a los individuos asintomáticos... todo esto lo catalizan las redes sociales. Lo que han hecho los cientos de miembros de ApoE4.info puede y debe ampliarse a escala para llegar a los cientos de millones de personas en el mundo que se beneficiarían de ese tipo de conectividad y activismo.

POSDATA:

Hoy me llamó Julie para contarme que ApoE4.info ahora tiene alrededor de 800 miembros, y que "casi 99%" de ellos han implementado alguna versión del protocolo. Y cada vez se comparten más historias de mejorías. ¡Su llamada me hizo el día!

CUARTA PARTE

Maximicemos el éxito

Capítulo 10

Armemos el rompecabezas: ¡sí se puede!

> El secreto para sacar ventaja es empezar.
>
> MARK TWAIN

Este capítulo resume el protocolo ReDECO a sus puntos básicos para hacerlo tan fácil de usar como sea posible, además de ofrecer un cuadro de referencia. Como verás, es bastante sencillo. Todos los detalles científicos, todos los estudios de laboratorio y todos los aspectos del tratamiento detallados en los capítulos anteriores se resumen en cinco puntos clave que favorecen el deterioro cognitivo en casi todos los casos. No hay nada con lo que no se pueda lidiar de forma efectiva:

1. Resistencia a la insulina
2. Inflamación/infecciones
3. Optimización de hormonas, nutrientes y factores tróficos
4. Toxinas (químicas, biológicas y físicas)
5. Restablecimiento y protección de sinapsis perdidas (o disfuncionales)

ReDECO: el plan básico

Intervención	Notas
Dieta: Ketoflex 12/3	Objetivo: cetosis 0.5-4 mmol/L
Ejercicio: aeróbico y de fuerza, 30-60 minutos, cinco a seis veces por semana	Aumentarlo gradualmente, cuidar el corazón

Intervención	Notas
Sueño: 7-8 horas; melatonina 0.5-3 mg; triptófano en caso de no poder dejar de pensar en algo; higiene del sueño	Descartar apnea del sueño
Disminución del estrés: meditación o Agilidad Neuronal; yoga; música; respiración diafragmática	
Entrenamiento cerebral: 30 minutos tres veces por semana, o 10-20 minutos cinco a seis veces por semana	
Aceite MCT 1-3 g dos veces al día	Cuando se restablezca la sensibilidad a la insulina, se puede reducir el consumo de MCT y aumentar el de aceite de oliva extra virgen, ácidos grasos monoinsaturados y ácidos grasos poliinsaturados
Cúrcuma 1 g dos veces al día	Con el estómago vacío o acompañado de grasas benéficas
Ashwagandha 500 mg dos veces al día	Con la comida
Bacopa monnieri 250-500 mg dos veces al día	Con la comida
Gotu kola 500 mg una o dos veces al día	Para la concentración y la agudeza mental
Otras hierbas, en las dosis indicadas	Véase el texto para indicaciones de rhodiola, hericium, shankhpushpi, triphala, guduchi, guggul
Treonato de magnesio 2 mg al día	Tomarlo por las noches porque puede tener un efecto sedante
Ubiquinol 100 mg	
PQQ 10-20 mg	
Resveratrol 100 mg	
Ribósido de nicotinamida 100 mg	
Omega-3: DHA 1 g, EPA 0.5-1 g	
Glutatión liposomado 250 mg dos veces al día	
Probióticos y prebióticos	En caso de intestino permeable, tratar la permeabilidad intestinal primero
Vitamina D y vitamina K_2 (MK7)	Niveles óptimos de vitamina D: 50-80

Intervención	Notas
Tocoferoles y tocotrienoles mixtos 800 UI	Niveles óptimos de vitamina E: 12-20
HRT bioidéntico	Optimizar niveles hormonales, incluyendo hormonas tiroideas, suprarrenales y sexuales
SPM (mediadores especializados pro resolución) durante un mes	En caso de que hs-CRP > 1.0
Metilcobalamina 1 mg, metilfolato 0.8-5 mg, P5P 20-50 mg	En caso de que la homocisteína > 6; si B_{12} < 500
Ácido alfa lipoico 100 mg; N-acetilcisteína 500 mg; canela ¼ de cucharadita, berberina 300-500 mg tres veces al día o metformina	Si la insulina en ayunas > 4.5, o la glucosa en ayunas > 90, o la hemoglobina A1c > 5.5
Picolinato de zinc 25-50 mg, ácido alfa lipoico 100 mg, N-acetilcisteína 500 mg, P5P 50 mg, manganeso 15 mg, vitamina C 1-4 g	En caso de que el zinc < 80, o la proporción cobre:zinc > 1:3.
SAM-e 200-1 600 mg o folato 5 mg	En caso de depresión
Contemplar huperzina A 200 mcg	Después de tres meses de iniciado el protocolo, si la memoria es el principal problema y no se está tomando donepezil
Evaluación de comorbilidad CIRS y tratamiento (colestiramina, VIP [péptido intestinal vasoactivo] intranasal, etcétera)	Si la evaluación indica que se trata de Alzheimer tipo 3 (C4a elevado, TGF-β1 elevado, MSH bajo, etcétera)
Protocolo de desintoxicación	Si se identifican metales o biotoxinas
Antibióticos o antivirales específicos	Si se identifican infecciones
Descontinuar o reducir medicamentos que interfieran con la función cognitiva	Por ejemplo, estatinas, inhibidores de la bomba de protones, benzodiacepinas, etcétera

El resumen es simple, pero la clave está en la implementación: ¡sí se puede!

A medida que más personas adoptan el protocolo ReDECO, he observado con más detenimiento qué practicas se asocian con un mejor éxito. Algunas son bastante obvias, mientras que otras no lo son tanto.

1. **Entre más pronto empieces, más oportunidades tienes de experimentar una reversión completa y total protección.** Una paciente me dijo que no estaba lista para iniciar el protocolo. "Apenas están empezando los síntomas —me dijo—. Pero cuando esté más

avanzado, lo contactaré para iniciar." ¡No, no, no y no! Entre más pronto empieces, mejor, pues el proceso fisiopatológico que subyace en el desarrollo del Alzheimer toma décadas. Tal vez la aparición de síntomas parezca "temprana", pero eso no significa que la enfermedad haya empezado apenas a desarrollarse. Lo ideal sería adoptar el protocolo de forma preventiva. Casi todo el mundo sabe que al cumplir 50 años debemos realizarnos una colonoscopia. Bueno, cuando cumplas 45 o lo más pronto posible después de esa edad, considera la "cognoscopia" que describí en el capítulo 7. Examinar tu genética, tu bioquímica, tu función cognitiva y tus estudios de imagen (éstos son opcionales, si no hay síntomas) es relativamente sencillo, y cada vez se va haciendo más fácil. Si decides no prevenir, entonces es esencial que te evalúes e inicies tratamiento lo más pronto posible una vez que observes señales de deterioro cognitivo. Hasta el momento, todas las personas con deterioro cognitivo subjetivo han mejorado con ayuda del protocolo, así que no dejes pasar más tiempo.

2. **"Vive el protocolo" al menos durante seis meses.** Los cambios conductuales no son sencillos, así que no te castigues si te toma tiempo implementar los regímenes alimenticios, de sueño y de ejercicio aquí descritos. Se va volviendo más sencillo después de uno o dos meses. ¡No te des por vencido! Es importante adherirse al protocolo para abordar *tu* situación durante seis meses o un poco más para observar los efectos positivos. Hacer una que otra cosa e ignorar lo demás rara vez ayuda.

Sí, cambiar la alimentación es difícil, sobre todo porque la mayoría de la gente no cree que la dieta tenga un efecto tan profundo en la cognición y el riesgo de demencia, a pesar de la creciente evidencia que demuestra que sí lo tiene (por ejemplo, la dieta mediterránea). (Cuando empezamos a enviar *coaches* de salud a visitar a los pacientes que usan el protocolo, descubrimos que ¡todos hacían trampa con la dieta!) Es importante hacer varios cambios conductuales para mejorar la cognición, cada uno de los cuales cumple una función distinta, así que sé paciente contigo mismo. Hemos observado que los *coaches* de salud son de mucha ayuda para hacer que la gente adopte los cambios poco a poco, como también es importante el papel que desempeñan cónyuges, familiares y especialistas médicos solidarios.

Laura tenía setenta y tantos cuando empezó a experimentar pérdida de memoria. Su madre había desarrollado demencia grave, también después de los 70. La evaluación de Laura reveló varias anormalidades metabólicas, incluyendo niveles hormonales poco óptimos, aumento de la homocisteína y niveles bajos de vitamina B$_{12}$. Todo era manejable, y después de varios meses con el protocolo ReDECO se le veía notablemente más atenta y receptiva. No obstante, empezó a experimentar una regresión a la enfermedad; resultó que había descontinuado varias partes del protocolo. Cuando lo discutimos con ella y su familia, Laura nos dio pretextos y explicaciones. Dijo que le gustaban las cosas dulces y no podía renunciar a ellas, y que simplemente no le gustaba ejercitarse y no quería cambiar su alimentación. Un *coach* de salud pasó varias horas con ella, pero Laura simplemente no quiso adoptar el protocolo, a pesar de los buenos resultados iniciales. Su familia fue incapaz de hacerla cambiar de opinión, así que su cognición se siguió deteriorando.

3. **Identifica qué está mal; no te sometas al tratamiento a ciegas.** Con frecuencia me preguntan cuál es el aspecto más importante del protocolo. ¿La nutrición? ¿Las hormonas? ¿Combatir la inflamación? ¿Qué de todo? Ésta es mi respuesta: hacer una evaluación exhaustiva que provea la información necesaria para cada caso, como ya lo expliqué en el capítulo 7. Sólo entonces tu médico puede identificar qué factores contribuyen a tu deterioro cognitivo. Además, si la cognición no mejora con el protocolo ReDECO después de unos cuantos meses, entonces necesitarás identificar qué te está frenando. Por lo regular, entre 10 y 25 valores de los estudios de laboratorio están en niveles poco óptimos. Saber cuáles son te permitirá concentrarte en los elementos de ReDECO que los aborden específicamente. Además, te inspirará (o eso espero) a no hacer trampa con esos elementos en particular.

4. **Sigue optimizando.** Una de las principales diferencias entre ReDECO y las monoterapias farmacológicas estándar es que sigues optimizando. Observamos una y otra vez que ajustar el protocolo con base en los análisis de laboratorio y las reacciones del paciente trae consigo una mejoría cognitiva sostenida. Esto se ve con más claridad en personas que están muy conscientes de su estatus cognitivo. Claro que puedes dar seguimiento a tu estatus con

pruebas neurofisiológicas cuantitativas que se encuentran en internet, como BrainHQ, Lumosity, Dakim o Cogstate, entre otras. Incluso aunque ya hayas mejorado, cada cuatro o seis meses examina tus estudios de laboratorio en busca de algún valor que esté fuera del rango óptimo y pon a prueba tu cognición para evaluar cómo vas. Esto es un maratón, no una carrera de 100 metros, así que sigue optimizando. Te sorprenderá la mejoría continua de tu función cognitiva.

5. **Sé diligente con tus estudios de laboratorio.** Hay un umbral que necesitas cruzar para que los procesos sinaptoblásticos (los que preservan las sinapsis y crean y conservan los recuerdos) superen los sinaptoclásticos (los que destruyen las sinapsis, los recuerdos y la función cognitiva). Cuando te realices pruebas y se identifiquen los factores que contribuyen potencialmente a tu deterioro cognitivo, no sabrás cuántos de ellos habrá que optimizar para cruzar dicho umbral hacia los procesos sinaptoblásticos. Todavía no hay una forma directa de medir dónde se encuentra dicho umbral, el cual puede ser diferente para cada persona. Por lo pronto, es importante abordar la mayor cantidad posible de factores que estén en niveles poco óptimos.

> Diane empezó a perder la memoria durante la perimenopausia, y se volvió un problema serio cuando le llegó la menopausia. Respondió muy bien al protocolo ReDECO. Sin embargo, un año después notó que su memoria volvió a empeorar, así que empezó a llevar un registro de los momentos en los que le fallaba la memoria. A pesar del retroceso, Diane no volvió para una reevaluación inmediata. Cuando llegó a consulta, resultó que sus niveles de estradiol habían caído de más de 100 picogramos por mililitro a 0. Resultó que su médico le había cambiado el estradiol transvaginal (el cual se absorbe muy bien) por estradiol transdérmico (el cual no se suele absorber muy bien). Sus problemas de memoria aparecieron al mes de ese pequeño cambio.

A veces se cruza el umbral al optimizar ciertas hormonas en particular, a veces cuando se optimiza el sueño, a veces cuando se agrega glutatión intravenoso, a veces cuando se disminuye el estrés, a veces cuando se alcanza un estado de cetosis ligera. El punto es prestar atención a los detalles. Cuando encuentres el punto ideal, se reflejará en tus parámetros metabólicos, lo que te dará más oportunidades de éxito cognitivo.

6. **Haz lo que puedas; no necesariamente tienes que apegarte a cada detalle del protocolo.** La buena noticia es que una vez que atravieses el umbral hacia la preservación de sinapsis, estarás en mejor forma. La paciente cero tuvo maravillosos resultados al seguir 12 de las 36 recomendaciones. Eso no significa que una paleta limitada de opciones le funcionará a todo el mundo. Siempre que haya aspectos que contribuyan al deterioro cognitivo estarás en riesgo, así que procura no saltarte ningún elemento del protocolo. No obstante, abordar los factores más urgentes suele ser suficiente para algunas personas.

7. **Con cada ajuste que hagas al protocolo intenta prestar atención a si tu cognición mejora, empeora o sigue igual durante los siguientes días y semanas.** Los resultados ligados a cierta temporalidad no necesariamente tienen una relación de causalidad, pero hemos observado varias veces que la gente cuyo metabolismo, parámetros de laboratorio y otras medidas responden a varias partes de su propio protocolo personalizado también experimentan mejorías cognitivas a largo plazo. Asimismo, recuerda que el deterioro cognitivo —y la neurodegeneración en general— es progresivo; es decir, va de mal en peor. La falta de progresión —seguir igual, aunque el estado inicial no sea el ideal— es, por lo tanto, la primera señal de que vas por buen camino. Incluso las ligeras mejorías son muy buena señal, pues implican que se ha frenado el deterioro, has dado media vuelta y vas encaminado en la dirección correcta.

8. **No permitas que la perfección se vuelva enemiga de lo bueno.** Mientras presentes resistencia a la insulina y niveles elevados de insulina en ayunas, inflamación crónica, deficiencias hormonales o exposición a demenciógenos, es improbable que tu estatus cognitivo mejore. Tu cerebro seguirá produciendo amiloide como respuesta protectora a aquellas amenazas, y el amiloide desencadena el cuarteto de la muerte sináptica. No obstante, a medida que los parámetros metabólicos y tóxicos comienzan a mejorar, y el cerebro se queda con razones para producir amiloide, debes empezar a observar mejorías cognitivas, incluso si tus resultados de laboratorio aún no son óptimos. Te mostraré cómo le fue después de diez meses en el protocolo ReDECO a un paciente con 24 anormalidades metabólicas y tóxicas:

66H ApoE4/3	2014	2015 (10 meses en ReDECO)
Insulina en ayunas	32	8
Hs-crp	9.9	3
Homocisteína	15	8
Vitamina D3	21	40
Síntomas	Dificultades	Trabaja tiempo completo

La cognición de este paciente no sólo mejoró, sino que en su resonancia magnética también se observaron evidencias indiscutibles de mejoría. Como verás, ocurrió de forma paralela a su mejoría metabólica, incluso a pesar de no haber alcanzado niveles óptimos aún; por ejemplo, sus niveles de insulina en ayunas se redujeron de 32 a 8, mientras que lo óptimo es 4.5 o menos. De igual modo, el hs-CPR, uno de los indicadores clave de inflamación, disminuyó de 9.9 a 3, aunque lo óptimo sería que estuviera por debajo de 1.0. La homocisteína se redujo de 15 a 8, aunque la meta es que esté por debajo de 7. Si les das seguimiento a tus cifras tendrás más oportunidades de mejorar tu salud cognitiva. Pero no te desanimes si no alcanzas las metas rápido, pues el simple hecho de ir en la dirección metabólica correcta te llevará también en la dirección cognitiva correcta.

9. **Documenta tu estatus cognitivo para que sepas dónde estás parado, qué mejorías observas y cuándo se necesita hacer ajustes.** Así como los estudios de laboratorio son indispensables para indicar el camino que debe tomar tu protocolo de tratamiento, el estatus funcional es invaluable para dar seguimiento a la mejoría o falta de ella. Esto puede hacerse con pruebas neuropsicológicas cuantitativas estandarizadas o con evaluaciones electrónicas como BrainHQ, Lumosity, Dakim, Cogstate, entre otras. Si no observas mejorías con el paso del tiempo (meses), entonces habrá que hacer cambios al protocolo, buscar otros factores que puedan estar influyendo o ambas cosas.

Puedes documentar tu estatus estructural por medio de una resonancia magnética con secuencias volumétricas, como las que ofrecen Neuroreader o NeuroQuant (en Estados Unidos cuestan menos de 100 dólares y suelen cubrirlas los seguros). Las secuencias volumétricas convierten la resonancia magnética en una poderosa herramienta para valorar la atrofia en varias regiones del cerebro.

10. **Aprovecha las redes sociales.** Suele ser útil discutir los síntomas, problemas, inquietudes y preguntas con personas en circunstancias similares. Esto puede hacerse en persona o por internet, incluyendo grupos virtuales como ApoE4.info.

11. **Ten cuidado de no dejar el tratamiento de golpe.** En términos generales, los sistemas biológicos no están hechos para funcionar como válvulas que pueden encenderse y apagarse con rapidez. Si planeas descontinuar la terapia de remplazo hormonal o el donepezilo o la hormona tiroidea o cualquier otro aspecto terapéutico, hazlo de forma muy lenta. Por ejemplo, en el caso del donepezilo, dejarlo de golpe puede incrementar el deterioro cognitivo.

12. **Apégate al programa.** ReDECO ofrece muchos beneficios, no sólo para la cognición, sino también para el metabolismo, el control de la glucosa, el peso y la desintoxicación. Cuando mis primeros pacientes mostraron mejorías, tenía la esperanza de que la gente tardara años en empeorar si dejaba el programa. Dicho de otro modo, como los procesos subyacentes habían tardado años en desarrollarse, después de que los pacientes mostraran mejoría yo creí que los síntomas tardarían años en volver a aparecer una vez que desaparecieran. Por desgracia, ése no ha sido el caso. La gente que se ha desviado del protocolo una o más veces han experimentado deterioro cognitivo incluso al cabo de dos semanas. Volver al protocolo permite volver a mejorar, pero con más dificultades que si simplemente te apegas a él.

No sabemos por qué la cognición se deteriora con tanta rapidez cuando los pacientes abandonan el programa. Pero tengo una hipótesis: cuando un país envía tropas a una zona problemática y la guerra o la batalla terminan, con frecuencia se suelen dejar fuerzas policiales que puedan aplacar con rapidez cualquier problema que surja después. Algo así hace el sistema inmune: después de que inicias ReDECO, parece dejar atrás tropas de amiloide producidas para combatir los microbios o metales o toxinas, aun si ReDECO está eliminando los objetivos de su lucha. El sistema inmune parece albergar el amiloide en una especie de fortaleza biológica (las placas de amiloide) para que no dañe las neuronas, pero esté disponible cuando se le necesite. Y esa "necesidad" puede surgir al dejar del protocolo ReDECO y permitirles a los factores que dañan sinapsis que se fortalezcan de nuevo. ¿El resultado? Las placas liberan moléculas de amiloide que vuelven a atacar la amenaza percibida. Y como ya sabemos, el amiloide destruye las sinapsis.

Sea cual sea el mecanismo subyacente, es importante apegarse al programa y seguirlo ajustando y optimizarlo con el paso de los meses y los años.

13. **Tampoco es necesario iniciar el protocolo completo de golpe; puedes hacerlo por fases.** Es común sentirse abrumado al intentar emprender un programa extenso de golpe, así que ¡no te preocupes! Tu *coach* de salud, médico y familiares pueden ayudarte a ir incorporando un elemento a la vez. Si quieres empezar por optimizar tu sueño y realizar más actividad física, está bien si postergas unas cuantas semanas los cambios alimenticios. Si quieres empezar los cambios alimenticios partiendo primero por el ayuno de doce horas (nocturno), mientras pospones la optimización hormonal, también está bien. Sólo asegúrate de adoptar tantos elementos como sea posible, idealmente durante los primeros tres a seis meses. Te prometo que se irá volviendo más sencillo con el paso del tiempo.

Tomando en cuenta estas claves para el éxito, hay patrones de personas que responden mejor, entre las cuales suelen incluirse:

- **Gente que está en riesgo por su estatus ApoE, pero que aún no exhibe síntomas.** Nos llevará años saber a ciencia cierta qué tan efectivo es ReDECO para prevenir el desarrollo del Alzheimer, pero por lo pronto no hemos observado que nadie que participe en el programa de forma preventiva pase de ser asintomático a presentar síntomas.
- **Gente con deterioro cognitivo subjetivo.** De igual modo, hasta la fecha, todos los pacientes con deterioro cognitivo subjetivo que han participado en el protocolo han tenido mejorías.
- **Gente con deterioro cognitivo leve en etapa temprana.** En su fase más temprana (con evaluaciones MoCA de 24 o más), hay más probabilidades de mejoría. Incluso en personas con evaluaciones MoCA de 1, la cual se asocia con Alzheimer avanzado,

hemos observado mejorías. El deterioro cognitivo leve tiende a responder mejor si es amnésico y si hay variables metabólicas con niveles poco óptimos que sean identificables.

• **Personas con Alzheimer en etapas tempranas.** Aunque se le llama Alzheimer "temprano", el proceso fisiopatológico lleva algo así como dos décadas en curso, lo que indica que el proceso subyacente ya va bastante avanzado. No obstante, hemos tenido muchos pacientes con Alzheimer temprano y con evaluaciones MoCA entre 13 y 19, o evaluaciones MMSE de 20 o poco menos, que han experimentado mejorías cognitivas.

Aunque iniciar el tratamiento lo más pronto posible es sinónimo de mejores resultados, en ocasiones sabemos de casos de personas que han iniciado el protocolo en fases avanzadas de la enfermedad y han logrado ciertos resultados positivos. Por ejemplo, este correo lo recibí en 2015:

> Estimado doctor Bredesen:
> Recientemente me mudé de California a Oregón, en donde ahora vivimos mi esposa y yo para cuidar a mi suegro de 82 años. El señor padece depresión y una demencia bastante avanzada. Tiene días buenos y días malos. Hace poco accedió a tomar los complementos de ReDECO, y de inmediato disminuyeron las peores manifestaciones de su depresión y su apatía. Ahora está más comprometido con relacionarse y contar una y otra vez historias de sus mejores épocas, lo cual es una mejoría sustancial en comparación con los sollozos y aullidos que emite cuando se siente confundido y no sabe dónde está. El punto es que, aun si no es posible que una persona con Alzheimer avanzado vuelva a ser funcional con el protocolo ReDECO, el proceso de cuidado para los familiares de una persona con demencia sí mejora considerablemente en poco tiempo gracias a ReDECO. Y aún es muy pronto para saber cuánto más puede mejorar.

• **Formas de deterioro cognitivo –Alzheimer temprano, deterioro cognitivo leve o subjetivo– que no sean tipo 3 (tóxico).** El subtipo 3 del Alzheimer ha resultado ser el más difícil de tratar con éxito, aunque incluso en su caso los primeros síntomas (de deterioro cognitivo subjetivo) suelen ser reversibles. No obstante, una vez que se diagnostica Alzheimer tipo 3, el tratamiento se vuelve más complicado porque hay que identificar las fuentes tóxicas y eliminarlas, se debe lidiar con cualquier microorganismo involucrado, y hay que aquietar la respuesta inmune permanente. Aun así, hemos tenido éxito con algunos pacientes que padecen este subtipo de Alzheimer, sobre todo con quienes presentan niveles elevados de mercurio. Tratar esa intoxicación revierte el deterioro cognitivo con cierta rapidez, pero es una excepción de los resultados habituales del Alzheimer tipo 3.

- **La gente con cambios cognitivos que, por lo demás, tiene buena salud.** Quizá no es ninguna sorpresa que quienes no toman múltiples medicamentos para tratar enfermedades crónicas tienden a responder de forma más integral al protocolo.

- **La gente que no exhibe atrofia cerebral en una resonancia magnética o cuya atrofia se limita al hipocampo.** Cuando hay atrofia cerebral generalizada, la gente suele tener dificultades para entender conceptos, organizar cosas, encontrar palabras, entre otras cosas. También pueden volverse más pasivas e infantiles. Este patrón se presenta de forma más habitual con Alzheimer tipo 3, aunque también aparece de forma tardía en los otros tipos. Cuando no hay atrofia, la respuesta al protocolo ReDECO suele ser más exitosa.

- **Gente menor de 75 años.** Esto no significa que las personas mayores de 75 años no respondan al protocolo, pero en términos generales las respuestas más notorias y rápidas ocurren en pacientes más jóvenes.

- **Gente con redes solidarias de apoyo familiar y médico.** Los cónyuges solidarios han resultado ser de mucha ayuda, e incluso muchos de ellos también han adoptado el programa. Son personas que colaboran en múltiples aspectos, desde el cumplimiento del programa hasta la reducción del estrés y la búsqueda de la felicidad. Los médicos con entrenamiento en medicina funcional o integrativa que entienden las redes y los enfoques programáticos a las enfermedades crónicas también son de muchísima ayuda. Por otro lado, también hay médicos inflexibles. He aquí uno de los miles de correos que recibí después de que nuestro primer estudio mostrara que es posible revertir el deterioro cognitivo.

Estimado doctor Bredesen:
Leímos su artículo sobre reversión del deterioro cognitivo y esperábamos poder discutir las posibilidades de este programa

terapéutico con nuestro médico familiar. Él lo descartó al instante, con el argumento de que no tenía tiempo para leerlo. Ni siquiera aceptó que le diéramos una copia de su artículo. Cuando le pedimos que nos refiriera a un médico que pudiera interesarse en ayudarnos a implementar este enfoque, el doctor simplemente nos contestó: "Los doctores no somos nutriólogos". El neurólogo al que nos había enviado previamente nos dijo que la única respuesta era el donepezilo, pero para nosotros ésa no es solución suficiente. Cuando le preguntamos por la homocisteína, puso los ojos en blanco.

Lo que nos atrajo de su programa es que los primeros seis componentes ya están en su marcha. Yo padezco fibromialgia que suelo controlar con alimentación, ejercicio y manejo del estrés (en lugar de medicamentos).

Por otro lado, ReDECO tiende a ser menos efectivo en personas que no exhiben mejorías en sus resultados de laboratorio (lo que, por lo regular, significa que no siguieron el protocolo), que no prestan atención a los detalles del programa, que no siguen el programa de forma diligente, que no empiezan el programa hasta que el Alzheimer está muy avanzado, que no les dan seguimiento a sus estudios de laboratorio, que no incluyen optimización continua, que padecen Alzheimer tipo 3 severo o cuya red de cuidado de la salud trabaja de forma competitiva en lugar de hacerlo en equipo.

No puedo concluir este capítulo sin antes hacer una confesión. Si alguien me hubiera dicho hace décadas que, como neurocientífico, terminaría recomendando protocolos que implican meditación, yoga, risas, música, alegría, ayunos, ejercicio, hierbas, nutrición y buenos hábitos de sueño, me habría doblado de risa. Pero no puedo discutir con los resultados ni con las conclusiones de años de investigación. De hecho, mi esposa, que es una excelente médica familiar de corte integrativo, me dijo hace veinticinco años, cuando hice mis primeras investigaciones en laboratorio sobre neurodegeneración, que lo que fuera que encontráramos terminaría teniendo algo que ver con procesos básicos como la alimentación, el estrés y la toxicidad. Claro que, como mi enfoque en ese entonces era reduccionista, le contesté que en última instancia identificaríamos una molécula específica que sería la clave del Alzheimer. Sobra decir que debí escucharla desde el principio.

Capítulo 11

No es nada fácil: atajos y herramientas

> Los azotes continuarán hasta que mejore la moral.
>
> Atribuido al CAPITÁN BLIGH del *Bounty*

Esta cita probablemente apócrifa que se le atribuye al capitán Bligh ilustra una paradoja análoga a la implicada en la optimización del tratamiento para el Alzheimer, el deterioro cognitivo leve y el subjetivo. Dado que el estrés es un factor que contribuye de forma importante a la fisiopatología de la demencia, debes evitarlo a toda costa... lo cual debe estar generándote más estrés, ¿me equivoco? Si a eso le añades la recomendación de eliminar muchos de los alimentos que más te gustan, la idea de adoptar el programa ReDECO no hace más que aumentar el estrés.

> El deterioro cognitivo de Steve, de 73 años, había sido valorado en dos centros médicos de prestigio. Sus síntomas incluían problemas de memoria y atención, y habían ido empeorando durante los últimos siete años. A Steve le habían dicho que podía ser Alzheimer, aunque no le habían hecho pruebas de líquido cefalorraquídeo ni le habían realizado una tomografía. Resultó tener dos pares de ApoE3, exhibir señales de intestino permeable, intolerancia al gluten, permeabilidad de la barrera hematoencefálica y múltiples anticuerpos (incluyendo algunos contra su propio tejido cerebral). Cuando se lo expliqué, su respuesta fue: "¿Eso significa que debo renunciar a la pizza?"

Y sí, pero tal vez no para siempre, aunque es un hecho que la pizza no debe ser esencial en la alimentación de nadie. Créeme que sé que este y otros aspectos del protocolo ReDECO pueden resultarles difíciles a algunas personas. Pero recuerda, si sientes que, a pesar de estar haciendo tu mejor esfuerzo, el programa no te está funcionando, la explicación más probable es la más obvia: la gente tiende a saltarse partes del protocolo y dejar fuera aspectos esenciales. Por fortuna, en los años que llevo ayudando a los pacientes a adherirse al protocolo he encontrado algunas muletas y atajos que pueden ser de utilidad para lidiar con los aspectos más complicados:

- ■ "No quiero renunciar al helado"

Dado que lo mejor es evitar los lácteos (porque causan inflamación) y el azúcar del helado, prueba el helado de leche de coco, el cual no contiene lácteos y tiene un bajo índice glicémico.

- ■ "Me sentiré miserable si tengo que renunciar al chocolate"

No hay problema, sólo intenta consumir chocolate amargo orgánico con alto contenido de cacao (más de 70%) y bajo índice glicémico. Sin embargo, no abuses. Mis pacientes dicen que uno o dos cuadritos de chocolate después de la cena bastan. Algunas barras de chocolate incluyen ingredientes adicionales como coco, menta y nueces, lo cual reduce el índice glicémico. De igual modo, si de pronto se te antoja muchísimo un chocolate caliente en una fría noche de invierno, consúmelo de forma muy ocasional.

- ■ "Tengo ansias de comer algo dulce"

Esto es muy común cuando estás estresado y en las fases iniciales del cambio de alimentación. Pasar de una dieta basada en carbohidratos a una basada en grasas benéficas es complicado. Una buena forma de evitar los antojos de azúcar es tomar aceite MCT (1 000 mg o una cucharadita). Evita los edulcorantes artificiales como aspartame, sacarina (Sweet'N Low) y sucralosa (Splenda). La Stevia es un endulzante seguro.

- ■ "El aceite MCT y el aceite de coco son grasas saturadas. ¿No puedo probar otra cosa que me ayude a alcanzar el estado de cetosis leve?"

Sí, los aceites MCT y de coco son grasas saturadas. Los problemas con las grasas saturadas surgen cuando se combinan con azúcar y otros carbohidratos simples en ausencia de fibra. Si aumentas tu ingesta de fibra y minimizas el de carbohidratos simples, entonces las grasas saturadas no serán un problema. Sin embargo, si quieres minimizar tu consumo de grasas saturadas, usa el aceite MCT las primeras semanas del programa, ya que el MCT ayuda a provocar la cetosis leve que buscamos; después cambia a otros tipos de grasa, como aceite de oliva extravirgen, frutos secos y aguacate. Eso te permitirá mantener niveles saludables de colesterol LDL, de partículas LDL densas y pequeñas, y de LDL oxidado. Es lo mejor de ambos mundos, y provoca cetosis leve, la conversión a un metabolismo basado en grasa y un perfil de lípidos saludable.

- ■ "¿Importa cuánta agua beba? ¿De qué tipo debe ser?"

Es buena idea beber agua filtrada, sobre todo para quienes padecen Alzheimer tipos 1.5 (glicotóxico) y 3 (tóxico), dado que el consumo de agua simple reduce el riesgo de diabetes y ayuda a excretar las toxinas. Aspira a beber alrededor de dos litros al día. Los tés herbales también son una excelente forma de hidratarse, y las hierbas descritas previamente pueden incluirse en estas infusiones.

- ■ "No tengo tiempo para ejercitarme"

Tal vez te ejercites mejor con un entrenador o en una clase, o prefieras salir a caminar o a andar en bicicleta o participar en deportes de equipo. Experimenta para encontrar qué te funciona mejor. Si el tiempo es un factor limitante, intenta incorporar el ejercicio a tus actividades normales, como subir corriendo las escaleras a la oficina o viajar al trabajo en bicicleta o ejercitarte en casa mientras ves la televisión.

- ■ "No puedo reducir los niveles de estrés en mi vida"

Tómate algo de tiempo libre, ve a un spa, intenta meditar, usa el programa de Agilidad Neuronal ("meditación intensificada"), escucha música que te guste, da paseos relajantes, disfruta el arte que te guste… ¡simplemente baja la velocidad y relájate!

■ "Esto es demasiado complicado; ni siquiera puedo llevar registro de lo que se supone que debo hacer"

Espero que llegue el día en el que haya una forma sencilla de atacar todos los factores que contribuyen al deterioro cognitivo. Sin embargo, aunque el protocolo ReDECO tiene muchos componentes, por el momento es la forma más efectiva de prevenir y revertir la pérdida de memoria y el deterioro cognitivo, puesto que aborda todos los mecanismos que causan dicho deterioro. Dicho lo anterior, estamos trabajando mucho para disminuir la complejidad del programa, la cual, por desgracia, está determinada por la complejidad bioquímica del deterioro cognitivo. Con más investigaciones, seremos capaces de delimitar las cifras mínimas y óptimas de factores conservadores o destructores de sinapsis que es indispensable abordar en cada caso particular. Sin embargo, hasta que no llegue ese momento, apégate lo más posible a tu programa personalizado. Conforme le des seguimiento y observes la mejoría en tus resultados de laboratorio, podrás ir dejando algunas partes del programa, según sea apropiado, por recomendación de tu médico o *coach* de salud. Por ejemplo, mucha gente observa que, a medida que mejora su estatus metabólico, sus niveles hormonales se optimizan de forma natural, por lo que ya no necesitan ciertos complementos. De igual forma, cuando la inflamación mejora ya no hay necesidad de tomar un tratamiento antiinflamatorio de forma activa. Te sorprenderá que de pronto dejarás de necesitar ciertos medicamentos a medida que optimices tu metabolismo: tu tensión arterial puede normalizarse de forma natural, tu perfil de lípidos puede optimizarse y tu prediabetes puede desaparecer.

■ "¿No puedes simplemente recetarme una pastilla?"

Claro, pero deberás combinarla con el resto de tu programa personalizado. Ninguna pastilla por sí sola funcionará. Como ya expliqué en el capítulo 8, los medicamentos son la cereza del pastel. No hay duda alguna de que los medicamentos son de suma importancia para el tratamiento del Alzheimer, y sin duda creo que la mejor forma de probar futuros medicamentos potenciales será combinarlos con un programa como éste. Si recuerdas el modelo de los "36 agujeros en el techo", entonces sabrás que los medicamentos están diseñados para ser parches efectivos para uno o unos cuantos agujeros, y por lo tanto deben funcionar mejor si al mismo tiempo se parcha el resto de los agujeros.

No obstante, los medicamentos no abordan los cimientos fisiológicos de la enfermedad. Si tu cerebro está tendiendo hacia el lado destructor de la balanza sináptica, si está produciendo amiloide, entonces debe haber una razón (o más bien múltiples razones) por la que es importante atacar los problemas de raíz. Una mera pastilla no puede abordar toda la multiplicidad de factores; de ahí que necesitemos un programa dirigido y personalizado.

■ "Pero no hay nada mejor en la vida que la comida chatarra"

Sí, la comida chatarra vuelca la evolución humana en nuestra contra al aprovecharse de nuestro deseo innato de alimentos dulces y altos en calorías para inducirnos a comer cosas con poco valor nutrimental. La comida rápida es la autopista hacia el síndrome metabólico y múltiples enfermedades crónicas, incluyendo el deterioro cognitivo. Quizá la parte más difícil del protocolo es renunciar a alimentos que nos encantan: pizza, refrescos, desayunos con panqueques. Sin embargo, la forma de compensar la pérdida es a través del remplazo. Adoptar ReDECO te da la oportunidad de tener nuevas experiencias disfrutables (por cierto, la novedad también tiene beneficios cognitivos). Por ende, si te gustan los refrescos (como a mí), considera beber kombucha (la cual no sabe nada mal y es un probiótico). Si ansías unos nuggets de pollo, prueba comer huevo o verduras al horno con aceite de oliva. Mi receta favorita es la ensalada de fregadero, que lleva todo, desde lechuga y aguacate, hasta zanahoria, frijoles rojos y huevo cocido, acompañada de vinagreta. Te darás cuenta de cómo tu paladar va cambiando a medida que consumes alimentos frescos, integrales y saludables. Apuesto a que descubrirás un nuevo rango de sabores y encontrarás algunos que te encanten (casi) tanto como la pizza.

■ "Pero no puedo cenar sino hasta muy tarde"

Para hacer más sencillo el ayuno recomendado de entre doce y dieciséis horas entre la cena y el desayuno/almuerzo, intenta almorzar tarde y comer un refrigerio en las primeras horas de la noche.

■ "No me gusta tomar pastillas"

Estamos trabajando en colaboración con especialistas para combinar componentes, de modo que se reduzca el número de pastillas necesarias sin que el protocolo deje de estar personalizado. También estamos explorando combinar las vitaminas y otros complementos recomendados en un saquito para que se puedan infusionar como té o revolver en yogurt natural. Por ahora, varios de los componentes, como los ácidos grasos omega-3 y la vitamina E, se consiguen en presentación de bebida, llamada Souvenaid. Con el tiempo habrá más combinaciones disponibles, lo que disminuirá el número de pastillas. Por el momento, puedes partirlas o vaciar las cápsulas en agua o en yogurt natural, o tomarlas con la comida.

■ "Me encanta la carne"

No hay problema: aunque la dieta Ketoflex 12/3 es a base de plantas, está bien consumir pequeñas cantidades de carne y pescado, en especial de ternera alimentada con pasto, pollo orgánico de pastoreo o pescado grasoso silvestre (salmón, caballa, anchoas, sardinas y arenque).

■ "¿Qué hay del alcohol? ¿Puedo tomar una copa de vino después del trabajo para relajarme?"

Está bien tomar una sola copa de vino algunas veces por semana. No obstante, no querrás llegar al punto en el que el alcohol te afecte la memoria, por razones obvias, y uno de los problemas con el vino es que afecta la insulina igual que el azúcar, de modo que mantenerlo al mínimo es buena idea. Por razones similares, también es importante reducir al mínimo el consumo de otras bebidas alcohólicas.

■ "No has mencionado nada sobre el cigarro. Supongo que está prohibido, pero ¿qué hay de los cigarros electrónicos?"

Los cigarrillos de tabaco aumentan el riesgo de Alzheimer, además de que querrás evitar la combinación de daño vascular, exposición a múltiples sustancias químicas y daño pulmonar, entre otros efectos. Con respecto a los cigarros electrónicos, aún no hay estudios suficientes para evaluarlos, pero, dada la gravedad del pronóstico, si no logras revertir el deterioro cognitivo sugiero que los evites, al menos hasta que se sepa más sobre sus efectos en la cognición y el riesgo de Alzheimer.

- "No dices mucho sobre la soya, pero si estoy intentando disminuir mi consumo de carne, comeré tofu y otros alimentos a base de soya. ¿Está bien?"

Querrás comer alrededor de un gramo de proteína por cada kilogramo de peso corporal, lo cual te da bastante espacio para comer pescado o huevos de pastoreo o pollo de pastoreo o ternera alimentada con pasto, así como tofu orgánico.

- "Dices que algunos pacientes que han usado el protocolo ReDECO con éxito beben café en las mañanas. ¿Está bien? De ser así, ¿hay limitaciones a la cafeína?"

Como describí previamente en el diario de Julie, el café está bien; de hecho, el café se asocia con un menor riesgo de Alzheimer. Claro que el exceso de café puede dificultar el sueño y estresar las glándulas suprarrenales, así que es bueno ceñirte a tus niveles de tolerancia.

- ¿Qué hay del té?

Hay distintos tipos de té, algunos de los cuales te permiten consumir hierbas benéficas como cúrcuma, ashwagandha y bacopa. Además, el protocolo también acepta té verde y té negro.

- "¿La dieta Ketoflex 12/3 me pondrá en riesgo de sufrir deficiencia de B_{12} o hierro?"

No. Los estudios de laboratorio te dirán si necesitas B_{12} o hierro, y, de ser así, los puedes tomar en complemento; además, la dieta Ketoflex 12/3 descrita previamente incluye productos de origen animal (para quienes desean incluirlos en su alimentación) que aportan vitamina B_{12} y hierro.

- "Me gusta cocinar a fuego alto. ¿Hay algún problema con eso?"

Las sugerencias de cocción figuran en el capítulo 8. Cuando se trata de aceites para cocinar, opta por aceites con punto de humeo elevado o que no produzcan humo a altas temperaturas; el aceite de aguacate, el aceite de coco, la mantequilla, el ghee o las grasas de origen animal son buenas opciones.

■ "¿Debo evitar las sartenes de aluminio?"

La teoría del aluminio y el Alzheimer nunca ha sido demostrada; dicho lo anterior, tus estudios de laboratorio te dirán si tienes niveles elevados de aluminio. Con lo que se sabe hasta el momento, no hay evidencias que sugieran que debamos evitar las sartenes y ollas de aluminio.

■ "¿Es preferible sólo comer alimentos orgánicos?"

Sí. Cuando sea posible, es preferible comer alimentos orgánicos porque no tienen pesticidas, a diferencia de los alimentos no orgánicos. Como ya mencioné previamente, el sitio web "Dirty Dozen & Clean 15" (en inglés) tiene una guía para priorizar tus elecciones (http://www.fullyraw.com/dirty-dozen-clean-15). Es de especial importancia elegir alimentos orgánicos del grupo de la docena contaminada, sobre todo en casos de Alzheimer tipo 3 (tóxico).

■ "Si mi cuerpo ansía algo que dices que no debemos comer, ¿no debería escucharlo?"

Las señales fisiológicas de nuestro cuerpo son indispensables y, por lo regular, fidedignas. Nos dicen cuándo necesitamos comer, beber, respirar, dormir y procrear. Sin embargo, estas mismas señales también nos dicen que preferimos los jugos de fruta azucarados por encima del agua, que preferimos la comida chatarra en lugar de la comida saludable, y que ansiamos carbohidratos simples hacia la noche. ¿Cómo sabes qué impulsos obedecer y a cuáles resistirte? Por fortuna, es algo muy sencillo: obedece los impulsos compatibles con la evolución humana, tales como dormir ocho horas con el ciclo natural de luz y oscuridad del día, y muévete con frecuencia; y resístete a los impulsos incompatibles con la evolución, como comer alimentos procesados o azúcar, usar luces incandescentes en la noche o pasar muchas horas en una silla.

Hay varias formas de enfrentar los antojos, como la L-glutamina de 500 mg (especialmente buena para los antojos de azúcar y alcohol), aceite MCT (un gramo o una cucharadita), consumir agua (pues muchas veces el "hambre" vespertina suele resolverse tomando agua) y hacer ejercicio.

■ "Estoy demasiado ocupado"

El problema con enfermedades crónicas como cáncer o Alzheimer es que los síntomas suelen aparecer cuando la enfermedad está avanzada, y al principio son leves. Cuando desarrollas neumonía bacteriana, te sientes fatal casi de inmediato, así que buscas tratamiento; sin embargo, cuando tienes un "momento de ancianidad" o dos, no buscas una valoración inmediata ni tratamiento temprano. De hecho, la esposa de un paciente que había documentado el Alzheimer le dijo: "Tienes los mismos lapsus de olvido ocasionales que tenemos todos". Por favor busca tiempo, aunque tengas muchas ocupaciones, y eso te permitirá seguir siendo productivo y mantenerte ocupado durante muchos años más. El punto aquí es que te ahorrarás tiempo —años, en realidad— si te enfocas en tratar el deterioro cognitivo durante algunos meses.

Hay otra muleta que a mis pacientes les ha resultado útil. No es un sustituto alimenticio, como helado de leche de coco, sino algo que les sugiero que se recuerden a sí mismos siempre que las cosas se pongan difíciles. Aunque el principal "efecto secundario" del protocolo ReDECO es mejor salud, incluyendo mayor sensibilidad a la insulina, mejores niveles de hemoglobina A1c, mejor perfil de lípidos, más energía y mejor estado de ánimo, suele ir acompañado de pérdida de peso un índice de masa corporal más saludable. Pero otro efecto secundario importante es que encuentran la relajación, la paz y la alegría.

¿Qué te trae felicidad? ¿Escuchar música? ¿Caminar por senderos hermosos? ¿Pasar tiempo con tu familia? ¿Salir a correr con tu perro? ¿Surfear? ¿Esquiar? ¿Bailar? ¿Tocar el piano? ¿Ver comedias? ¿Comer delicioso (y saludable)? ¿Tener sexo increíble? Sea lo que sea, empieza a trabajar más por lo que te hace feliz en la vida. Prueba actividades nuevas. La clave está en encontrar algo que ames de verdad. Quizá no tenías tiempo para practicar kayak o bailar o andar en bicicleta, pero ahora te ayudará a salvar tu cerebro y tu vida. Una vez que des vuelta a la esquina y descubras que tu cognición ha mejorado y que estás recuperando todo aquello que es fundamental para ti y tus seres queridos, el resultado te traerá mucho más alegría. Y mis pacientes han descubierto que ésa es la muleta más fuerte de todas.

Capítulo 12

Resistencia al cambio: Maquiavelo conoce a Feynman

Nada más difícil de emprender ni más peligroso de
conducir que tomar la iniciativa en la introducción de
un nuevo orden de cosas, porque la innovación tropieza
con la hostilidad de todos aquellos a quienes les sonrió la
situación anterior y sólo encuentra tibios defensores en
quienes esperan beneficios de la nueva.

NICOLÁS MAQUIAVELO

Para que una tecnología tenga éxito, la realidad debe
prevalecer sobre las relaciones públicas, pues no hay
forma de engañar a la naturaleza.

RICHARD FEYNMAN

Si quieres agradar, habla de rupturas. Si quieres ser
odiado, practícalas.

R. F. LOEB

La ciencia avanza un funeral a la vez.

MAX PLANCK

Dada la frecuencia con la que oímos decir que el Alzheimer no es prevenible ni reversible, no me sorprendería que sigas un tanto escéptico
ante las historias de éxito que compartí aquí y la investigación que
subyace el protocolo ReDECO. En este punto de mi carrera, estoy más
que acostumbrado al escepticismo. Unos cuantos años después de pu-
blicar mi primer artículo sobre desarrollo cognitivo en 2014, recibí una

llamada de un médico brillante que había documentado a profundidad las etapas iniciales del Alzheimer. Me dijo que sabía que no había nada en puerta para tratar el Alzheimer, pero me pidió que le hiciera saber si surgía algún ensayo clínico prometedor. Le dije que su llamada no podía haber llegado en mejor momento, pues había unas cuantas personas mostrando resultados positivos con nuestro protocolo.

El doctor no me creyó una sola palabra. Por cada parte del protocolo que le explicaba, él contestaba en tono irascible: "No hay evidencia publicada de que ese tratamiento para el Alzheimer sea eficiente". Intenté explicarle por qué el enfoque programático es capaz de abordar la fisiopatología subyacente mucho mejor que la monoterapia, y que los efectos modestos de las intervenciones individuales reportadas en los estudios existentes no negaban la posibilidad de que los tratamientos combinados pudieran ser mucho más efectivos. Pero el doctor seguía escéptico.

Tras soportar sus negativas durante unos veinte minutos más, finalmente me encogí de hombros, agité la cabeza y le dije: "Mira, dame seis meses, y si no te ayudo a mejorar, entonces puedes buscar otras alternativas."

"No hay *otras* alternativas", respondió en tono burlón.

"Entonces, ¿tienes algo que perder?", le pregunté.

Accedió a probar el protocolo ReDECO. Tres meses después, su esposa me llamó para decirme cuánto había mejorado. Tres años después, la mejoría se conserva. Después me confesó que se convirtió en firme creyente del protocolo y que había empezado a recomendárselo a sus propios pacientes.

Esta historia me recuerda a la película de 1984 *Simplemente sangre*, una comedia negra de los hermanos Coen. Todo lo implicado en el derramamiento de sangre se volvía simple: irracional, irreflexivo. Lo mismo les ocurre a los médicos, administradores, científicos, políticos y otras personas expuestas a un método que no sigue el método monoterapéutico estandarizado y que produce resultados inesperados. Permíteme compartirte una pequeña muestra de las reacciones que hemos recibido.

Un neurólogo me dijo que no consideraría usar el protocolo ReDECO con sus pacientes porque, en sus propias palabras: "No me gustan los enfoques forzosos". Otro me dijo: "Tiene demasiados componentes como para que lo apruebe la FDA". Un tercero dijo que su paciente, quien usó el protocolo ReDECO, había aumentado su calificación en la evaluación Mini-Mental State Examination de 22 a 29 (27-30 es normal), pero que "no era claro" cómo había ocurrido. Uno más dijo: "Dado que no he oído hablar de este protocolo, no debe ser importante". En 2011, me topé con uno de los especialistas en Alzheimer más importantes del mundo en un congreso sobre Alzheimer en París, quien me preguntó qué estaba investigando. Cuando le contesté que estaba investigando la posibilidad de que un enfoque monoterapéutico no fuera óptimo para el Alzheimer, me puso una mano en el hombro y dijo, entre risas: "Sí, bueno, no pierdas demasiado tiempo en eso". Otro especialista en Alzheimer me dijo: "Yo jamás les pediría a los pacientes esos análisis de laboratorio porque no sabría cómo interpretarlos". Otro más sugirió que la solución sería simplemente recetar los medicamentos existentes en etapas más tempranas.

Después de un estudio realizado en ratones, los encabezados en los medios afirmaban que la universidad "había encontrado la cura del Alzheimer". Dos representantes de la fundación me contactaron después de mi artículo de 2014 que relataba la eficacia de ReDECO y sugirieron que los pacientes en realidad no habían tenido Alzheimer; entonces les mostré los diagnósticos de cada uno, y ellos contestaron: "Ah, bueno". Y un funcionario del gobierno se me acercó en un congreso y me dijo: "Leí tu artículo, Dale. Es un tanto extraño…"

Donald Gittet, a quien el G8 (ni más ni menos) le encargó la tarea de eliminar el Alzheimer del mundo, prestó atención a nuestros resultados sin precedentes y a la necesidad de un programa que abordara todos los "36 agujeros en el techo" de los pacientes con Alzheimer. Él me dijo: "Si puedes reducirlo a tres agujeros, tal vez me interese". ¡¿Que qué?! ¿Quieres que negociemos con el Alzheimer? Intenté explicarle los procesos subyacentes que favorecen el desarrollo de la enfermedad, a lo que él respondió: "Suena muy científico. Y yo no soy muy científico". ¿Qué? ¿Ésta es la persona que se supone que va a salvar al mundo del Alzheimer? Me di cuenta de que él no sabía absolutamente nada sobre el Alzheimer ni sobre neurociencias. Manejaba el timón de un barco en dirección hacia el nuevo mundo de la terapia contra el Alzheimer, sin tener idea alguna de navegación.

¡Nadie preguntó por su eficacia! Nadie mencionó a las familias sin esperanza. Ninguno de los escépticos preguntó por los pacientes ni pidió hablar con ellos. Nadie mencionó que los fármacos que recetan no ayudan, así que cualquier cosa que sí lo haga sería un gran avance. Nadie mencionó los cientos de ensayos clínicos fallidos que han costado miles de millones de dólares. Como dicen en la película *La gran apuesta*: "La verdad es como la poesía. Y casi todo el p*#% mundo detesta la poesía".

Ese mismo tipo de respuestas de simpleza cerebral recibí de personas implicadas directamente, de personas que tenían evidencias de primera mano de los efectos del protocolo:

A Ken, de 67 años, empezaba a fallarle la memoria. Tenía varios antecedentes familiares de Alzheimer, era ApoE4 positivo (ApoE3/E4), con diagnóstico de Alzheimer documentado por amiloide y fluorodeoxiglucosa observado en tomografías cerebrales. La resonancia magnética reveló que tenía el hipocampo tan atrofiado que estaba por debajo del percentil 20° para su edad.

Después de diez meses en el protocolo ReDECO, Ken iba muy bien. La segunda resonancia magnética mostró expansión del volumen del hipocampo hasta el percentil 70°. No obstante, poco después de recibir su informe del estudio, Ken recibió una nota del laboratorio que decía que habían cometido un error: el neurorradiólogo le dijo a Ken que no podía creer que la mejoría registrada por la computadora fuera correcta ni real. El neurorradiólogo sugirió enmendar el reporte para indicar que el nuevo volumen del hipocampo estaba en el percentil 35°, y revisó el reporte inicial para aumentarlo también al percentil 35°. El neurorradiólogo no podía creer que ese nivel de mejoría fuera posible. Más adelante consultamos a otro neurorradiólogo para solicitarle una interpretación independiente; su conclusión fue que el volumen de la primera resonancia estaba por debajo del percentil 10°, y que el volumen de la segunda estaba por encima del percentil 80°.

Como ya dije, la incredulidad y el escepticismo son para mí el pan nuestro de cada día. Permíteme ahora abordar algunas de las fuentes más comunes de escepticismo:

■ "Mi médico me dijo que el Alzheimer no es tratable"

De eso se trata este libro y nuestras publicaciones recientes. Por primera vez, el deterioro cognitivo es reversible, sobre todo en sus etapas iniciales. Por lo tanto, es esencial comenzar el programa tan pronto sea posible.

■ "Preferiría iniciar el programa cuando esté más afectado.
En este momento no estoy tan mal"

Te suplico que no esperes. Entre más tarde comiences, más difícil será revertir el deterioro cognitivo.

■ **"Ninguna de las partes del programa parece una cura"**

El deterioro cognitivo, incluyendo la demencia, es un proceso sumamente complicado en el que inciden docenas de factores. Abordar todos los factores que sean relevantes en cada caso en particular para cambiar el curso de la enfermedad es lo que ha dado mejores resultados hasta la fecha. El hecho de que ninguno de los elementos por sí solo sea curativo no implica que la combinación de los mismos no sea útil. Esto no niega la posibilidad de que algún día haya una monoterapia curativa; sin embargo, los fundamentos biológicos de la enfermedad son tan complejos que es poco probable que así sea, pues dicha terapia tendría que abordar los múltiples factores que contribuyen en el desarrollo del Alzheimer.

■ **"Eso del gluten es una moda. ¿No será improbable que me afecte a mí?"**

Ojalá así fuera. Por desgracia, las investigaciones de muchos científicos han desmentido el concepto anticuado de que sólo los pacientes con celiaquía deben preocuparse por el gluten. Esta proteína puede afectar la integridad de la barrera intestinal (y potencialmente también de la barrera hematoencefálica) y provocar intestino permeable, inflamación sistémica y mayor riesgo de deterioro cognitivo.

■ **"Mi seguro no cubre algunos de los estudios de laboratorio sugeridos aquí"**

El protocolo estándar para evaluar el deterioro cognitivo no incluye los estudios de laboratorio que determinan *las causas* ni mucho menos provee datos que permitan optimizar el tratamiento. Mucha gente ha descubierto que su aseguradora sí cubre la mayoría de los estudios, pero cierta inversión vale mucho la pena para impedir que tú o un ser amado terminen en un asilo, el cual puede ser mucho más costoso.

■ "¿Por qué no he oído hablar de este protocolo? ¿Por qué mi médico no sabe nada al respecto?"

Aunque mis compañeros de laboratorio y yo hemos publicado artículos sobre las investigaciones que sientan las bases del protocolo ReDECO desde 1993, el primer artículo que descubre pacientes que se han sometido al protocolo ReDECO apareció apenas en 2014, y mientras escribo este libro sólo hemos publicado otros tres artículos (uno sobre el enfoque terapéutico y otros dos sobre el diagnóstico). Cualquier nuevo enfoque será siempre recibido con escepticismo —e ignorado por buena parte del sistema médico convencional—, a menos de que haya un ensayo clínico controlado a gran escala que lo sustente. En el capítulo 5 expliqué por qué eso no ha ocurrido aún, pero en 2017 iniciamos un ensayo para probar el concepto y sentar las bases para un gran ensayo clínico innovador que evalúe el protocolo ReDECO en su complejidad.

■ "¿Este programa funciona para tratar otros tipos de deterioro cognitivo, como demencia de cuerpos de Lewy, demencia vascular, esclerosis múltiple, Parkinson o deterioro frontotemporal?

Ésta es una pregunta para la que aún no tenemos respuesta. ReDECO está diseñado para abordar los mecanismos que motivan el deterioro cognitivo que causa Alzheimer y para atacar cuantos sean posibles. No obstante, muchos de esos problemas (resistencia a la insulina, permeabilidad intestinal, biotoxinas, entre otros) que contribuyen al Alzheimer también están implicados en la diabetes tipo 2, el síndrome metabólico y las cardiopatías. Es posible que enfermedades neurodegenerativas distintas al Alzheimer, como la demencia de cuerpos de Lewy, compartan algunos de estos mecanismos. En el caso de los pocos pacientes con enfermedad de cuerpos de Lewy que evaluamos con los estudios de laboratorio descritos en el capítulo 7, los resultados se asemejaban a los de personas con Alzheimer tipo 3 (relacionado con toxinas). Quizá enfrentar la fuente de esas toxinas ayude también a personas con demencia de cuerpos de Lewy, pero aún falta que se hagan investigaciones al respecto.

■ "Pero mis resultados de laboratorio salieron normales"

Los valores "normales" no necesariamente son lo suficientemente buenos cuando se trata de revertir el deterioro cognitivo. Los valores deben ser óptimos, y no sólo estar "dentro del rango normal" (consulta el capítulo 8 para más detalles).

■ "Pero yo ya como saludable"

Y es un gran comienzo. Hay que activar entonces el resto del programa de una forma personalizada a partir de tus estudios de laboratorio y asegurarnos de que tu dieta esté optimizada para favorecer la cognición.

■ "Necesito desahogarme. Mi familia y yo estamos muy frustrados, enojados y deprimidos. ¿Por qué tenía que pasarme esto a mí?"

Tienes todo el derecho del mundo de sentir frustración, enojo y tristeza. Pero el deterioro cognitivo no ocurre mágicamente, y es posible identificar las causas subyacentes (que suelen ser al menos una docena), evaluarlas y abordarlas. Está bien desahogarse, pero lo mejor es evaluarte cuanto antes e iniciar el tratamiento.

■ "He oído que los complementos alimenticios no están regulados y son un engaño"

Algunos complementos y productos herbales no son lo que dicen ser. Algunos frascos ni siquiera contienen lo que dice la etiqueta. Por eso es esencial adquirir los correctos. Un especialista en herbolaria a quien respeto mucho recomienda los complementos y productos herbales de Banyan, Gaia Herbs, Metagenics o Natura Health Products, pues suelen estar entre los más confiables.

■ "No estoy mejorando. ¡Su protocolo no sirve!"

Habla con tu médico o *coach* de salud para identificar el problema. He aquí algunas posibilidades:

1. ¿Cuánto tiempo llevas en el protocolo? Las primeras señales de mejoría aparecen entre los primeros tres y seis meses. No es posible revertir años de deterioro de la noche a la mañana.
2. ¿Qué tan bien documentado está el problema? ¿Será posible que tengas algo distinto a deterioro cognitivo leve o subjetivo relacio-

nado con Alzheimer? Es importante descartar demencia vascular o deterioro cognitivo relacionado con el consumo de alcohol, por ejemplo, pues ReDECO no está diseñado para tratar esas afecciones.

3. Si has seguido el protocolo óptimo durante al menos seis meses y tus estudios de laboratorio muestran mejorías, pero tu cognición sigue igual, hay algo que no está siendo abordado. La gente no padece deterioro cognitivo mágicamente, así que es importante seguir evaluando y ajustando tu protocolo. Por ejemplo, ¿has inducido cetosis ligera? ¿Has cambiado tu dieta a base de carbohidratos a una dieta basada en grasas saludables? Una señal muy común de que el metabolismo ha cambiado es la pérdida de peso, por lo regular entre 4 y 18 kilos, dependiendo del peso inicial. Asimismo, como ya he mencionado, los mejores resultados se obtienen en las primeras fases del proceso de deterioro cognitivo. Si tienes Alzheimer moderado, por desgracia será más difícil que haya mejorías.

4. La causa más común de que no haya respuesta al protocolo es la falta de apego al mismo. La segunda causa más común es padecer Alzheimer tipo 3 (tóxico), el cual requiere fases adicionales para eliminar la fuente y tratar los efectos de la toxina. Si tienes síntomas de tipo 3, busca un especialista en síndrome de respuesta inflamatoria crónica, como los que figuran en el sitio web survivingmold.com (en Estados Unidos).

5. Otra causa común es apnea del sueño no diagnosticada. ¿Tu médico ya descartó esta posibilidad? ¿Estás durmiendo al menos siete horas por noche?

6. ¿Estás realizando el entrenamiento cerebral media hora al día, tres veces por semana, o entre diez y veinte minutos al día, cinco veces por semana? De ser así, ¿has seguido observando deterioro cognitivo en tus pruebas cognitivas a pesar del entrenamiento? ¿O sí has mejorado, pero no a la velocidad que te gustaría? El primer cambio que debes observar es que frene el deterioro cognitivo, seguido de una ligera mejoría; por ejemplo, mejorar en algo que no podías hacer antes, como recordar lo que acabas de leer o seguir instrucciones.

7. ¿Tus resultados de laboratorio han alcanzado valores óptimos, como se describe en el cuadro del capítulo 7?

ReDECO les ha funcionado a cientos de personas. Por lo tanto, aunque estés en riesgo genético de desarrollar Alzheimer, hayas empezado a observar cierto deterioro cognitivo leve o subjetivo, o ya te hayan diagnosticado principios de Alzheimer, respira profundo y despréndete de la impotencia y la desesperanza. Suele ser útil hablar con alguien que haya mejorado con el protocolo, de modo que no parezca una especie de fantasía o promesa vacía. Luego decide si de verdad quieres combatir el deterioro cognitivo con este protocolo. Nada ni nadie puede ayudarte si tú no quieres estar mejor.

En el capítulo 5 describí las dificultades que implica enfrentarse a corporaciones poderosas y especialistas obstinados que no toleran ningún tipo de desviación del paradigma imperante, ni siquiera cuando dicho paradigma ha fracasado tanto como el del Alzheimer. Por fortuna, una de las maravillas de la ciencia es que la evidencia desmiente cualquier cosa, aunque sea más tarde que temprano.

La única forma de evaluar la eficacia de un tratamiento médico es valorando si ayuda a la gente a mejorar. No depende de si atrae financiamiento, genera dinero, se publica en las revistas médicas de moda, obtiene la aprobación de la mayoría de los colegas o es galardonada. Lo importante es que ayude a la gente a mejorar. Parece simple y obvio, pero en realidad es una prioridad sumamente inusual. Esta "brújula cognitiva" es de suma importancia para el Alzheimer porque en la actualidad no hay otra alternativa. No es como si hubiera múltiples terapias efectivas que simplemente estuviéramos intentando mejorar. Por el contrario: el estándar actual de tratamiento no contiene nada que frene ni mucho menos que revierta, el deterioro cognitivo de personas con deterioro cognitivo subjetivo o leve, o Alzheimer.

Parte del problema es que las apuestas son muy altas, y los estándares muy bajos. Frente a un problema mundial que cuesta billones de dólares al año —pues eso es el Alzheimer—, la tentación es demasiado grande, y atrae a los charlatanes, los carroñeros y los alquimistas por igual. Por ejemplo, aunque los especialistas me digan que no creen en nuestros resultados publicados en revistas indexadas, los imitadores están arrancando empresas que dicen ofrecer el mismo protocolo, aunque no tengan experiencia en el campo ni conocimiento de los protocolos actuales. Una empresa inició con una inversionista y unos cuantos patólogos; cuando les dijeron que su protocolo estaba desactualizado, la respuesta fue: "Es lo suficientemente bueno como para hacer dinero". Otros imitadores fueron una pareja de especialistas en sistemas con poca ética profesional y sin experiencia alguna en el campo de la medicina, por no hablar de neurología. Si tu impresora se atora, ellos podrían ayudarte, pero si se trata de tu cognición, querrás consultar a un médico, de preferencia a alguno que comprenda el problema subyacente. Desafortunadamente, esta clase de empresas se enriquecen gracias a la desesperación humana.

Los billones de dólares son tentadores. Cuando cantidades así están en juego, la objetividad se eclipsa; como dicen por ahí: "El panorama general suele opacarlo la cla$e de culo$ que beses".

No hay duda: cambiar el paradigma del Alzheimer implicará una conflagración estentórea, un reclamo colectivo. La meta de reducir la carga mundial que provoca la demencia siempre correrá el riesgo de perderse en la maraña de la fama y la fortuna de los recursos, los financiamientos, los premios, la influencia política, entre muchas otras cosas.

Christian Bale, quien hizo el papel del doctor Michael Burry en la cinta La gran apuesta, dijo que "en lugar de guiarnos por cifras y hechos, la gente suele guiarse por lo que suena familiar, lo que parece tener autoridad". Esto puede tener consecuencias desastrosas, como ocurrió en la crisis financiera que comenzó en 2008. Hace casi 200 años, el doctor Ignaz Semmelweis logró salvar la vida de incontables mujeres que daban a luz al darse cuenta de que las altas tasas de mortalidad posparto se debían a la transmisión de patógenos provenientes de los cadáveres con los que trabajaban los estudiantes de medicina antes de asistir en los partos. Entonces determinó que se podía prevenir por completo si los médicos se lavaban las manos con una solución de hipoclorito de calcio. Dado que el concepto de enfermedades infecciosas no se comprendía en ese entonces, los especialistas no le creyeron a Semmelweis. Una autoridad incluso afirmó que "parece improbable que suficiente materia inefectiva o vapor pudiera acumularse alrededor de las uñas como para matar a una paciente". En última instancia, estos líderes médicos empujaron a Semmelweis al manicomio, en donde fue golpeado e, irónicamente, falleció a causa de la infección resultante.

Conforme desarrollamos y mejoramos nuestro enfoque hacia la prevención y reversión del deterioro cognitivo, necesitaremos gente con mente abierta para realizar ensayos clínicos poco convencionales, nuevos tipos de estudios de laboratorio y conjuntos de datos, y nuevos programas de prevención a nivel mundial. Desarrollar una auténtica cura para el Alzheimer requerirá que los líderes y especialistas sean más audaces y flexibles que los colegas de Semmelweis.

Durante siglos, los humanos murieron por culpa de infecciones agudas, como la neumonía bacteriana, pero el gran desarrollo biomédico del siglo xx fue el de antibióticos para tratarlas y políticas públicas sanitarias para prevenirlas. En consecuencia, ahora la gente muere de enfermedades crónicas y complejas como cáncer, cardiopatías y afecciones neurodegenerativas. Por desgracia, intentamos resolver el problema de las enfermedades crónicas del mismo modo que resolvemos las enfermedades agudas: con una pastillita monoterapéutica. Es como usar estrategias propias del parchís para jugar dominó.

Permíteme repetir algo que ya dije en el capítulo 1: *Nadie debería morir de Alzheimer*. Espero que, sin importar con cuánto escepticismo hayas leído este libro por primera vez, te hayas convencido de que revertir el Alzheimer no sólo es posible en teoría, sino que está a nuestro alcance en la actualidad. Para que el fin del Alzheimer sea una realidad para todos, necesitaremos actualizar las prácticas médicas modernas para que sean acordes al siglo xxi, y adoptar una postura proactiva no sólo frente a nuestra salud cognitiva, sino frente a nuestra salud en general. Eso requerirá que sigamos nuestro propio programa personalizado de salud óptima, el cual será muy distinto a las prácticas médicas del siglo pasado. La gente ya no esperará a que los síntomas aparezcan para ir al médico, sobre todo si sabe que, aunque los síntomas son manifestaciones relativamente tempranas de enfermedades agudas (como cuando te moquea la nariz o te arde la garganta al comienzo de una infección del tracto respiratorio superior), en realidad son manifestaciones tardías de las enfermedades crónicas. Con la medicina del siglo xxi la gente no tendrá que esperar a que aparezcan los síntomas para hacer cambios puntuales a su vida que ataquen las enfermedades crónicas; cada quien podrá hacerse cargo de su salud con un enfoque individualizado como ReDECO a lo largo de su vida.

Para actualizar la medicina a los estándares del siglo xxi necesitaremos cerrar la brecha de la complejidad, el abismo entre la tremenda complejidad del organismo humano y los datos rudimentarios que usamos para hacer diagnósticos y tomar decisiones terapéuticas. Es decir, medir tus niveles de sodio y potasio no te dirá por qué desarrollaste Alzheimer en primer lugar.

Imagina que estás aprendiendo a volar un avión, pero el instructor te dice que no hay altímetro ni velocímetro, y que el parabrisas está empañado; la única información con la que cuentas es la del termómetro que te dice la temperatura de la punta del ala izquierda. Chocarías de inmediato, ¿no lo crees? Bueno, pues eso es lo que ocurre con enfermedades crónicas como el Alzheimer. Revisamos factores como el sodio y el potasio, pero no medimos los parámetros que favorecen la enfermedad.

Por ende, debemos cerrar esta brecha de la complejidad y reunir información clave que concuerde con la complejidad de nuestra mente y nuestro cuerpo. Sólo así tendremos la esperanza de prevenir y revertir el Alzheimer.

Con la medicina del siglo xxi los diagnósticos no serán cuestión de adivinanza, además de que serán mucho más exhaustivos. Por ejemplo, en lugar de un diagnóstico convencional de deterioro cognitivo subjetivo, el diagnóstico del siglo xxi podría ser deterioro cognitivo subjetivo de tipos 1.5 (70%) y 3 (30%), debido a resistencia a la insulina grado 3, autoanticuerpos asociados a productos finales de glicación avanzada (AGE), y activación innata del sistema inmune provocada por interacción entre *Aspergillus* y HLA-DR/DQ 12-3-52B, con producción de gliotoxinas asociadas. El tratamiento sería entonces un protocolo personalizado que atacara todos esos factores contribuyentes.

Cerrar la brecha de la complejidad lo cambiará todo. Nos permitirá predecir el desarrollo de enfermedades crónicas con décadas de anticipación y prevenirlas. Cerrar la brecha de la complejidad les permitirá a los médicos determinar con rapidez si la prevención o el tratamiento están funcionando, y les permitirá ayudar a sus pacientes a volver al buen camino de la salud y de la prevención de afecciones graves. El diagnóstico ya no será un juego de adivinanzas, y será posible disminuir sustancialmente la carga que a nivel mundial implica la demencia, reducir miles de millones de dólares en costos sanitarios, mejorar la toma de decisiones e incrementar la longevidad.

Cerrar la brecha de la complejidad permitirá crear prácticas de cuidado de la salud dignas del siglo xxi y, con ello, un mundo libre del horror de la demencia, un mundo sin familias destruidas por la pérdida cognitiva. Como dicen por ahí, las metas son sueños con fecha límite. Si trabajamos en conjunto, podemos hacer estos sueños realidad.

"Todos conocemos a algún sobreviviente de cáncer, pero nadie conoce a un sobreviviente de Alzheimer." Espero haberte demostrado con este libro que ese dogma es cosa del pasado. El mundo ya está cambiando.

Apéndices

Apéndice A

Sinopsis de alimentos a comer y alimentos a evitar

Permíteme explicar a qué le llamo alimentos de semáforo rojo, amarillo y verde: los que hay que evitar a toda cosa, los que está bien consumir con moderación (en gran medida porque evitarlos por completo hace que ReDECO se vuelva casi imposible de seguir para muchas personas, así que entra en práctica el principio de que "algo es mejor que nada") y los alimentos que puedes disfrutar a tus anchas.

Alimentos a comer con frecuencia, con menos frecuencia o a evitar del todo

Alimentos de semáforo verde: comer con frecuencia	Alimentos de semáforo amarillo: comer con menos frecuencia	Alimentos de semáforo rojo: evitar siempre que sea posible
Champiñones	Verduras amiláceas como papas (los camotes son la excepción), maíz, chícharo y calabaza de verano	Azúcar y otros carbohidratos simples, incluyendo pan (blanco e integral), pasta, arroz, galletas, pasteles, dulces, refrescos
Verduras crucíferas como brócoli, coliflor y coles de Bruselas	Legumbres como chícharos y frijoles	Cereales
Hortalizas de hoja verde como kale, espinaca y lechuga	Solanáceas como berenjena, pimientos y tomates	Gluten

Alimentos de semáforo verde: comer con frecuencia	Alimentos de semáforo amarillo: comer con menos frecuencia	Alimentos de semáforo rojo: evitar siempre que sea posible
Pescado silvestre, en especial pescados grasosos (salmón, caballa, anchoas, sardinas y arenque)	Frutas no tropicales; frutas con índice glicémico bajo, como frutos rojos	Lácteos; minimizar, aunque un poco de queso o leche orgánica (o bronca) o yogurt natural de forma ocasional está bien
Huevos de gallina de pastoreo	Pollo de pastoreo	Alimentos procesados (si está empacado y trae lista de ingredientes, olvídalo)
Almidones resistentes como camote, colinabo, chirivía y plátano verde	Res alimentada con pasto	Pescado con alto contenido de mercurio, como atún, tiburón y pez espada
Alimentos probióticos como chucrut y kimchi	Vino (limitarlo a una copa unas cuantas veces por semana)	Frutas con alto contenido glicémico, como piña
Alimentos prebióticos como jícama y puerro	Café	
Té herbal, té negro, té verde		
Verduras ricas en azufre, como cebolla y ajo		

Practicantes de medicina funcional (en Estados Unidos)
https://www.functionalmedicine.org/practitioner_search.
aspx?id=117

Coaches de salud y bienestar (en Estados Unidos)
http://www.findahealthoach.com/

Información sobre el síndrome de respuesta inflamatoria crónica (en inglés)
http://www.survivingmold.com

Pruebas de laboratorio con trato directo con el consumidor
(en Estados Unidos)
https://www.anylabtestnow.com

https://www.aacc.org/~/media/files/position-statements/
directtoconsumerlaboratorytesting2.pdf?la=en

Apoyo y discusión para portadores del alelo ApoE4 (en inglés)
www.apoe4.info

Información adicional (en inglés)
https://www.drbredesen.com
https://www.mpigognition.com

Apéndice B

Detalles de los medidores de cetonas

- La prueba Ketostix (orina) es demasiado imprecisa como para ser útil para la mayoría de la gente.
- Un ejemplo es el medidor Precision Xtra, el cual mide tanto la glucosa como las cetonas. Las tiras de glucosa son bastante asequibles. Las de cetonas son más costosas, y Julie Gregory del sitio web ApoE4.info sugiere comprarlas en Canadá, donde son menos costosas.
- No se requiere receta médica para adquirir un medidor de cetonas.
- El medidor cuesta alrededor de 25 dólares. Puedes comprarlo por amazon.com. Basta con que busques "glucose and ketone monitor".
- La meta es mantener el beta-hidroxibutirato entre 0.5 mmol/L y 4 mmol/L, lo que indica cetosis leve.
- Después de que hayas usado el medidor de cetonas para determinar cuándo estás en cetosis leve, no tendrás que usarlo a diario ni cada semana o mes, pues ya tendrás una idea de qué se requiere para alcanzar el estado de cetosis leve, y siempre tendrás el medidor disponible para consultarlo en cualquier momento.

Apéndice C

Hacerte una evaluación del ADN con 23andMe

Nótese que 23andMe no provee el genoma completo y, por lo tanto, no se evalúan todos los SNP (polimorfismos de un solo nucleótido, que son diferencias del ADN) asociados con el Alzheimer. No obstante, debe reportar el estatus ApoE (se reporta alrededor de 85% de las veces), y 23andMe ha vuelto a hacerlo.

Ordena tu kit
- Entra a la página web de 23andme.com (en inglés) y da clic en "how it works".
- Da clic en el botón "shop now".
- Selecciona "Health + Ancestry" y da clic en el botón "add to cart" para empezar a crear un perfil e introducir tus datos bancarios. Asegúrate de recordar tu nombre de usuario y contraseña después de crear tu cuenta.
- Cuando recibas el kit de ADN por correo, ábrelo y sigue las instrucciones del interior.
- Visita 23andME y selecciona "register kit".
- Envía por correo la muestra a 23andMe en el paquete de envío prepagado.
- Recibirás un correo de confirmación de 23andMe una vez que tu muestra llegue a sus laboratorios.

Accede al archivo de tu genoma
Recibirás un correo de 23andMe una vez que esté completa la secuenciación de tu genoma.

1. Entra a tu cuenta de 23andMe en su sitio web para descargar la información de tu genoma.
2. Da clic en tu nombre de usuario en la esquina superior derecha.
3. Selecciona: BROWSE RAW DATA.
4. En la siguiente página, da clic en el botón "Download".
5. Especifica el perfil a descargar (el tuyo).
6. Elige "All DNA".
7. Verifica que hayas descargado un archivo cuyo tamaño en formato .zip sea de entre 5 MB y 30 MB. El nombre del archivo debe de ser algo así: Genome_*tu_nombre*_Full_*fecha*.zip

Una vez que recibas el archivo, puedes analizarlo en páginas web como Promethease (https://www.promethease.com/) [en inglés].

Apéndice D

Para quienes se preguntan cuál es la base de nuestro acercamiento al protocolo ReDECO, proveo la siguiente semblanza. En nuestros más de 200 artículos científicos publicados en revistas indexadas encontrarán información adicional; muchos de ellos se consiguen de forma gratuita en internet.

Pruebas de la teoría que sustenta la programática de ReDECO

Principio	Evidencia
Hay una balanza de la plasticidad que afecta el almacenamiento de memoria vs. la reorganización/el olvido	Memoria eidética, mutaciones D664A; alteraciones
La PPA es mediadora del balance de la plasticidad	Mutación D664A[1]
La proporción 4:2 refleja el balance de la plasticidad mediada por PPA	Mutación D664A;[2] efecto ApoE4; efecto inflamatorio
Factores de riesgo de Alzheimer (Alz) como ApoE4 alteran el balance de la plasticidad y la proporción 4:2	[3]
La PPA es un canal dependiente	[4,5,6]
La probabilidad de desarrollar enfermedad de Alzheimer α [señalización sinaptoclástica]/ [señalización sinaptoblástica]	Transgénicos; mutaciones de PPA humana; epidemiología
La PPA funciona como switch molecular	Efectos inhibitorios de sAAPα, αCTF y beta-amiloide.
PPA-Aβ forma un bucle priónico	[7]

Principio	Evidencia
El origen de los priones está en la amplificación de las señales biológicas	Las señalizaciones antihomeostáticas en sistemas que requieren amplificación y exhiben resultados multiobjetivo.
La agregación modula la señalización	Complejos de activación homomérica, como caspasas.[8]
La enfermedad de Alzheimer es un desbalance neurodegenerativo de la plasticidad causado por una reacción protectora frente a inductores metabólicos, infecciosos/inflamatorios o tóxicos.	Epidemiología; respuesta NF-κB;[9] pacientes tipo 3; efectos del mercurio
El tratamiento para deterioro cognitivo subjetivo, deterioro cognitivo leve y Alzheimer implica inclinar la balanza de la plasticidad hacia la señalización sinaptoblástica y alejarla de la señalización sinaptoclástica.	[10,11]

Explicación de las pruebas:

- Hay una balanza de la plasticidad que afecta el almacenamiento de memoria vs. la reorganización/el olvido. El fenómeno de la memoria eidética (memoria fotográfica) sustenta este punto, y la manipulación de esta balanza provee más evidencias. La mutación del sitio de la caspasa en la PPA disminuye el efecto de pérdida de memoria en ratones transgénicos con "enfermedad de Mauzheimer". Por el contrario, introducir mutaciones de la PPA asociadas con Alzheimer en los ratones provoca la pérdida de memoria asociada con el "Mauzheimer". Introducir la mutación que hace que "ratones con Mauzheimer" mejoren hasta alcanzar nivel de ratones normales en realidad mejora su retención de memoria. Todos estos hallazgos sustentan el principio de que hay un equilibrio de la plasticidad que afecta el almacenamiento de memoria o la reorganización/el olvido.
- La PPA es mediadora del balance de la plasticidad. Como se señaló en el punto anterior, las mutaciones de PPA —en los sitios beta, gama y caspasa, por ejemplo— alteran el equilibrio en ambas direcciones, de forma predecible, tanto a favor de la memoria como

en contra de ella. Estos hallazgos sustentan el principio de que la PPA es, por sí misma, mediadora del equilibrio de la plasticidad.

- La proporción 4:2 refleja el balance de la plasticidad mediada por PPA. Las mutaciones y otras manipulaciones —como las adiciones de factor trófico— que incrementan los cuatro péptidos (derivados de PPA) sAPPβ, Aβ, Jcasp y C31, o que reducen los dos péptidos (derivados de PPA) sAPPα y αCTF, disminuyen el desempeño de la memoria e incrementan los cambios fisiopatológicos propios del Alzheimer. Por el contrario, las mutaciones y otras manipulaciones que disminuyen esa misma proporción tienen el efecto opuesto de mejorar el desempeño de la memoria y disminuir los cambios fisiopatológicos asociados a Alzheimer.

- Factores de riesgo de Alzheimer (Alz) como ApoE4 alteran el balance de la plasticidad y la proporción 4:2. Factores de riesgo como el alelo ApoE4, y la disminución de estrógeno y de vitamina D y otras sustancias, incrementan la proporción 4:2; por el contrario, los reductores de riesgo como el ejercicio y el BDNF disminuyen la proporción.

- La PPA es un canal dependiente. Como se demuestra en las referencias aludidas en el cuadro previo, la PPA exhibe las cualidades de un canal dependiente, que incluyen un solo sitio de caspasa intracelular y adhesión a un factor trófico; en este caso, netrina-1.

- La probabilidad de desarrollar enfermedad de Alzheimer α [señalización sinaptoclástica]/[señalización sinaptoblástica]. Tal como ocurre con las señales osteoclásticas vs. osteoblásticas en la osteoporosis, la probabilidad de desarrollar Alzheimer está determinada por la proporción de señales sinaptoclásticas a señales sinaptoblásticas. Modular esta proporción en cualquiera de las dos direcciones posibles ejerce el efecto predecible de riesgo de enfermedad y progresión vs. regresión de la enfermedad. Este principio está sustentado por varias mutaciones hereditarias, todas las cuales incrementan la proporción, además de los múltiples factores de riesgo epidemiológicos y los inhibidores (desde el ejercicio, hasta las hormonas y el soporte trófico).

- La PPA funciona como switch molecular. Los derivados del clivaje de la PPA se retroalimentan para inhibir el sendero de clivaje alternativo —por ejemplo, CTFα inhibe el clivaje del sitio gama—, y, por lo tanto, el sendero del clivaje se inclina en una dirección u otra; es decir, funciona como switch.

- PPA-Aβ forman un bucle priónico. Como corolario del principio anterior, la adición de beta-amiloide a la PPA incrementa la producción de beta-amiloide, como se demuestra en la referencia citada en el cuadro. Por lo tanto, la PPA y Aβ forman un bucle priónico, con el beta-amiloide provocando que la PPA genere más beta-amiloide, lo que retroalimenta un proceso creciente.

- El origen de los priones está en la amplificación de las señales biológicas. Sistemas como la coagulación de la sangre, en los que se requiere una amplificación rápida y el resultado no es una única meta —ya sea un trombo vs. un estado no trombótico o extensión vs. retracción de neuritas, etcétera—, comprenden señalizaciones antihomeostáticas, de modo que los mediadores engendran más de sí mismos o de sus señalizaciones. Ésas son las características de los priones.

- La agregación modula la señalización. Como se observa en muchos sistemas, la autointeracción (interacción homomérica) de las proteínas suele estar implicada en efectos específicos como la activación. En algunas caspasas, por ejemplo, la agregación deriva en una activación veloz.

- La enfermedad de Alzheimer es un desbalance neurodegenerativo de la plasticidad causado por una reacción protectora frente a inductores metabólicos, infecciosos/inflamatorios o tóxicos. Como se señala en el texto, la inclinación de la PPA hacia la producción de cuatro péptidos pro Alzheimer, que es el sendero que produce el amiloide, es una respuesta protectora contra las tres principales afectaciones metabólicas o tóxicas: inflamación, carencia trófica o exposición tóxica. Esta reacción protectora se asocia con una disminución de la red de sinapsis.

- El tratamiento para deterioro cognitivo subjetivo, deterioro cognitivo leve y Alzheimer implica inclinar la balanza de la plasticidad hacia la señalización sinaptoblástica y alejarla de la señalización sinaptoclástica. La prueba definitiva de la teoría la aporta el hallazgo de que los humanos (y no sólo los ratones u otros modelos animales) con deterioro cognitivo subjetivo, deterioro cognitivo leve y Alzheimer temprano han mostrado mejoría después de inclinar la balanza hacia la señalización sinaptoblástica, como se describe en las referencias citadas en el cuadro.

Agradecimientos

¿Cómo se le hace para intentar desarrollar un tratamiento efectivo para una enfermedad incurable, que además ha demostrado ser resistente a cientos de potenciales medicamentos? No se puede hacer mucho sin el apoyo de individuos brillantes y comprometidos. Quiero agradecerles con el alma a Jim y Phyllis Easton, por su generosidad y amistad, y por garantizar que la enfermedad de Mary no fuera en vano; al doctor Patrick Soon-Shiong por su extraordinaria visión; a Douglas y Ellen Rosenberg por tomar el riesgo; a Beryl Buck, Dagmar y David Dolby; a Stephen D. Bechtel Jr.; a Diana Merriam y la Four Winds Foundation; a Gayle Brown; a Diana Chambers; a Katherine Gehl; a Larry y Gunnel Dingus; a Michaela Hoag; a Lucinda Watson, a Tom Marshall y la Joseph Drown Foundation; a Jeffrey Lipton; a Wright Robinson, y a Shar McBee.

He tenido el extraordinario privilegio de aprender de algunos de los científicos y médicos más sobresalientes del mundo, y estoy muy agradecido por sus enseñanzas y tutelaje incomparables. Mis agradecimientos sinceros para los profesores Stanley Prusiner, Mark Wrighton, Roger Sperry, Robert Collins, Robert Fishman, Roger Simon, Vishwanath Lingappa, William Schwartz, Kenneth McCarty Jr., J. Richard Baringer, Neil Raskin, Robert Layzer, Seymour Benzer, Erkki Ruoslahti, Lee Hood y Mike Merzenich.

También estoy agradecido con los pioneros de la medicina funcional y los especialistas que están revolucionando la medicina y que son colegas a quienes respeto mucho: los doctores Jeffrey Bland, David Perlmutter, Mark Hyman, Dean Ornish, Ritchie Shoemaker, Sara Gottfried, David Jones, Patrick Hanaway, Terry Wahls, Stephen Gundry, Ari Vojdani, Tom O'Bryan, Nathan Price, Jared Roack y Chris Kresser, entre otros. Agradezco a la activista en redes sociales Julie Gregory y sus colegas del sitio web ApoE4.info, así como a individuos valientes como la paciente cero, Deborah Sonnenberg y David B., quienes, a través de su disciplina y esfuerzo han ayudado a muchas otras personas con deterioro cognitivo. Gracias también a los médicos que han cuidado y consultado a algunos de los pacientes descritos en este libro, incluyendo los doctores Mary Kay Ross, Edwin Amos, Ann Hathaway, Kathleen Toups, Rangan Chatterjee, Ayan Panja, Susan Sklar, Carol Diamond, Ritchie Shoemaker, Mary Ackerley, Sunjya Schweig, Raj Patel, Sharon Hausman-Cohen, Nate Bergman, Kim Clawson Rosenstein, Wes Youngberg, Karen Koffler, Craig Tanio, Dave Jenkins, la *coach* de salud Amylee Amos, Aarti Batavia y los cientos de médicos de siete países y todo Estados Unidos que han participado y contribuido al curso enfocado en el protocolo descrito en este libro. Asimismo, les agradezco a Lance Kelly y a su grupo en Apollo Health, y a Juan Porras y su grupo en Factivate, por su sobresaliente trabajo con el algoritmo ReDECO, la codificación y los informes.

Nada de lo que describí en este libro habría sido posible sin los increíbles miembros de mi laboratorio y colegas con quienes he trabajado durante las últimas tres décadas. Por las fascinantes discusiones, las múltiples sesiones frente a la pizarra, las incontables horas de experimentos, la paciencia para repetir y repetir experimentos, y la dedicación incesante para mejorar la salud de la humanidad y contribuir al conocimiento, estoy muy agradecido con Shahrooz Rabizadeh, Patrick Mehlen, Varghese John, Rammohan Rao, Patricia Spilman, Rowena Abulencia, Kayvan Niazi, Litao Zhong, Alexei Kurakin, Verónica Galván, Darci Kane, Karen Poksay, Clare Peters-Libeu, Veena Theendakara, Alex Matalis y todos los otros miembros pasados y presentes del laboratorio Bredesen, así como a mis colegas del Buck Institute for Research on Aging, UCSF, el Sanford Burnham Prebys Medical Discovery Institute y la UCLA.

Por su amistad y por las incontables discusiones durante los años, agradezco a Thom Mount, Leigha Hodnet, Shahrooz Rabizadeh, Patrick Mehlen, Dan Lowenstein, Bruce Miller, Stephen Hauser, Mike Ellerby, David Greenberg, John Reed, Guy Salvesen, Tuck Finch, Nuria Assa-Munt, Kim y Rob Rosenstein, Eric y Carol Adolfson, Judy y Paul Bernstein, Beverly y Roldan Boorman, Sandy y Harlan Kleiman, Philip Bredesen y Andrea Conte, Deborah Freeman, Peter Logan, Sandi y Bill Nicholson, Stephen y Mary Kay Ross, Raj Ratan, Mary McEachron y Douglas Green.

Por último, estoy muy agradecido con el increíble equipo con el que trabajé para producir este libro: por la escritura y edición, con Sharon Begley, Dedi Felman y Thom Mount; con los agentes literarios John Maas y Celeste Fine de Sterling Lord Literistic, y con las editoras Caroline Sutton y Megan Newman, así como con Avery Books, filial de Penguin Random House.

Notas

Capítulo 4: El camino que conduce al Alzheimer: una guía

1. Kumar, D. K., *et al.*, "Amyloid-beta peptide protects against microbial infection in mouse and worm models of Alzheimer's disease", *Science Translational Medicine* 8: 340ra72, doi: 10.1126/scitranslmed.aaf1059 (2016).
2. Kumar, D. K., W. A. Eimer, R. E. Tanzi y R. D. Moir, "Alzheimer's disease: the potential therapeutic role of the natural antibiotic amyloid-beta peptide", *Neurodegenerative Disease Management* 6: 345-348, doi: 10.2217/nmt-2016-0035 (2016).

Capítulo 5: Callejón sin salida: de la cama a la banca y de regreso

1. https:// en.wikipedia.org/ wiki/ Dependence_ receptor.
2. Lourenço, F. C., *et al.*, "Netrin-1 interacts with amyloid precursor protein and regulates amyloid-beta production", *Cell Death and Differentiation* 16: 655-663, doi: cdd2008191 [pii]10.1038/ cdd.2008.191 (2009).
3. Galvan, V., *et al.*, "Reversal of Alzheimer's-like pathology and behavior in human APP transgenic mice by mutation of Asp664", *Proceedings of the National Academy of Science USA* 103: 7130-7135, doi: 10.1073/pnas.0509695103 (2006).
4. Spilman, P., *et al.*, "The multi-functional drug tropisetron binds APP and normalizes cognition in a murine Alzheimer's model", *Brain Research* 1551: 25-44, doi: 10.1016/ j.brainres.2013.12.029 (2014).
5. *Idem.*

6. Clarkson, T. W., L. Magos y G. J. Myers, "The toxicology of mercury—current exposures and clinical manifestations", *New England Journal of Medicine* 349: 1731-1737, doi: 10.1056/ NEJMra022471 (2003).

Capítulo 6: El buen gen y los tres tipos de Alzheimer

1. Mutter, J., A. Curth, J. Naumann, R. Deth y H. Walach, "Does inorganic mercury play a role in Alzheimer's disease? A systematic review and an integrated molecular mechanism", *Journal of Alzheimer's Disease* 22: 357-374, doi:10.3233/JAD-2010-100705 (2010).

Capítulo 7: La "cognoscopia": descubre dónde estás parado

1. Den Heijer, T., *et al.*, "Homocysteine and brain atrophy on MRI of non-demented elderly", *Brain* 126 (Pt 1): 170-175 (2003).
2. Rocca, W. A., B. R. Grossardt, L. T. Shuster y E. A. Stewart, "Hysterectomy, oophorectomy, estrogen, and the risk of dementia", *Neurodegenerative Diseases* 10: 175-178, doi: 10.1159/ 000334764 (2012).
3. Brewer, G. J. "Copper excess, zinc deficiency, and cognition loss in Alzheimer's disease", *Biofactors* 38: 107-113, doi: 10.1002/ biof.1005 (2012).
4. Chausmer, A. B. "Zinc, insulin and diabetes", *Journal of the American College of Nutrition* 17: 109-115 (1998).
5. Liu, G., J. G. Weinger, Z. L. Lu, F. Xue y S. Sadeghpour, "Efficacy and safety of MMFS-01, a synapse density enhancer, for treating cognitive impairment in older adults: a randomized, double-blind, placebo-controlled trial", *Journal of Alzheimer's Disease* 49: 971-990, doi: 10.3233/JAD-150538 (2016).
6. Smorgon, C., *et al.*, "Trace elements and cognitive impairment: an elderly cohort study", *Archives of Gerontology and Geriatrics Supplement* 9: 393-402, doi: 10.1016/ j.archger.2004.04.050 (2004).
7. Tyler, C. R. y A. M. Allan, "The effects of arsenic exposure on neurological and cognitive dysfunction in human and rodent studies: a review", *Current Environmental Health Reports* 132-147, Report No. 2196-5412 (Electronic) (2014).
8. Basha, M. R., *et al.*, "The fetal basis of amyloidogenesis: exposure to lead and latent overexpression of amyloid precursor protein and beta-amyloid in the aging brain", *Journal of Neuroscience* 25: 823-829, doi: 10.1523/ JNEUROSCI.4335-04.2005 (2005).

9. Bakulski, K. M., L. S. Rozek, D. C. Dolinoy, H. L. Paulson y H. Hu, "Alzheimer's disease and environmental exposure to lead: the epidemiologic evidence and potential role of epigenetics", *Current Alzheimer Research* 9: 563-573 (2012).

10. Ashok A., N. K. Rai, S. Tripathi y S. Bandyopadhyay, "Exposure to As-, Cd-, and Pb-mixture induces Aβ, amyloidogenic APP processing and cognitive impairments via oxidative stress-dependent neuroinflammation in young rats", *Toxicological Sciences* 143: 64-80, doi: 10.1093/toxsci/ kfu208 (2015).

11. Dysken, M. W. *et al.*, "Effect of vitamin E and memantine on functional decline in Alzheimer disease: the TEAM-AD VA cooperative randomized trial", *Journal of the American Medical Association* 311: 33-44, doi: 10.1001/ jama.2013.282834 (2014).

12. Poole, S., S. K. Singhrao, L. Kesavalu, M. A. Curtis y S. Crean, "Determining the presence of periodontopathic virulence factors in short-term postmortem Alzheimer's disease brain tissue", *Journal of Alzheimer's Disease* 36: 665-677, doi: 10.3233/JAD- 121918 (2013).

13. Descamps, O., Q. Zhang, V. John y D. E. Bredesen, "Induction of the C-terminal proteolytic cleavage of AβPP by statins", *Journal of Alzheimer's Disease* 25: 51-57, doi: 10.3233/JAD-2011-101857 (2011).

14. Bredesen, D. E. "Inhalational Alzheimer's disease: an unrecognized—and treatable—epidemic", *Aging (Albany NY)* 8: 304-313 (2016).

Capítulo 8: ReDECO: Revertir el Deterioro Cognitivo

1. Heijer, T., *et al.*, "Association between blood pressure levels over time and brain atrophy in the elderly", *Neurobiology of Aging* 24: 307-313 (2003).

2. http://www.health.harvard.edu/diseases-and-conditions/glycemic-index-and-glycemic-load-for-100-foods.

3. Khan, A., M. Safdar, M. M. Ali Khan, K. N. Khattak y R. A. Anderson, "Cinnamon improves glucose and lipids of people with type 2 diabetes", *Diabetes Care* 26: 3215-3218 (2003).

4. http://articles.mercola.com/sites/articles/archive/2014/09/21/hilary-boynton-mary-brackett-gaps-cookbook-interview.aspx.

5. https://draxe.com/scd-diet/.

6. http://www.drperlmutter.com/learn/resources/probiotics-five-core-species.

7. Thrasher, J. D., M. R. Gray, K. H. Kilburn, D. P. Dennis y A. Yu, "A water-damaged home and health of occupants: a case study", *Journal of Environmental and Public Health* 2012, doi: 10.1155/ 2012/ 312836 (2012).

8. http://www.survivingmold.com/shoemaker-protocol/Certified-Physicians-Shoemaker-Protocol.
9. https://www.functionalmedicine.org/practitioner_search.aspx?id= 117.
10. Shoemaker, R. C., MD. *Surviving Mold: Life in the Era of Dangerous Buildings*, Otter Bay Books, 2010.

Apéndice D

1. Galvan, V., *et al.*, "Reversal of Alzheimer's-like pathology and behavior in human APP transgenic mice by mutation of Asp664", *Proceedings of the National Academy of Science USA* 103: 7130-7135, doi:10.1073/pnas.0509695103 (2006).
2. *Idem.*
3. Theendakara, V., *et al.*, "Neuroprotective sirtuin ratio reversed by ApoE4", *Proceedings of the National Academy of Science USA* 110: 18303-18308, doi: 10.1073/ pnas.1314145110 (2013).
4. Lourenço, F. C., *et al.*, "Netrin-1 interacts with amyloid precursor protein and regulates amyloid-beta production", *Cell Death and Differentiation* 16: 655-663, doi: cdd2008191 [pii]10.1038/ cdd.2008.191 (2009).
5. Lu, D. C., *et al.*, "A second cytotoxic proteolytic peptide derived from amyloid-beta-protein precursor", *Nature Medicine* 6: 397-404, doi:10.1038/ 74656 (2000).
6. Spilman, P., B. Jagodzinska, D. E. Bredesen y John Varghese, "Enhancement of sAPPα as a therapeutic strategy for Alzheimer's and other neurodegenerative diseases", *HSOA Journal of Alzheimer's & Neurodegenerative Diseases* 1: 1-10 (2015).
7. Spilman, P. R., *et al.*, "Netrin-1 interrupts amyloid-beta amplification, increases sAβPPα in vitro and in vivo, and improves cognition in a mouse model of Alzheimer's disease", *Journal of Alzheimer's Disease* 52: 223-242, doi: 10.3233/JAD-151046 (2016).
8. Julien, O., *et al.*, "Unraveling the mechanism of cell death induced by chemical fibrils", *Nature Chemical Biology* 10: 969-976, doi: 10.1038/ nchembio.1639 (2014).
9. Matrone, C., *et al.*, "Activation of the amyloidogenic route by NGF deprivation induces apoptotic death in PC12 cells", *Journal of Alzheimer's Disease* 13: 81-96 (2008).
10. Bredesen, D. E. "Reversal of cognitive decline: A novel therapeutic program", *Aging* 6: 707-717, doi: 10.18632/aging.100690 (2014).
11. Bredesen, D. E., *et al.*, "Reversal of cognitive decline in Alzheimer's disease", *Aging* 8: 1250-1258, doi: 10.18632/aging.100981 (2016).

El fin del Alzheimer de Dale E. Bredesen
se terminó de imprimir en septiembre de 2018
en los talleres de
Impresora Tauro S.A. de C.V.
Av. Año de Juárez 343, col. Granjas San Antonio,
Ciudad de México